中医师承学堂
《医学衷中参西录》全书

# 伤寒论讲义

张锡纯　著
刘观涛　整理

中国中医药出版社
·北京·

**图书在版编目（CIP）数据**

伤寒论讲义 / 张锡纯著；刘观涛整理 . —北京：中国中医药
出版社，2017.4（2024.9重印）

（《医学衷中参西录》全书）

ISBN 978 - 7 - 5132 - 3960 - 8

Ⅰ . ①伤…　Ⅱ . ①张…　②刘…　Ⅲ . ①《伤寒论》—研究

Ⅳ . ① R222.29

中国版本图书馆 CIP 数据核字（2017）第 006391 号

---

**中国中医药出版社出版**

北京经济技术开发区科创十三街 31 号院二区 8 号楼

邮政编码　100176

传真　010 64405721

万卷书坊印刷（天津）有限公司印刷

各地新华书店经销

开本 880×1230　1/32　印张 10　字数 225 千字

2017 年 4 月第 1 版　2024 年 9 月第 7 次印刷

书号　ISBN 978 - 7 - 5132 - 3960 - 8

定价　35.00 元

网址　www.cptcm.com

如有印装质量问题请与本社出版部调换（010-64405510）

版权专有　侵权必究

**服务热线　010 64405510**

**购书热线　010 89535836**

**微信服务号　zgzyycbs**

微商城网址　**https://kdt.im/LIdUGr**

官方微博　**http://e.weibo.com/cptcm**

天猫旗舰店网址　**https://zgzyycbs.tmall.com**

# 编辑前言

## "第一可法之书" 与 "不可不备之要书"

——我们为什么整理张锡纯《医学衷中参西录》？

国家中医药管理局直属的《中国中医药报》，专门对大约百位中国当代名老中医做了大型调查——最推崇的中医药学家是谁？最喜爱的中医药著作是哪部？

在《中国中医药报》所调查的这些当代名医中，"最喜欢的中医药学家"选择最多的是张仲景、张锡纯；而"最喜读的中医药著作"选择最多的是《伤寒杂病论》《医学衷中参西录》。

邓铁涛、朱良春、李可、余国俊等当代中医临床家，为什么纷纷选择张锡纯为最喜欢的中医药学家？为什么会选择《医学衷中参西录》为最喜欢读的中医药著作呢？

原因则始终是医学界所公认的：张锡纯对于中医的临床体验，"屡试屡效，而后笔之于书，公诸医界。迨医界亦用其书屡效，而后可传诸异祀，永为医界法程。"所以，后人评价道"历试诸方，莫不应手奏效，如鼓桴之相应。真活人之金丹，济世之慈航也。"张锡纯本人被"医界群推第一人"，其毕生医著系列《医学衷中参西录》被称为"第一可法之书"，"从此知《衷中参西录》实为医学家不可不备之要书也。"

尤为可贵的是：张锡纯的医学经验具有非常突出的"可操作性、可复制性"。传统中医教学一般是"取《内经》《难经》《伤寒》《金匮》诸书为讲义。然如此以教学生，取径太远，非阐十年之功于此等书，不能卒业；即能卒业者，果能得心皆应手乎？"而张锡纯本人亲授自己的学生，"惟授以拙著《医学衷中参西录》""三年期满，皆能行道救人"。

张锡纯的全部医学著作，唯有《医学衷中参西录》系列而已。本次对于张锡纯医学全书的重新整理、编辑出版，我们采用"天津中西汇通医社民国二十三年印行版本"为底本，以"奉天章福记书局民国二十年印行版本"为对校本。原书中出现部分现在不常用或禁用药物的，为保留原书原貌，特予保留，请读者应用时以最新版《药典》为准。

相对于传统的点校出版，本书有三大创新特点：

**第一个特色：将卷帙浩繁、广博厚重的张锡纯《医学衷中参西录》进行分门别类、按册出版，方便读者携带和阅读。**张锡纯在世之时，就考虑到其著作卷帙浩繁，超过一百万字，于是将其分为"处方、药物、医论、医案、伤寒"五个分册，以方便读者阅读。而目前所出版的张锡纯著作，多为将全部著作汇为一册的。所以，本次整理恢复张锡纯生前对其医著的分册宗旨，将《医学衷中参西录》一书分为五册：处方篇（即《屡试屡效方》）、药物篇（即《中药亲试记》）、医论篇（即《中医论说集》）、医案篇（即《医案讲习录》）、伤寒篇（即《伤寒论讲义》）。

**第二个特点：对《医学衷中参西录》原著中前后章节错乱的地方予以重新编辑。**因为张锡纯在世的时候，著作都是陆续出版，所以在"医论篇"中，包含有"药物篇""伤寒篇"内容。使得整个分类体例有所混乱。所以，我们在完全尊崇张锡纯原意的前提下，对全书各册的内容进行了系统化的分类编辑。

**第三个特点：运用现代编辑手段，让医著层次分明、眉清目秀。**传统对于医学古籍的整理，往往只是进行标点和校订。一点、一校，如此而已。但我们认为：古人由于印刷、排版条件的限制，一般多不换行、不变字体，很容易造成层次不明、眉目不清的弊端。本次对张锡纯《医学衷中参西录》的点校，我们对于文中的案例全部变为楷体进行区分；到文意明显转换的时候，进行了分段或换行。在完全尊重张锡纯原意、原文的基础上，通过现代编辑手法，让该书的层次更分明，眉目更清晰。

本书十年前出版第一版（由学苑出版社出版），受到广泛欢迎。应读者要求，今推出修订版。

整理者

2016 年 10 月 1 日

# 放鱼诗（并序）

## 先师寿甫先生绝笔

有客馈活鲤鱼两尾，皆长尺余，急命孙辈送之河中。又，家人买鱼中鳢鱼一尾独活，亦命孙辈送河中。因作放鱼诗以留纪念，且欲令孙辈知惜物命也。

鳢眠知拱北，鲤鱼化为龙。
水阔任游泳，何落人手中。
送汝归江去，潭深少露踪。
闻香莫贪饵，网罟避重重。
随流多食物，慎勿害微生。

此诗为先师未殁前二日所作。仁慈之怀，溢于言表，与周子养鱼记同一怀抱，可并垂千古。于病患缠绵中，犹能有此豪兴，信非学深养到者不能也。

受业李宝和记

# 自　咏

八旬已近又何求，
意匠经营日不休。
但愿同胞皆上寿，
敢云身后有千秋。

**张寿甫先生肖像**

此像乃先师民国十六年充直鲁联军军医处处长时所摄，温
而严，威而不猛，足令人肃然起敬。

诗为先师未殁前一月所作，读之使人恻然动念，益足见先
师以菩萨低眉之心，奋金刚怒目之笔，其抱负固非庸俗辈所可
窥测。

先师生平劳于著述，而自奉俭约，恒数年不一摄影。此应

为毕生最后所摄，弥足珍重。

　　堃于去年夏曾拟与师合拍一照，商之于师，以为夏令酷暑，不如挨诸秋末。孰知先师竟于是秋谢世耶。噫，仅缅怀音容，历历如昨。而仙凡路隔，欲留一纸纪念而不可得。抚今追昔不仅涕泪涔涔矣。

　　　　　　　　　　　　　　　民国二十三年受业张堃谨识

# 题先师张寿甫先生遗像

先生义气薄重霄，遗像神姿万古豪，
一片婆心昭日月，千秋令闻卿云高。
精思慧眼轶群伦，冀北神医天下闻，
试缅音容怀叔度，高山安仰挹清芬。

深县受业张堃方舆顿首

# 王 序

古圣贤作医学，以救济群生，为举世日用。所需甚于水火，进而与世运相消息、相盛衰。岐黄衣钵，代有传人，间世一出，良有以也。

盐山张寿甫先生，寝馈医学，垂五十年，博综典籍，神明而变化之。辨天道之盈虚消长，察禀赋之南北各殊，因时辨方，按脉立法，会通今古，兼用中西。四方学者归之如云，而先生不厌不倦，复遂同人之请，设函授学校，以广流传。

先生冲和直谅，济世为怀。延诊求方者，户屦常满，沉疴宿症，无不立应，应无不效。而请益者，或前席陈词，或函牍粉沓，口讲手答，竟委穷源，言无不尽。甚或漏夜，未尝有倦容。居迪尝请先生量为同志分劳，以事珍卫。先生愀然曰：病机之变，万有不齐，一字之微，毫厘千里。曷敢稍自懈逸，假手于人哉！呜乎！先生布衣蔬食，不慕荣利，与夫所著《衷中参西录》六期，固人所共知者耳，而先生之立身植品，一以圣贤为指归，譬彼谈佛，世人但知我佛之成道救人，而我佛之投崖饲虎，殆未能尽知也。先生诚千古之传人哉！

癸酉秋，居迪道次津沽，见先生精神奕奕，宏论博议，犹如往昔，乃别。经匝月，逮还沽上，而先生已归道山。回忆别时，先生若有不愉色者，然岂预有所知耶？小儿毓瀛幸辱门墙，备蒙教育，未及一修北面之仪，其抱憾又何如耶？

长公子春生兄，梓函授遗篇，为《衷中参西录》第七期以行世，是**未读《伤寒论》者，固不可不读；已读《伤寒论》者，尤不可不读之书也**。虽止于《伤寒论》，而大要可以类推。春生兄克继先业，家学渊源，自必能神明变化，以成先生未竟之志。而济世寿民，讵有量哉！

甲戌暮春河间王居迪惠安

# 高　序

范文正公曰：不为良相，必为良医。盖以燮理阴阳，补偏救弊，致平而定乱，起死而回生，良相、良医，具揆一也。或曰：举一政而四海胪欢，进一言而万民食德，良相之丰功伟烈，岂医者三指一方所可侔哉？曰：不然。子之所拟述而不作之时医，而非所谓良医也。

良医者，必先治儒通经，寝馈于《本经》《灵》《素》，能于医理触类旁通，发人之所未发。然后本悲天悯人之怀，出其绪余以问世。进而济众，临证则妙绪环生；退而著书，立论则名山不朽。

仲景而后，代有闻人，若晋之王叔和、唐之孙思邈、宋之成无己、明之喻嘉言，以及有清徐、张诸贤，皆是也。中古以后，治乱相寻，世少长治久安之策，而多活人济世之书。是良相致治一时，犹未若良医垂法千古也。

吾先师张寿甫先生，品学身世，于本集各期序文及前三期自序已见崖略，称之为良医，洵无愧色矣。及读先生之书，仰见肫肫恳恳之诚，流露行间字里。其善气迎人之概，求之他书，未之有也。发明医理，本诸载籍，以求弦外之音。如畅论大气，发人之所未发；化裁经方，言人之所不敢言。以古今禀赋不同，为体以亲尝药力之特效。为用不空谈、不讳过，立身于不败之地。语可惊人，而效归实用。求之前贤，亦未之有也。故《衷中参西录》前出六期，久已名重医林，风行海内。私淑名流，遵用方论，救人无算。

先生意犹未足。于癸酉春，发起医学函授。先生时年七十有四岁，精神矍铄，乐此不疲，手制讲义，俊分不倦。函授要目，首重伤寒；继之以温病、杂病，以及临床医话，范围愈广，预定四年毕业。尝曰：吾老矣，今将未了之事，托诸函授。四年之后，吾门中必有人才辈出，以行吾志，则可息影田园，乐吾天年矣。时不敏列门墙，方自期许。不图是年八月，先生遽归道山，《伤寒讲义》方告结束，《温病》正在开端，仅得遗方十一首。

长公子春生君，裒辑讲义，成书付梓，公之于世，名曰《衷中参西录》第七期，与前六期合为一集，成先志也。书中名贵之处，笔难尽述，要在繁征博引，与古为新，而又与古人精蕴天然合拍。水到渠成，汇为大观。论断中有云：吾人生于古人之后，不可以古人之才智囿我，实贵以古人之才智启我，然后医学方有进步。呜呼！寥寥数语，可见吾师毕生之志矣，谓之为全书三昧亦宜。

中华民国二十有三年甲戌春二月
通县受业高崇勋砚樵谨序

# 《衷中参西录》第七期题咏六首

寻到源头一苇航，天空海阔任平章。
洛阳已贵名山集，又见七期《肘后方》。
百家曾已注《伤寒》，剩义无多智欲殚。
独取经方加变化，古今禀赋岂同看。
卅年心血结晶莹，扫尽飞云月自明。
且把六经为注脚，果然一语息纷争。
温病遗方十首多，坳堂杯水起洪波。
新机肯傍他人户，绝笔麟经意若何。
吉光片羽自成家，天外奇峰灿落霞。
拾得寒山微意后，春风满座话长沙。
欲将心事付鸿篇，满纸云烟朵朵莲。
天意果然关造化，长留遗憾永年年。

通县受业高崇勋砚樵谨识

# 林　序

圣人以益世为心，不以名利自私。农黄之世，道在君相，既明农教稼，制礼作乐。而天行、时气、饮食、寒暑，恐民之不免于疾病也，乃复阐明医理。圣人之用心，其周匝为何如乎！

降及后世，人心日偷，医者多炫其术以市利，又或不学无术，以其生人者杀人。虽历代不乏名家著述，然自仲景而后，多空谈玄理，鲜能证诸实验。遂使我中华数千年神圣医学，几如曙后晨星矣。

吾师盐山张寿甫先生，博学穷经，感医学之颓废，怅医德之沦丧，慨然以振兴医学为己任。行道数十年，足迹遍天下。沉疴宿痼，群医束手。一经诊视，无不着手回春。所著《医学衷中参西录》凡六集，不仅风行遍国中，西人亦译为番文，奉为圭臬。

书丹拳拳，私淑亦既有年，衣食奔逐，未能执弟子之役。自先生设立函授医学校，始得附列门墙，讲义以《伤寒论》开始。且《伤寒》一书，虽代有注者，仍不免附会牵强，晦涩罕通。先生反复解释，胥以经验证明，使学者易于领悟。顾书丹素性鲁钝，请益繁多，函牍往还，无或有间，先生不责其渎，而勖其勤，随问批答，瀹我性灵，益我神智。方期努力加勉，仰答裁成，何意六经讲义甫毕，而先生遽归道山。呜呼！先生绝诣苦心，竟抱憾以终。天耶，数耶！不禁令人痛哭矣。

今春生大兄，汇集诸稿，梓为《衷中参西录》第七期以行世，诚度世之金针，救时之宝筏，岂独垂名于当世，尤当流泽于千秋也。

犹忆书丹于壬申之秋，展谒师门时，先生施诊远道，未得一亲杖履，乃竟未能再申瞻拜之仪，心丧讵有穷期耶？爰于书成之日，略书数语以志哀悼。

甲戌清和月受业门人长乐林书丹谨识

# 张　序

予尝学道于段正元师尊之门。师曰：读古人之书，不被古人所愚；学今人之学，不被今人所惑。从容中道，择善而从，其庶几乎？予尝本此旨，以求天下之士而不可得。

后遇张寿甫先生于津门。先生盐山名儒，经史淹通。举凡中外科学，天文、算数、声光、电化，莫不研究有得。居，常以天下事自任。其后怀才不遇，遂隐于医，历游国内通商大埠，南至汉皋，东抵辽沈。所至，博采旁搜，以资医理之研究。后乃卜居津门，以其平生经验，著《医学衷中参西录》。先后出书凡六期，共二十五卷，风行全国，远至异邦。

千古疑难大症，前贤所诿为不治者，先生皆自立新方，效如桴鼓。海内贤达，奉为师资者有年矣。顾先生犹以为未足。尝谓：轩岐、仲景之书，大经大法固已灿然，然辗转传写，讹错不鲜。且时代变迁，人之禀赋各异。故药之凉热，方之配合，均宜酌古准今。权轻重、峻缓之不同，察天时、人事之迭变，为之变通改正而后可。而前人之注解，多为古人作奴隶，有不可通者，亦强为之解，是不特厚诬古人，亦且遗害于来世。

于是先生复设函授医学，手著讲义，经验与理想同归，哲学与科学相合，融冶古今，汇通中外，独辟统系，列为成书。古代医圣之心传，一语道及。石破天惊，为中华医界开一新纪元。学者本此以求，病无遁情，胸有成竹。如饮上池之水，洞见癥结。以之治疾，何疾不瘳？是诚功同良相，博济苍生者也。若段师尊之所称，先生可以当之矣。

予幼承庭训，读书之余，兼习医理。忽忽十年，苦无门径可寻。自聆先生名论，钦佩莫名，于是五体投地，亲受师门。先生诲人不倦，每有疑难，辄反复剖解，若惟恐人之不喻者，亦见其诱导后学之至意也。子方以得名师自幸，而先生于《伤寒大纲》甫经完毕，《温病》方一入手之际，竟驾返道山。时癸酉八月初八日也，先生寿七十有四。

犹忆是岁七月间，造先生处执卷问难，先生讲解毕，援笔成自咏诗，云："八旬已近又何求，意匠经营日不休。但愿同胞皆上寿，敢云身后有千秋。"书成唏嘘！不料竟成谶语。痛矣！

先生哲嗣春生兄，家学渊源，其论证处方，胆识过人，有先生风。曾充前京畿卫戍司令部军医官，今继承先志，行道津门。各处问学函简纷来，咸以将先生函授遗稿付印为请，爰详加校订，付之手民，为《衷中参西录》第七期。予以深蒙先生指导之惠，而又叹春生兄之克绍先志也，略述颠末，而为之序云。

民国二十三年甲戌正月受业门人深县张堃方舆敬序

# 刘　序

　　参赞化育，燮理阴阳，古圣贤致身君相，行道于国者之所为也；挽天地之沴疠，救斯民之疾苦，士君子抱道在躬，不遇于时者之所为也。范文正公云：不为良相，愿为良医。夫非以济世活人厥相功同欤？

　　我师寿甫先生，当代名儒，怀抱利器，不得志于场屋，遂绝意仕进，而隐于医坛。擅九折之良，得轩岐之秘，垣方洞见，著手春成，奇论鸿篇，化通微莫。前著《衷中参西录》，已出版者凡六期，久已名满天下，无待予之饶舌矣。

　　癸酉春，复设函授医学。所著讲义，首论伤寒，凡古人未发之意，先圣言外之旨，不惜倾囊倒箧而出，苦口婆心，唤醒梦梦，一正中医数千年之讹谬，诚度人之金针，救世之宝筏也。先生云：伤寒完毕，继将各科依次发挥。孰料《伤寒》甫成，《温病》甫一入手，先生竟驾归道山。泰山其颓，梁木其坏，诚可为我医界痛哭矣。

　　今先生哲嗣春生兄，校勘遗稿，将付之梓，为《衷中参西录》第七期。予以亲受先生，宿受教诲，师恩未报，有不能已于言者，爰不揣冒昧，而为之序。

冀县受业刘明宝谨识

# 孙　序

医者，意也，君子之道也。何则？夫药能生人，亦能杀人。若学焉而不精，方药乱投，其不至以生人者杀人几希？又有稍精于术者，偶有心得，密而不传，自高身价，以为博取厚利之资，是皆贱丈夫之所为，甚非古人济世活人之深意也。

惟我师张寿甫先生，黄卷功深，青囊学富，囊括中外，融贯古今。审证详而确，处方简而效。无论贫富，有求必应。故受其惠者不可胜数。诊余之暇，集四十余年之心得，成《衷中参西录》六期，都二十五卷。问世以来，风行全国，远至欧美，有口皆碑，勿待予之赘述矣。

晚年卜居津门，复设中医函授学校，受业者遍全国。先生编著讲义，焚膏继晷，孜孜不倦。因劳苦过度，于癸酉八月间谢世长辞，寿七十有四。呜呼，先生可谓鞠躬尽瘁于医界矣。

先师生平著作，多发前人所未发，言今人所不敢言，时人称为医界革命第一人，洵不诬也。

其长公子春生亦精于医，继父业，行道津门，盛名卓著。因不敢埋没先生之遗志，故集《伤寒论》旧稿，以成《衷中参西录》第七期，付之欹厥，公之于世。行见灾疠消弭二竖潜纵，抑亦登斯民于寿域也。

天津受业门人孙玉泉静明谨识

# 题　词

　　余因感弟妹等染疫，误于庸手，乃从吾师张公寿甫习医。我师面命耳提，诲人不倦。余方庆略有进益，忽我师以编纂函授讲义，劳心过甚，遽归道山，至今思之，余痛犹未已也。

　　今春生学兄，将《伤寒讲义》汇订成册，公诸医界，余因缅怀师恩，勉成七绝四章，自愧不工，着粪之讥，知所难免，抑亦聊志吾师之生平云尔。

妙术回春本自成，满腔心血为苍生。
霖雨遍敷三千界，不见哀声见义声。
绛帐春风煦煦融，满门桃李拜张公。
及时化雨原无价，卅卷青囊启众蒙。
七十高年又四秋，平生大愿未全酬。
伤寒要义名千古，温病遗方与世留。
我师道满已登仙，犹忆灯前细细传。
念念音容空幻想，行间字里自思研。

天津受业李宝和允中拜题

# 题　记

先严寿甫府君，以医问世垂五十年。所著《医学衷中参西录》，循期印行，已至六期，历蒙海内医学名家交口称赞，游扬备至，先严感深知己，益乐道不倦。

癸酉春，复有医学函授之组设。及门同学，多为俊义，所授学理，亦一洗肤浅。盖旨趣所寄，欲将毕生心血，最后表见于世也。原定方策四年毕业，课程首先精研《伤寒》《温病》《金匮杂证》，而后殿以《医话》汇为大观。惜天不我佑，编发讲义《伤寒》甫毕，《温病》正在开端，先严竟于是年秋八月谢世，抱憾以终。呜呼，可不痛哉！

荫潮不肖，自幼随侍先严读书，耳提面命，少得绪余，何期惨遭大故。思有以勉继先志，谨将先严遗著《伤寒论讲义》及最后手泽《温病》验方十一首编辑成书，公之于世，为《衷中参西录》第七期。

感蒙诸贤远道赐序，有光简册，并拟广征医林前辈以及同门硕彦，凡曾与先严通函、晤面，研摩医理、质疑问难，重要之简翰、谈片、集锦、零纨，缤纷下惠，继以荫潮生平所闻，于先严之医训，其理论为前所未发明者，汇为《医话拾零》，以作是集八期之续，盖亦继志述事之微意，惟海内贤达有以教之。幸甚。

不肖男荫潮谨识

# 目　录

## 《医学衷中参西录》第七期第一卷

六经总论……………………………………………… 1

太阳病………………………………………………… 4

太阳病桂枝汤证……………………………………… 4

太阳病麻黄汤证……………………………………… 8

太阳温病麻杏甘石汤证……………………………… 13

太阳病大青龙汤证…………………………………… 17

太阳病小青龙汤证…………………………………… 20

太阳病旋覆代赭石汤证……………………………… 27

太阳病大陷胸汤证…………………………………… 30

太阳病小陷胸汤证…………………………………… 33

太阳病大黄黄连泻心汤证…………………………… 37

太阳病附子泻心汤证………………………………… 38

太阳病炙甘草汤证…………………………………… 40

太阳病桃核承气汤证………………………………… 44

## 《医学衷中参西录》第七期第二卷

太阳、阳明合病桂枝加葛根汤证 …………………… 46

太阳、阳明合病葛根汤证 ……………………………… 47

阳明病 ………………………………………………… 48

阳明病葛根黄芩黄连汤证 ……………………………… 48

深研白虎汤之功用 ……………………………………… 51

续申白虎加人参汤之功用 ……………………………… 62

阳明病三承气汤证 ……………………………………… 68

阳明病茵陈蒿汤、栀子柏皮汤、麻黄连轺赤

小豆汤诸发黄证 …………………………………… 77

阳明病猪苓汤证 ………………………………………… 82

阳明病四逆汤证 ………………………………………… 85

## 《医学衷中参西录》第七期第三卷

少阳病 ………………………………………………… 87

少阳病提纲及汗吐下三禁 ……………………………… 87

论小柴胡汤证 …………………………………………… 89

论大柴胡汤证 …………………………………………… 97

少阳篇三阳合病之治法 ………………………………… 101

太阴病 ………………………………………………… 105

太阴病提纲及意义 ……………………………………… 105

太阴病桂枝汤证 ………………………………………… 107

太阴病宜四逆辈诸寒证 ………………………………… 107

太阴病坏证桂枝加芍药汤及桂枝加大黄汤证·············· 108

# 《医学衷中参西录》第七期第四卷

**少阴病**······························································· 110

少阴病提纲及意义·················································· 110

少阴病麻黄附子细辛汤证·········································· 115

少阴病黄连阿胶汤证··············································· 116

少阴病当灸及附子汤证············································ 119

少阴病桃花汤证····················································· 121

少阴病吴茱萸汤证·················································· 124

少阴病苦酒汤证····················································· 125

少阴病白通汤证及白通加猪胆汁汤证·························· 127

少阴病真武汤证····················································· 129

少阴病通脉四逆汤证··············································· 130

少阴病大承气汤证·················································· 131

**厥阴病**······························································· 133

厥阴病提纲及意义·················································· 133

厥阴病乌梅丸证····················································· 134

厥阴病白虎汤证····················································· 138

厥阴病当归四逆汤及加吴茱萸生姜汤证······················ 138

厥阴病白头翁汤证·················································· 139

**不分经**······························································· 142

不分经之病烧裈散证、理中丸证、竹叶石膏汤证··········· 142

**附：温病遗方**····················································· 146

太阳经 ·········································· 146

## 《医学衷中参西录》第五期第五卷

伤寒温病讨论记 ································ 152
  论伤寒脉紧及用麻黄汤之变通法 ··········· 152
  论大青龙汤中之麻黄当以薄荷代之 ········· 155
  用小青龙汤治外感痰喘之经过及变通之法 ·· 156
  论白虎汤及白虎加人参汤之用法 ··········· 165
  论大承气汤厚朴分量似差及变通法 ········· 167
  《伤寒论》大承气汤病脉迟之研究及脉不迟
    转数者之变通下法 ····················· 169
  论《伤寒论》大柴胡汤原当有大黄无枳实 ··· 171
  答徐韵英"阳旦汤"之商榷 ················ 172
  论少阴伤寒病有寒有热之原因及无论凉热脉
    皆微细之原因 ························· 172
  《伤寒论》少阴篇"桃花汤"是治少阴寒痢
    非治少阴热痢解 ······················· 173
  答人问《伤寒论》以六经分篇、未言手经足经，
    及后世论温病者言"入手经不入足经"且谓
    "温病不宜发汗"之义 ················· 176
  温病之治法详于《伤寒论》解 ············· 179
  《伤寒论》中有治温病初得方用时宜稍变通说 ·· 183
  论伤寒、温病神昏谵语之原因及治法 ······· 186
  伤寒、风温始终皆宜汗解说 ··············· 191

答徐韵英读《伤寒论》质疑四则 …………………………… 195

答王景文问《神州医药学报》何以用"真武汤"

　　治其热日夜无休止立效 …………………………… 198

论吴又可"达原饮"不可以治温病 ………………………… 199

论吴氏《温病条辨》二甲复脉、三甲复脉二汤 ………… 200

论"冬伤于寒，春必温病"及"冬不藏精，

　　春必温病"治法 …………………………………… 203

论伏气化热未显然成温病者之治法 ……………………… 206

详论猩红热治法 …………………………………………… 208

论天水散（即六一散）治中暑宜于南方，北方

　　用之宜稍变通 …………………………………… 214

论伏暑成疟治法 …………………………………………… 215

## 《医学衷中参西录》第八期

后人搜录张锡纯遗稿 ………………………………………… 217

　诊余随笔 ………………………………………………… 217

　胡莱菔英 ………………………………………………… 226

　麦苗 ……………………………………………………… 226

　答受业高崇勋质疑 ……………………………………… 227

　答受业林世铭质疑 ……………………………………… 230

　答葛介人相质一则 ……………………………………… 231

　答汪景文质疑 …………………………………………… 232

　答柴德新疑问 …………………………………………… 233

　答刘希文问七伤 ………………………………………… 234

答胡剑华疑问二则 …………………………………………… 236

答徐韵英疑问 ………………………………………………… 237

诊余随笔 ……………………………………………………… 238

答王肖舫质疑 ………………………………………………… 239

答沈仲圭问学医当读何书为要 ……………………………… 240

答周小农问鱼肚 ……………………………………………… 242

复汪景文书 …………………………………………………… 243

答金履升问治吐血后咳嗽法 ………………………………… 243

答吴自雄问病 ………………………………………………… 243

答高甘棠问病三则 …………………………………………… 244

答王肖舫问小儿走马牙疳 …………………………………… 245

答徐庄君问其夫人荡漾病治法 ……………………………… 245

答诸暨孟兴朕疑问二则 ……………………………………… 246

答月影女士问疼经治法 ……………………………………… 247

答刘希文问湿温治法之理由 ………………………………… 247

答王兰远问时方生化汤 ……………………………………… 248

答陈士成问异证治法 ………………………………………… 250

答庞履廷问大便脱肛治法 …………………………………… 251

答章景和君代友问病案治法 ………………………………… 251

答章韶君问腹内动气证治法 ………………………………… 252

答任伯和问治蛇咬法 ………………………………………… 253

答任伯和问治顽癣法及足底痒治法 ………………………… 254

答任伯和问喉证治法 ………………………………………… 254

答黄雨岩问创伤及跌打损伤外敷内服止疼化瘀方 ………… 254

答胡剑华问拔漏管方 ………………………………………… 255

答萧介青书 …………………………………………… 255

第一集三三医书评 ………………………………… 256

《温热逢源》第一种评 ……………………………… 256

《医事启源》第二种评 ……………………………… 257

《医经秘旨》第三种评 ……………………………… 257

《医病简要》第四种评 ……………………………… 258

《医阶辨症》第五种评 ……………………………… 258

《喉科秘诀》第六种评 ……………………………… 258

《疬科全书》第七种评 ……………………………… 259

《时行伏阴刍言》第八种评 ………………………… 259

《村居救急方》第九种评 …………………………… 260

《殴蛊燃犀录》第十种评 …………………………… 260

《外科方外奇方》第十一种评 ……………………… 261

《咳论经旨》第十二种评 …………………………… 261

《临证经验舌法》第十三种评 ……………………… 261

《沈氏经验方》第十四种评 ………………………… 262

《痧疫指迷》第十五种评 …………………………… 262

《灵兰要览》第十六种评 …………………………… 263

《凌临灵方》第十七种评 …………………………… 263

《推篷悟话》第十八种评 …………………………… 263

《旧德堂医案》第十九种评 ………………………… 263

《内经辩言》第二十种评 …………………………… 264

《诊脉三十二辩》第二十一种评 …………………… 264

《专治麻疹初编》第二十二种评 …………………… 265

《产科心法》第二十三种评 ………………………… 265

《本草衍句》第二十四种评 ┄┄┄┄┄┄┄┄┄┄ 265

《先哲医话》第二十五种评 ┄┄┄┄┄┄┄┄┄┄ 266

《陈氏幼科秘诀》第二十六种评 ┄┄┄┄┄┄ 266

《秋疟指南》第二十七种评 ┄┄┄┄┄┄┄┄┄┄ 266

《备急灸法》第二十八种评 ┄┄┄┄┄┄┄┄┄┄ 267

《医源》第二十九种评 ┄┄┄┄┄┄┄┄┄┄┄┄┄ 267

《马培之医案》第三十种评 ┄┄┄┄┄┄┄┄┄┄ 267

《本事方集》第三十一种评 ┄┄┄┄┄┄┄┄┄┄ 268

《曹仁伯医案》第三十二种评 ┄┄┄┄┄┄┄┄ 268

《南医别鉴》第三十三种评 ┄┄┄┄┄┄┄┄┄┄ 268

临证随笔┄┄┄┄┄┄┄┄┄┄┄┄┄┄┄┄┄┄┄┄┄┄ 269

治愈笔记┄┄┄┄┄┄┄┄┄┄┄┄┄┄┄┄┄┄┄┄┄┄ 281

临证随笔┄┄┄┄┄┄┄┄┄┄┄┄┄┄┄┄┄┄┄┄┄┄ 282

# 六经总论

伤寒治法以六经分篇，然手足各有六经，实则十二经也。手足之经既有十二，而《伤寒论》但分为六经者何也？

**按**：《内经》之论十二经也，凡言"某经"而不明言其为手经、足经者，皆系足经。至言手经，则必明言其为手某经。盖人之足经长、手经短，足经大、手经小，足经原可以统手经。但言足经而手经亦恒寓其中矣。

《伤寒论》之以六经分篇，此遵《内经》定例，寓手经于足经中也。彼解《伤寒论》者，谓其所言之六经皆系足经，是犹未明仲景著《伤寒》之深意也。

经者，气血流通之处也。人之脏腑与某经相通，即为某经之府。其流通之气血原由府发出，而外感之内侵遂多以府为归宿。

今将手、足十二经及手、足十二经之府详列下。

手、足虽有十二经，其名则分为六经，因手、足经之名原相同也。其经有阴有阳：其阳经分太阳、阳明、少阳，其阴经分太阴、少阴、厥阴。

其阴阳之经原互相表里，太阳与少阴为表里，阳明与太阴为表里，少阳与厥阴为表里。凡互为表里者，因其阴阳之经并行，其阳行于表，阴行于里也。

至于经之分属于府者，足太阳经之府在膀胱，足少阴经之府在肾，足阳明经之府在胃，足太阴经之府在脾，足少阳经之府在胆，足厥阴经之府在肝。此足之三阴三阳经与府也。

手之太阳经，其府在小肠；手之少阴经，其府在心；手之阳明经，其府在大肠；手之太阴经，其府在肺；手之少阳经，其府在三焦；手之厥阴经，其府在心胞。此手之三阴三阳经与府也。

阳经为阴经之表，而太阳经又为表中之表。其经之大都会在背，而实则为周身之外廓。周身之营血卫气皆赖其卫护保合，且具有充分之热力，为营卫御外感之内侵。是以《内经》名之为巨阳。推原其热力之由来，不外君相二火：君火生于心之血脉，与肺相循环，而散热于胸中大气（一名宗气），以外通于营卫，此如日丽中天，有阳光下济之热也，是以其经名为太阳；相火生于肾中命门，肾原属水，中藏相火，其水火蒸热之气，由膀胱连三焦之脂膜以透达于身之外表，此犹地心水火之气（地中心有水火之气），应春令上透地面以生热也。为其热力发于水中，故太阳之经又名太阳寒水之经也。为太阳经之热力生于君相二火，是以其经不但以膀胱为府，而亦以胸中为府。观《伤寒论》陷胸诸汤丸及泻心诸汤，皆列于太阳篇中可知也。

至于人病伤寒，其六经相传之次第，详于《内经》。《素问·热论》篇谓："人之伤于寒也，则为病热，一日巨阳受之，故头项痛，腰脊强；二日阳明受之，阳明主肌肉，其脉侠（同夹）鼻、络于目，故身热目疼，而鼻干不得卧也；三日少阳受之，少阳主胆，其脉循胁络于耳，故胸胁痛而耳聋，三阳经络皆受其病而未入于藏者，故可汗而已；四日太阴受之，太阴脉布胃中、络于嗌（咽喉），故腹满而嗌干；五日少阴受之，少阴脉贯肾络于肺，系舌本，故口燥舌干而渴；六日厥阴受之，厥阴之脉循阴器而络于肝，故烦满而囊缩。经络受病入于府者，故可下而已。"此《内经》论六经相传之次第也。至《伤寒论》六经之次序，皆以《内经》为法，而未明言其日传一经。

至愚生平临证之实验，见有伤寒至旬日，病犹在太阳之府者，至他经相传之日期，亦无一定。盖《内经》言其常，而病情之变化恒有出于常例之外者。至传至某经，即现某经之病状，此又不尽然。推原其所以然之故，且加以生平临证之实验，知传至某经即现某经之病状者，多系因其经先有内伤也。若无内伤，则传至某经恒有不即现某经之病时。此在临证者细心体察耳。

至于六经之命名，手足皆同，然有因手经发源之府而命名者，有因足经发源之府而命名者。如太阳经名为太阳寒水之经，此原因足太阳之府命名。而手太阳亦名太阳寒水之经者，是以足经而连带其手经也。他如阳明经名为阳明燥金之经，是因手阳明之府命名（手阳明府大肠属金，其互为表里之肺亦属金）。而足阳明经亦名阳明燥金之经者，是以手经而连带其足经也。少阳经名为少阳相火之经，此因足少阳之府命名（胆中寄有相火）。而手少阳经亦名为少阳相火之经者，是以足经而连带其手经也。太阴经名为太阴湿土之经，此因足太阴之府命名（脾为湿土）。而手太阴经亦名太阴湿土之经者，是以足经而连带其手经也。少阴经名为少阴君火之经，此因手少阴之府命名（心为君火）。而足少阴经亦名少阴君火之经者，是以手经而连带其足经也。厥阴经名为厥阴风木之经，此因足厥阴之府命名（肝属木而主风）。而手厥阴经亦名厥阴风木之经者，是以足经而连带其手经也。此手足十二经可并为六经之义也。

附表1（注：此表为整理者后加）

| 阳 | 太阳 | 阳明 | 少阳 |
|---|---|---|---|
| 阴 | 少阴 | 太阴 | 厥阴 |
| 表 | 太阳<br>（寒水之经） | 阳明<br>（燥金之经） | 少阳<br>（相火之经） |
| 里 | 少阴<br>（君火之经） | 太阴<br>（湿土之经） | 厥阴<br>（风木之经） |
| 足经（府） | 足太阳经<br>（膀胱/胸中） | 足阳明经<br>（胃） | 足少阳经<br>（胆） |
| | 足少阴经<br>（肾） | 足太阴经<br>（脾） | 足厥阴经<br>（肝） |
| 手经（府） | 手太阳经<br>（小肠） | 手阳明经<br>（大肠） | 手少阳经<br>（三焦） |
| | 手少阴经<br>（心） | 手太阴经<br>（肺） | 手厥阴经<br>（心胞） |
| | 太阴 | 中焦脂膜团聚之处 | 脾居其中 |
| | 少阴 | 下焦脂膜团聚之处 | 肾居其中 |

# 太 阳 病

## 太阳病桂枝汤证

病名伤寒，而太阳篇之开端，实中风、伤寒、风温并列。

## 太阳病

盖寒气多随风至。是中风者，伤寒之诱起也。无论中风、伤寒，入阳明后皆化为温。是温病者，伤寒之归宿也。惟其初得之时，中风、伤寒、温病，当分三种治法耳。为中风为伤寒之诱起，是以太阳篇开始之第一方为桂枝汤，其方原为治中风而设也。

**《伤寒论》原文云：太阳病，发热，汗出，恶风，脉缓者**（缓脉与迟脉不同，脉搏以一息四至为准，脉迟者不足四至，若缓脉则至数不改似有懒动之意），**名为中风。**

**太阳中风，阳浮而阴弱**（脉法关前为阳，关后为阴，其浮脉见于关前，弱脉见于关后，浮者着手即得，弱者不任重按）。**阳浮者热自发，阴弱者汗自出。啬啬恶寒**（单弱不胜寒之意），**淅淅恶风**（为风所伤恒畏风声之意），**翕翕发热**（其热蕴而不散之意），**鼻鸣干呕者，桂枝汤主之。**


### 桂枝汤方

**桂枝**三两，去皮　　**芍药**三两　　**炙甘草**二两　　**生姜**三两　　**大枣**十二枚，擘


上五味㕮咀，以水七升，微火煮取三升，去滓，适寒温，服一升。服已须臾，啜热稀粥一升余，以助药力。温覆令一时许，遍体漐漐微似有汗者益佳，不可令如水流漓，病必不除。若一服汗出病瘥（愈也），停后服，不必尽剂。若不汗，更服，依前法。又不汗，后服当小促其间，半日许，令三服尽。若病重者，一日一夜服，周时观之。服一剂尽，病证犹在者，更作服。若不汗出者，乃服至二三剂。禁生冷、黏滑、肉面、五辛、酒酪、臭恶等物。

古用桂枝，但取新生枝之嫩尖，折视之皮骨不分。若见有皮骨可分者，去之不用，非去枝上之皮也。

陈古愚曰：桂枝辛、温，阳也；芍药苦、平，阴也。桂

枝又得生姜之辛，同气相求，可恃之以调周身之阳气；芍药而得大枣、甘草之甘，则甘苦化合，可恃之以滋周身之阴液，即取大补阴阳之品，养其汗源，为胜邪之本。又啜粥以助之，取水谷之津以为汗，汗后毫不受伤，所谓立身有不败之地以图万全也。

人之营卫皆在太阳部位。卫主皮毛，皮毛之内有白膜一层名为腠理。腠理之内遍布微丝血管，即营也。其人若卫气充盛，可为周身之外围，即受风不能深入（此受风，不可名为中风），其人恒多汗闭不出。迨其卫气流通，其风自去，原可不药而愈也。至桂枝汤所主之证，乃卫气虚弱，不能护卫其营分，外感之风直透卫而入营，其营为风邪所伤，又乏卫之保护，是以易于出汗。其发热者，因营分中之微丝血管原有自心传来之热，而有风以扰之，则更激发其热也。其恶风者，因卫虚无御风之力，而病之起点又由于风也。

推原其卫气不能卫护之故，实由于胸中大气之虚损。《灵枢·五味》篇曰："谷始入于胃，其精微者，先出于胃之两焦，以溉五藏，别出，两行营卫之道，其大气之抟而不行者，积于胸中，命曰气海。"由斯观之，营卫原与胸中大气息息相通，而大气实为营卫内部之大都会。愚临证实验以来，见有大气虚者，其营卫即不能护卫于外而汗出淋漓。夫大气原赖水谷之气时时培养，观服桂枝汤者当啜热粥以助药力，此不惟助其速于出汗，实兼欲助胸中大气以固营卫之本源也。

**或问：**桂枝汤提纲中，原谓阴弱者汗自出，未尝言阳弱者汗自出也。夫关后为阴，主血；关前为阳，主气。桂枝汤证，其弱脉惟见于关后。至关前之脉则见有浮象，未见其弱，而先生竟谓桂枝汤证之出汗，实由于胸中大气之弱，不显与提纲中之言相背乎？

**答曰：** 凡受风之脉，多见于关前。提纲中所谓阳浮者，其关前之脉因受风而浮也；所谓阴弱者，知其未病之先其脉原弱，至病后而仍不改其弱也。由斯而论：其未病之先，不但关后之脉弱，即关前之脉亦弱。既病之后，其关前脉之弱者转为浮脉所掩，而不见其弱耳。然其脉虽浮，必不任重按，是浮中仍有弱也。特古人立言尚简，未尝细细明言耳。

孟子谓："读古人之书，不以文害辞，不以辞害志，以意逆志，是为得之。"至吾人之读古人医书，亦当遵斯道也。是以愚用桂枝汤时，恒加黄芪以补其胸中大气，加薄荷以助其速于出汗。不至若方后所云，恒服药多次始汗也。又宜加天花粉助芍药以退热（但用芍药退热之力恒不足），即以防黄芪服后能助热也（黄芪、天花粉等份并用，其凉热之力相敌，若兼用之助芍药清热，份量又宜多用）。若遇干呕过甚者，又宜加半夏以治其呕，惟此时药房所鬻之半夏，多制以矾（虽清半夏亦有矾）。若用以止呕，必须用微温之水淘净矾味，用之方效。

或疑《伤寒论》方中未有用薄荷者，想薄荷之性或于伤寒有所不宜，是以仲景于治伤寒诸方中未尝一用。不知论古人之方，当先知古人所处之世，当仲景时，论药之书惟有《神农本经》，是以仲景所用药品不外《神农本经》。而薄荷古名为苛，菜蔬中或有用者，而《本经》未载，是以仲景不用也。且薄荷之性凉而能散，能发出人之凉汗，桂枝汤证，原挟有外感之热，发出凉汗即愈矣。惟不宜过煎以存其辛凉之性，则用之必有效也。

愚治桂枝汤证，又有屡用屡效之便方，较用桂枝汤殊为省事。方用生怀山药细末两半或一两，凉水调和，煮成稀粥一碗，加白糖令适口，以之送服西药阿斯必林一瓦（合中量二分六厘四毫），得汗即愈。

山药富有蛋白质，人皆知其为补肾润肺之品，而实具有人参性质，能培养全身气化，兼能固摄全身气化。服之能补助胸中大气，使卫气外护之力顿强；阿斯必林之原质，存于杨柳皮液中，而少加硫酸制之，为洞悉其原质及制法，故敢与中药并用。杨柳皮中之津液其性原清凉，且有以皮达皮之用。又少制以硫酸，则其透表之力最速。少少用之，即可发出周身凉汗，而外感之风热可因之而顿解矣。

**男荫潮按：**有服阿斯必林不能得汗者，必其人素有蕴寒，其脉之迟。阿斯必林之性原凉，故服之不能得汗。若煎生姜汤送服，其内蕴之寒得姜之辛温透表，与阿斯必林相济，必能得汗。屡用屡效，故附录之。

桂枝汤证之出汗，不过间有出汗之时，非时时皆出汗也。故必用药再发其汗，始能将外感之风邪逐出。然风邪去后，又虑其自汗之病不愈。故方中山药与阿斯必林并用，一发汗、一止汗也。至于发汗与止汗之药并用而药力两不相妨者，此中原有深义。盖药性之入人脏腑，其流行之迟速原迥异。阿斯必林之性，其发汗最速，而山药止汗之力则奏效稍迟。是以二药虽一时并用，而其药力之行则一先一后，分毫不相妨碍也。

# 太阳病麻黄汤证

（附：太阳与阳明合病麻黄汤证）

《伤寒论》原治伤寒之书，而首论中风者，因中风亦可名为伤寒也（《难经》曰："伤寒有五：有中风，有伤寒，有湿温，有热病，有温病"）。

然究与真伤寒不同：盖中风病轻，伤寒病重。为其重也，而治之者必须用大有力之药，始能胜任。所谓大有力者，即《伤寒论》中之麻黄汤是也。今试论麻黄汤证及麻黄汤制方之义，并详论用麻黄汤时通变化裁之法。

《伤寒论》原文：**太阳病，或已发热，或未发热，必恶寒，体痛，呕逆，脉阴阳俱紧者，名为伤寒。又原文：太阳病，头疼发热，身疼腰痛，骨节疼痛，恶风，无汗而喘者，麻黄汤主之。**

脉象阴阳俱紧，实为伤寒之确征。然紧脉之状，最难形容。惟深明其病理，自不难想象而得。脉生于心，心一动而外输其血，周身之脉即一动，动则如波浪之有起伏。以理言之，凡脉之力大者，其起伏之势自应愈大。至紧脉：其跳动若有力而转若无所起伏。究其所以然之故，实因太阳为外卫之阳，因为寒所袭，逼之内陷与脉相并，则脉得太阳蕴蓄之热，原当起伏有力以成反应之势；而寒气紧缩之力，又复逼压其脉道，使不能起伏。是以指下诊之似甚有力而竟直穿而过，且因其不得起伏，蓄极而有左右弹之势，此紧脉真象也。

至麻黄汤证，全体作疼痛者，以筋骨不禁寒气之紧缩也（铁条经严寒则缩短，寒气紧缩之力可知）。其发热者，身中之元阳为寒气闭塞不能宣散而增热也。其无汗恶风者，汗为寒闭，内蕴之热原欲藉汗透出，是以恶风也。其作喘者，因手太阴肺经与卫共主皮毛，寒气由皮毛入肺，闭其肺中气管，是以不纳气而作喘。然深究其作喘之由，犹不但此也：人之胸中亦太阳之部位也，其中间所积大气，原与外表之卫气息息相通，然大气即宗气。《内经·灵枢》（《内经》中《灵枢》《素问》各自为书）谓：宗气积于胸中，出于喉咙，以贯心脉而行呼吸。夫大气既能以贯心脉，是营血之中亦大气所流通也。伤寒之证，其营卫皆为外寒所束，则大气内郁必膨胀而上逆冲肺，此又喘之所由来也。

## 麻黄汤方

**麻黄**三两　**桂枝**三两去皮　**甘草**一两，炙　**杏仁**七十个，去皮尖

上四味，以水九升，先煮麻黄减二升，去上沫，纳诸药，煮取二升半，去渣，温服八合（一升十合），覆取微似汗，不须啜粥，余如桂枝法将息。

麻黄发汗力甚猛烈，先煮之去其浮沫，因其沫中含有发表之猛力，去之所以缓麻黄发表之性也。麻黄不但善于发汗，且善利小便。外感之在太阳者，间有由经入府而留连不去者（凡太阳病多日不解者，皆是由经入府），以麻黄发其汗，则外感之在经者可解；以麻黄利其小便，则外感之由经入府者，亦可分消也。且麻黄又兼入手太阴能泻肺定喘，俾外感之由皮毛窜入肺者（肺主皮毛），亦清肃无遗。是以发太阳之汗者不但麻黄，而仲景定此方时独取麻黄也。桂枝味辛性温，亦具有发表之力。而其所发表者，惟在肌肉之间，故善托肌肉中之寒外出。且《本经》惟其主上气、咳逆、吐吸（吸气甫入即吐出）。是桂枝不但能佐麻黄发表，兼能佐麻黄入肺定喘也。杏仁味苦性温，《本经》亦谓其主咳逆上气，是亦能佐麻黄定喘可知。而其苦降之性又善通小便，能佐麻黄以除太阳病之留连于府者，故又加之以为佐使也。至于甘草之甘缓，能缓麻黄发汗之猛烈，兼能解杏仁之小毒，即以填补（甘草属土能填补）出汗后之汗腺空虚也。药止四味，面面俱到，且又互相协助。此诚非圣手莫办也。

人之禀赋随大地之气化为转移，古今之气化或有不同，则

## 太 阳 病

今人与古人之禀赋，其强弱、厚薄，偏阴、偏阳之际，不无差池。是以古方用于今日，正不妨因时制宜而为之变通加减也。愚弱冠后，初为人治病时，用麻黄汤原方以治伤寒，有效有不效。其不效者，服麻黄汤出汗后其病恒转入阳明，后乃悟今人禀赋多阴亏。后再用麻黄汤时，遂于方中加知母（近时知母多伪，宜以天花粉代之）数钱以滋阴退热，则用之皆效。间有其人阳分虚者，又当于麻黄汤中加补气之药以助之出汗。

一人，年近四旬，身体素羸弱，于季冬得伤寒证。医者投以麻黄汤，汗无分毫，求为诊治。其脉似紧而不任重按。

遂于麻黄汤中加生黄芪、天花粉各五钱，一剂得汗而愈。

又一人，亦年近四旬，初得外感，经医甫治愈，即出门作事，又重受外感。内外俱觉寒凉，头疼，气息微喘，周身微形寒战。诊其脉，六部皆无，重按亦不见。愚不禁骇然。问其心中，除觉寒凉外别无所苦，知犹可治，不至有意外之虑。

遂于麻黄汤原方中为加生黄芪一两。服药后六脉皆出，周身得微汗，病遂愈。

麻黄汤证有兼咽喉疼者，宜将方中桂枝减半，加天花粉六钱，射干三钱。若其咽喉疼而且肿者，麻黄亦宜减半，去桂枝，再加生蒲黄三钱以消其肿。然如此加减，凉药重而表药轻，若服后过点半钟不出汗时，亦服西药阿斯必林瓦许以助其汗。若服后汗仍不出时，宜阿斯必林接续再服，以汗出为目的。若能遍体皆微见汗，则咽喉之疼肿皆愈矣。

麻黄汤证，若遇其人素有肺劳病者，宜于原方中加生怀山药、天门冬各八钱。

麻黄汤证，若遇其人素有吐血病者，虽时已愈，仍宜去桂枝，以防风二钱代之（吐血之证，最忌桂枝），再加生杭芍三钱。

**按：** 古之一两，约折为今之三钱。且将一次所煎之汤分作三剂，则一剂之中当有麻黄三钱。然又宜因时、因地、因人细为斟酌，不必定以三钱为准也。如温和之时，汗易出，少用麻黄即能出汗；严寒之时，汗难出，必多用麻黄始能出汗，此因时也。又如大江以南之人，其地气候温暖。人之生于其地者，其肌肤浅薄，麻黄至一钱即可出汗，故南方所出医书有用麻黄不过一钱之语；至黄河南北，用麻黄约可以三钱为率；至东三省人，因生长于严寒之地，其肌肤颇强厚，须于三钱之外再将麻黄加重始能得汗，此因地也。至于地无论南北，时无论寒燠，凡其人之劳碌于风尘，与长居屋中者，其肌肤之厚薄强弱原自不同，即其汗之易出不易出，或宜多用麻黄，或宜少用麻黄，原不一致，此因人也。用古人之方者，岂可胶柱鼓瑟哉？

**《伤寒论》原文：太阳与阳明合病，喘而胸满者，不可下，宜麻黄汤主之。**

**按：** 太阳与阳明合病，是太阳表证未罢，而又兼阳明之热也。其喘者，风寒由皮毛袭肺也；其胸满者，胸中大气因营卫闭塞，不能宣通而生膜胀也；其言不可下者，因阳明仍连太阳，下之则成结胸。且其胸本发满，成结胸尤易。矧其阳明之热，仅在于经，亦断无可下之理。故谆谆以不可下示戒也。仍治以麻黄汤，是开其太阳，而使阳明初生之热随汗而解也。

**按：** 证兼阳明，而仍用麻黄汤主治，在古人禀赋敦厚，淡泊寡欲，服之可以有效。今人则禀赋薄弱，嗜好日多，强半阴亏。若遇此等证时，宜以薄荷代方中桂枝。若其热稍剧，而大便实者，又宜酌加生石膏（宜生用不可煅用，理详白虎汤下）数钱，方能有效。

受业宝和按：阴亏则虚阳上浮，故桂枝之苦温者不宜，服之则转为汗后不解。

# 太阳温病麻杏甘石汤证

至于温病，在上古时，原与中风、伤寒统名之为伤寒。是以秦越人《难经》有伤寒有五之说。至仲景著《伤寒论》，知温病初得之治法，原与中风、伤寒皆不同，故于太阳篇首即明分为三项，而于温病复详细论之。此仲景之医学，较上古有进步之处也。

**《伤寒论》原文：太阳病，发热而渴，不恶寒者为温病，若发汗已身灼热者，名曰风温。风温为病，脉阴阳俱浮，自汗出，身重，多眠睡，息必鼾，语言难出。**

论温病之开端，亦冠以太阳病三字者，因温病亦必自太阳（此是足太阳非手太阳，彼谓温病入手经不入足经者，果何所据也）入也。然其化热最速，不过数小时即侵入阳明。是以不觉恶寒转发热而渴也。治之者不知其为温病，而误以热药发之，竟至汗出不解而转增其灼热。则即此不受热药之发表，可确定其名为风温矣。其脉阴阳俱浮者，象风之飘扬也；自汗出者，热随浮脉外透也；身重者，身体经热酸软也；多眠睡者，精神经热昏沉也；语言难出者，上焦有热而舌肿胀也。

**按**：风温之外，又有湿温病与伏气化热温病。而提纲中止论风温者，因湿温及伏气化热之温病，其病之起点亦恒为风所激发，故皆可以风温统之也。

**又按**：提纲中论风温之病状，详矣。而提纲之后，未列治法，后世以为憾事。及反复详细推之，乃知《伤寒论》中原有治温病之方。特因全书散佚，后经叔和编辑而错简在后耳。尝观其第六十二节云：**发汗后，不可更行桂枝汤。汗出而喘，无大热者，可与麻黄杏仁甘草石膏汤。**今取此节与温病提纲对观：则此节之所谓发汗后，即提纲之所谓若发汗也；此节之所谓喘，即提纲之所谓息必鼾也；出口息而喘者，由鼻息即鼾矣。此节之所谓无大热，即提纲之所谓身灼热也。盖其灼热犹在外表，心中仍无大热也。将此节之文与温病提纲一一比较，皆若合符节。

夫中风、伤寒、温病特立三大提纲，已并列于篇首。至其后，则于治中风、治伤寒之方首仍加提纲。以彼例此，确知此节之文原为温病之方，另加提纲无疑。即麻杏甘石汤为治温病之方无疑也。盖当仲景时，人之治温病者，犹混温病于中风、伤寒之中。于病初得时，未细审其发热不恶寒，而以温热之药发之，是以汗后不解。或见其发热不恶寒，误认为病已传里，而竟以药下之，是以百六十三节，又有**下后不可更行桂枝汤**云云。所稍异者，一在汗后，一在下后。仲景恐人见其汗出再误认为桂枝证，故切戒其不可更行桂枝汤，而宜治以麻杏甘石汤。盖伤寒定例：**凡各经病证误服他药后，其原病犹在者，仍可投以正治之原方，是以百零三节云，凡柴胡汤病症而下之，若柴胡证不罢者复与小柴胡汤。**以此例彼，知麻杏甘石汤为救温病误治之方，实即治温病初得之主方。

而欲用此方于今日，须将古之分量稍有变通。


### 麻黄杏仁甘草石膏汤原方

**麻黄**四两去节　**杏仁**五十个去皮尖　**甘草**二两　**石膏**八两碎绵裹

上四味，以水七升，先煮麻黄减二升，去上沫，纳诸药，煮取二升，去渣，温服一升。

**方中之义**：用麻黄协杏仁以定喘，伍以石膏以退热，热退其汗自止也。复加甘草者，取其甘缓之性，能调和麻黄、石膏，使其凉热之力溶和无间以相助成功，是以奏效甚捷也。

**按**：此方原治温病之汗出无大热者。若其证非汗出且热稍重者，用此方时，原宜因证为之变通。是以愚用此方时，石膏之份量恒为麻黄之十倍：或麻黄一钱，石膏一两；或麻黄钱半，石膏两半。遇有不出汗者，恐麻黄少用不致汗，服药后可服西药阿斯必林瓦许以助其汗。若遇热重者，石膏又可多用。曾治白喉证及烂喉痧证（烂喉痧证必兼温病，白喉证亦多微兼外感），麻黄用一钱，石膏恒重至二两。喉证最忌麻黄，而能多用石膏以辅弼之，则不惟不忌，转能藉麻黄之力立见奇功也。

至于肺病之起点，恒有因感受风温，其风邪稽留肺中、化热铄肺，有时肺中作痒，即连连喘嗽者，亦宜投以此汤，清其久蕴之风邪。连服数剂，其肺中不作痒，嗽喘自能减轻。再徐治以润肺清火利痰之剂，而肺病可除矣。

盖此麻杏甘石汤之用处甚广，凡新受、外感作喘嗽，及头疼、齿疼、两腮肿疼，其病因由于外感风热者皆可用之。惟方中药品之份量，宜因证变通耳。

**附记**：

北平大陆银行理事林农孙，年近五旬，因受风温，虽经医治愈，而肺中余热未清，致肺阴烁耗，酿成肺病，屡经医治无效。其脉一息五至，浮沉皆有力。自言喉连肺际，若觉痒则咳嗽顿发。剧时连嗽数十声，周身汗出，必吐出若干稠痰其嗽始止。问其心中，常觉发热。大便燥甚，四五日一行。

因悟其肺际作痒，即顿发咳嗽者，必其从前病时，风邪由皮毛袭入肺中者，至今犹未尽除也。因其肺中风热相助为虐，宜以麻黄祛其风，石膏清其热。

遂为开麻杏甘石汤方，麻黄用钱半，生石膏用两半，杏仁三钱，甘草二钱，煎服一剂，咳嗽顿愈。

诊其脉，仍有力。又为开善后之方。用生山药一两，北沙参、天花粉、天冬各五钱，川贝、射干、苏子、甘草各二钱。嘱其多服数剂，肺病可从此除根。

后阅旬日，愚又赴北平，林农孙又求诊视，言先生去后，余服所开善后方，肺痒咳嗽仍然反复，遂仍服第一次方，至今已连服十剂，心中热已退，仍分毫不觉药凉，肺痒咳嗽皆愈，且饮食增加，大便亦不甚干燥。

闻其所言，诚出愚意料之外也。再诊其脉，已不数，仍似有力。

遂将方中麻黄改用一钱，石膏改用一两，杏仁改用二钱，又加生怀山药六钱，俾煎汤接续服之。若服之稍觉凉时，即速停止。

后连服七八剂，似稍觉凉，遂停服，肺病从此竟愈。

**按**：治肺劳投以麻黄杏仁甘草石膏汤，且用至二十余剂，竟将肺劳治愈，未免令阅者生疑。然此中固有精细之理由在也。盖肺病之所以难愈者，为治之者但治其目前所现之证，而不深究其病因也，如此证原以外感受风成肺劳，且其肺中作痒，犹有风邪存留肺中。且为日既久，则为锢闭难出之风邪，非麻黄不能开发其锢闭之深。惟其性偏于热，于肺中蕴有实热者不宜。

而重用生石膏以辅弼之，既可解麻黄之热，更可清肺中久蕴之热，以治肺热有风劳嗽者，原为正治之方。故服之立时见功。

至于此药，必久服始能拔除病根。且久服麻黄、石膏而无流弊者，此中又有理由在：盖深入久锢之风邪，非屡次发之不能透，而伍以多量之石膏以为之反佐，俾麻黄之力惟旋转于肺脏之中，不至直达于表而为汗。此麻黄久服无弊之原因也。至石膏，性虽寒凉，然其质重气轻。煎入汤剂，毫无汁浆（无汁浆即是无质）。其轻而且凉之气，尽随麻黄发表之力外出，不复留中而伤脾胃。此石膏久服无弊之原因也。所遇之证，非如此治法不愈，用药即不得不如此也。

# 太阳病大青龙汤证

（附：脉微弱汗出恶风及筋惕肉瞤治法）

有太阳中风之脉，兼见太阳伤寒之脉者，大青龙汤所主之证是也。

其三十八节原文提纲云：太阳中风，脉浮紧，发热恶寒，身疼痛，不汗出而烦躁者，大青龙汤主之。若脉微弱，汗出恶风者，不可服之。服之则厥逆，筋惕肉瞤，此为逆也。

**大青龙汤方**

**麻黄**六两去节　　**桂枝**二两去皮　　**甘草**二两炙　　**杏仁**五十个去皮尖
**生姜**三两切　　**大枣**十二枚擘　　**石膏**如鸡子大碎（如鸡子大当有今之三两）

上七味，以水九升，先煮麻黄减二升，去上沫，纳诸药，煮取三升，去滓，温服一升，取微似汗，汗出多者，温粉扑之。

一服汗者，停后服，汗多亡阳遂虚，恶风、烦躁、不得眠也。

**按**：此大青龙汤所主之证，原系胸中先有蕴热，又为风寒锢其外表，致其胸中之蕴热有蓄极外越之势。而其锢闭之风寒，而犹恐芍药苦降酸敛之性，似于发汗不宜。而代以石膏，且多用之以厚其力。其辛散凉润之性，既能助麻、桂达表，又善化胸中蕴蓄之热为汗，随麻、桂透表而出也，为有云腾致雨之象，是以名为大青龙也。

至于脉微弱，汗出恶风者，原系胸中大气虚损，不能固摄卫气。即使有热，亦是虚阳外浮。若误投以大青龙汤，人必至虚者益虚。其人之元阳因气分虚极而欲脱，遂致肝风萌动而筋惕肉瞤也。

夫大青龙汤既不可用，遇此证者自当另有治法，拟用生黄芪、生杭芍各五钱，麻黄钱半，煎汤一次服下，此用麻黄以逐其外感，黄芪以补其气虚，芍药以清其虚热也。为方中有黄芪以补助气分，故麻黄仍可少用也。若其人已误服大青龙汤，而大汗亡阳，筋惕肉瞤者，宜去方中麻黄加净萸肉一两。

**其三十九节原文云：伤寒，脉浮缓，身不疼但重，乍有轻时，无少阴证者，大青龙汤发之。**

细思此节之文，知所言之证原系温病。而节首冠以伤寒二字者，因中风、温病在本书之定例，均可名为伤寒也。凡外感之脉多浮，以其多兼中风也。前节言伤寒脉浮紧，是所中者为栗烈之寒风，是中风兼伤寒也。后节言伤寒脉浮缓，知所中者非栗烈之寒风，当为柔和之温风。既中柔和之温风，则即成风温矣。

是以病为伤寒，必胸中烦躁而后可用石膏；至温病，其胸中不烦躁，亦恒可用石膏。且其身不疼但重，伤寒第六节温病提纲中，原明言身重。此明征也。况其证乍有轻时，若在伤寒，必不复重用石膏。惟温病虽有轻时，亦可重用石膏。

又，伤寒初得，有少阴证；若温病，则始终无少阴证（少阴证有寒有热，此言列少阴证，指少阴之寒证而言，少阴寒证断不可用大青龙汤，至少阴证，原为伏气化热窜入少阴，虽在初得亦可治以大青龙汤，此又不可不知）。此尤不为伤寒而为温病之明证也。由此观之，是此节原为治温病者说法，欲其急清燥热以存真阴为先务也。至愚用此方治温病时，恒以薄荷代方中桂枝，尤为稳妥。

凡发汗所用之药，其或凉或热，贵与病适宜。其初得病寒者，宜用热药发其汗；初得病热者，宜用凉药发其汗。如大青龙汤证，若投以麻黄汤则以热济热，恒不能出汗。即或出汗，其病不惟不解，转益增烦躁。惟于麻、桂汤中去芍药，重加石膏多于麻桂数倍，其凉润轻散之性，与胸中之烦躁化合，自能作汗。矧有麻黄之善透表者以助之，故服后覆杯之顷，即可周身得汗也。

曾治一人，冬日得伤寒证，胸中异常烦躁。医者不识为大青龙汤证，竟投以麻黄汤。服后分毫无汗，胸中烦躁益甚，自觉屋隘莫能容。诊其脉，洪滑而浮。

治以大青龙汤，为加天花粉八钱。服后五分钟，周身汗出如洗，病若失。

**或问**：服桂枝汤者，宜微似有汗，不可令如水流漓，病必不除；服麻黄汤者，覆取微似汗，知亦不可令汗如水流漓也。今于大青龙汤中加花粉，服汤后竟汗出如洗而病若失者何也？

**答曰**：善哉问也！此中原有妙理，非此问莫能发之。凡伤寒、温病，皆忌伤其阴分，桂枝汤证与麻黄汤证，禁过发汗者，恐伤其阴分也。至大青龙汤证，其胸中蕴有燥热，得重量之石膏则化合而为汗，其燥热愈深者，化合之汗愈多，非尽量透发于外，其燥热即不能彻底清肃。是以此等汗不出则已，出则如时雨沛然，莫可遏抑。盖麻黄、桂枝等汤，皆用药以祛病。得微汗则药力即能胜病，是以无事过汗，以伤阴分。至大青龙汤乃合麻、桂为一方，又去芍药之酸收，益以石膏之辛凉，其与胸中所蕴之燥热化合，犹如冶红之铁，沃之以水，其热气自然蓬勃四达，此乃调燮其阴阳，听其自汗。此中精微之理，与服桂枝、麻黄两汤不可过汗者，迥不侔也。

**或问：**大青龙汤证，当病之初得，何以胸中即蕴此大热？

**答曰：**此伤寒中伏气化热证也（温病中有伏气化热，伤寒中有伏气化热）。因从前所受外寒甚轻，不能遽病，惟伏藏于三焦脂膜之中，阻塞升降之气化，久而化热。后又因薄受外感之激动，其热陡发，窜入胸中空旷之府，不汗出而烦躁。夫胸中原为太阳之府（胸中及膀胱皆为太阳之府，其理详六经总论中）。为其犹在太阳，是以其热虽甚，而仍可汗解也。

# 太阳病小青龙汤证

## （附：自拟从龙汤方）

《伤寒论》大青龙汤后，又有小青龙汤以辅大青龙汤所不逮。盖大青龙汤为发汗所用，如龙之乘云而致雨；小青龙汤为涤饮所用，如龙之率水以归海。故其汤皆可以青龙名。今于论大青龙汤后，更进而论小青龙汤。

《伤寒论》原文：**伤寒表不解，心下有水气。干呕，发热而**

咳，或渴，或利，或噎，或小便不利、少腹满，或喘者，小青龙汤主之。

水散为气，气可复凝为水。心下不曰停水，而曰有水气，此乃饮水所化之留饮，形虽似水而有黏滞之性，又与外感互相胶漆，是以有以下种种诸病也。**干呕者**，水气黏滞于胃口也；**发热者**，水气变为寒饮，迫心肺之阳外越也；**咳者**，水气浸入肺中也；**渴者**，水气不能化津液上潮也；**利者**，水气溜入大肠作泻也；**噎者**，水气变为寒痰梗塞咽喉也；**小便不利、少腹满者**，水气凝结膨胀于下焦也；**喘者**，肺中分支细管皆为水气所弥漫也。

### 小青龙汤原方

**麻黄**三两去节　**桂枝**三两去皮　**芍药**三两　**五味子**半升　**干姜**三两切　**甘草**三两炙　**细辛**三两　**半夏**半升汤洗

上八味，以水一斗，先煮麻黄，减二升，去上沫，纳诸药，煮取三升，去滓，温服一升。若微利者，去麻黄，加荛花如鸡子大，熬（炒也）令赤色；若渴者，去半夏加栝蒌根三两；若噎者，去麻黄加附子一枚炮；若小便不利少腹满者，去麻黄加茯苓四两；若喘者，去麻黄加杏仁半升。

按：荛花近时无用者，《金鉴》注谓系芫花之类，攻水之力甚峻，用五分可令人下数十次，当以茯苓代之。

又，噎字，注疏家多以呃逆解之，字典中原有此讲法。然观其去麻黄加附子，似按寒痰凝结梗塞咽喉解法，方与所加之药相宜。

## 后世所用小青龙汤分量

麻黄<sub>二钱</sub>　　桂枝尖<sub>二钱</sub>　　芍药<sub>三钱</sub>　　五味子<sub>钱半</sub>　　干姜<sub>一钱</sub>　　甘草<sub>钱半</sub>　　细辛<sub>一钱</sub>　　半夏<sub>二钱</sub>

煎一盅，作一次服。

喻嘉言曰：桂枝、麻黄无大小，而青龙汤有大小者，以桂枝、麻黄之变化多，而大青龙汤之变法不过于桂麻二汤之内施其化裁。故又立小青龙汤一法，散邪之功兼乎涤饮，取义：山泽小龙养成头角，乘雷雨而翻江搅海，直奔龙门之义，用以代大青龙而擅江河行水之力，立法诚大备也。昌昔谓膀胱之气流行，地气不升则天气常朗。其偶受外感，则仲景之小青龙汤一方，与大士水月光中大圆镜智无以异也。盖无形之感挟有形之痰，互为胶漆。其当胸窟宅，适在太阳经位。惟于麻黄、桂枝方中，加五味子、半夏以涤饮而收阴，干姜、细辛以散结而分解。合而用之，令药力适在痰饮绾结之处攻击片时，则无形之感从肌肤出，有形之痰从水道出，顷刻分解无余，而胸膺空旷矣。

小青龙汤所兼主诸病，喘居其末。而后世治外感痰喘者，实以小青龙汤为主方。是小青龙汤为外感中治痰饮之剂，实为理肺之剂也。肺主呼吸，其呼吸之机关在于肺叶之阖辟。其阖辟之机自如，喘病自愈。

是以陈修园谓：小青龙汤当以五味、干姜、细辛为主药，盖五味子以司肺之阖，干姜以司肺之辟，细辛以发动其阖辟活泼之机。故小青龙汤中诸药皆可加减，独此三味不可加减。

**按**：陈氏此论甚当，至其谓细辛能发动阖辟活泼之灵机，此中原有妙理。盖细辛人皆知为足少阴之药，故伤寒少阴证多用之。然其性实能引足少阴与手少阴相交。是以少阴伤寒，心肾不交而烦躁者宜用之；又有引诸药之力上达于脑。是以阴寒头疼者必用之；且其含有龙脑气味，能透发神经使之灵活，自能发动肺叶阖辟之机，使灵活也。

又邹润安谓：凡风气寒气，依于精血、津液、便溺、涕唾以为患者，并能曳而出之，使相离而不相附。审斯，则小青龙汤中之用细辛，亦所以除水气中之风寒也。

仲景之方，用五味即用干姜。诚以外感之证皆忌五味，而兼痰嗽者尤忌之，以其酸敛之力甚大，能将外感之邪锢闭肺中，永成劳嗽。惟济之以干姜至辛之味，则无碍。诚以五行之理，辛能胜酸，《内经》有明文也。徐氏《本草百种注》中论之甚详，而愚近时临证品验，则另有心得：盖五味之皮虽酸，其仁则含有辛味。以仁之辛济皮之酸，自不至因过酸生弊。是以愚治劳嗽，恒将五味捣碎入煎，少佐以射干、牛蒡诸药，即能奏效，不必定佐以干姜也。

特是医家治外感痰喘喜用麻黄。而以小青龙汤治外感之喘，转去麻黄加杏仁，恒令用者生疑。近见有彰明登诸医报而议其非者：以为既减去麻黄，将恃何者以治外感之喘乎？不知《本经》谓桂枝主上气咳逆吐吸，是桂枝原能降气定喘也。诚以喘虽由于外感，亦恒兼因元气虚损不能固摄。麻黄虽能定喘，其得力处在于泻肺，恐于元气素虚者不宜。是以不取麻黄之泻肺，但取桂枝之降肺，更加杏仁能降肺兼能利痰祛邪之品以为之辅佐，是以能稳重建功也。

《伤寒论》小青龙汤为治外感因有水气作喘之圣方。而以治后世痰喘证，似有不尽吻合之处。诚以《伤寒论》所言之水气原属凉，而后世所言之痰喘多属热也。为其属热，则借用小青龙汤原当以凉药佐之。尝观小青龙汤后诸多加法，原无加石膏之例。至《金匮》治肺胀作喘，则有小青龙加石膏汤矣。仲景当日先著《伤寒论》，后著《金匮要略》。《伤寒论》中小青龙汤无加石膏之例，是当其著《伤寒论》时犹无宜加石膏之证也。至《金匮》中载有小青龙加石膏汤，是其著《金匮》时已有宜加石膏之证也。夫仲景先著《伤寒论》，后著《金匮要略》，相隔不过十余年之间耳。而其病随气化之更变即迥有不同，况上下相隔千余年乎？

是以愚用小青龙汤以治外感痰喘，必加生石膏两许，或至一两强，方能奏效。盖如此多用石膏，不惟治外感之热，且以解方中药性之热也。为有石膏以监制麻黄，若遇脉之实者，仍宜用麻黄一钱，试举一案以征明之。

堂姊丈褚樾浓，体丰气虚，素多痰饮，薄受外感，即大喘不止，医治无效，旬日喘始愈。偶与愚言及，若甚恐惧。

愚曰：此甚易治，顾用药何如耳，《金匮》小青龙加石膏汤，为治外感痰喘之神方，辅以拙拟从龙汤，则其功愈显。若后再喘时，先服小青龙汤加石膏。若一剂喘定，继服从龙汤一两剂，其喘必不反复。若一剂喘未定，小青龙加石膏汤可服至两三剂。若犹未痊愈，继服从龙汤一两剂必能痊愈。若服小青龙加石膏汤，喘止旋又反复，再服不效者，继服从龙汤一两剂必效。遂录两方赠之，樾浓甚欣喜，如获异珍。

后用小青龙汤时，畏石膏不敢多加，虽效，实无捷效。偶因外感较重喘剧，连服小青龙两剂，每剂加生石膏三钱，喘不止而转增烦躁。急迎为诊视，其脉浮沉皆有力。

遂取原方加生石膏一两。煎汤服后，其喘立止，烦躁亦愈。

继又服从龙汤两剂以善其后。

至所谓从龙汤者，系愚新拟之方，宜用于小青龙汤后者也。

其方生龙骨、生牡蛎各一两捣碎，生杭芍五钱，清半夏、苏子各四钱，牛蒡子三钱，热者酌加生石膏数钱或至一两。

**按：** 小青龙汤以驱邪为主，从龙汤以敛正为主。至敛正之药，惟重用龙骨、牡蛎，以其但敛正气而不敛邪气也（观《伤寒论》中仲景用龙骨、牡蛎之方可知）。又加半夏、牛蒡以利痰，苏子以降气，芍药清热兼利小便，以为余邪之出路。

故先服小青龙汤病减去十之八九，即可急服从龙汤以收十全之功也。

龙骨、牡蛎，皆宜生用，而不可煅用者，诚以龙为天地间之元阳与元阴化合而成。迨至元阳飞去，所余元阴之质，即为龙骨（说详第四期药物学讲义龙骨条下）。牡蛎乃大海中水气结成，万亿相连，聚为蚝山。为其单片无孕育，故名为牡，实与龙骨同禀至阴之性以翕收为用者也。若煅之，则伤其所禀之阴气。虽其质因煅少增黏涩，而翕收之力全无。此所以龙骨、牡蛎宜生用而不可煅用也。

若遇脉象虚者，用小青龙汤及从龙汤时，皆宜加参。又宜酌加天冬，以调解参性之热。然如此佐以人参、天冬，仍有不足恃之时。

曾治一人，年近六旬，痰喘甚剧。脉则浮弱，不堪重按。其心中则颇觉烦躁。

投以小青龙汤，去麻黄，加杏仁，又加生石膏一两，野台参四钱，天冬六钱，俾煎汤一次服下。

然仍恐其脉虚不能胜药，预购生杭萸肉（药房中之山萸肉多用酒拌蒸熟令色黑，其酸敛之性大减，殊非所宜）三两，以备不时之需。

乃将药煎服后，气息顿平。阅三点钟，忽肢体颤动，遍身出汗，又似作喘，实则无气以息，心怔忡莫支。诊其脉，如水上浮麻，莫辨至数。

急将所备之萸肉急火煎数沸服下。汗止，精神稍定。又添水煮透，取浓汤一大盅服下，脉遂复常，怔忡喘息皆愈。

继于从龙汤中加萸肉一两，野台参三钱，天冬六钱，煎服两剂，痰喘不再反复。

**按**：此证为元气将脱，有危在顷刻之势。重用山萸肉即可随手奏效者，因人之脏腑，惟肝主疏泄。人之元气将脱者，恒因肝脏疏泄太过。重用萸肉以收敛之，则其疏泄之机关可使之顿停，即元气可以不脱。此愚从临证实验而得，知山萸肉救脱之力十倍于参芪也。因屡次重用之，以挽回人命于顷刻之间，因名之为回生山茱萸汤。

其人若素有肺病，常咳血者，用小青龙汤时，又当另有加减：宜去桂枝，留麻黄。又宜于加杏仁、石膏之外，再酌加天冬数钱。盖咳血及吐衄之证，最忌桂枝而不甚忌麻黄，以桂枝能助血分之热也。

忆岁在癸卯，曾设教于本县北境刘仁村，愚之外祖家也。有近族舅母刘媪，年过五旬，曾于初春感受风寒，愚为诊视。

疏方中有桂枝。服后一汗而愈。

因其方服之有效，恐其或失，粘于壁上以俟再用。

至暮春又感受风温，遂取其方自购药服之，服后遂至吐血。治以凉血降胃之药，连服数剂始愈。

# 太阳病旋覆代赭石汤证

心下停有水气，可作干呕咳喘。然水气仍属无形，不至于痞硬也。乃至伤寒，或因汗吐下伤其中焦正气，致冲气、肝气皆因中气虚损而上干，迫薄于心下作痞硬，且其外呼之气必噫而后出者，则非小青龙汤所能治矣，而必须治以旋覆代赭石汤。

《伤寒论》原文：伤寒发汗，若吐，若下，解后，心下痞硬，噫气不除者，旋覆代赭石汤主之。

**旋覆代赭石汤方**

**旋覆花**三两　　**人参**二两　　**生姜**五两切　　**代赭石**一两　　**大枣**十二枚擘　　**甘草**三两炙　　**半夏**半升洗

上七味，以水一斗，煮取六升，去滓，再煮取三升，温服一升，日三服。

人之胃气，其最重之责任在传送饮食，故以息息下行为顺。乃此证因汗吐下伤其胃气，则胃气不能下行，或更转而上逆。下焦之冲脉（为奇经八脉之一），原上隶阳明，因胃气上逆，遂至引动冲气上冲更助胃气上逆。

且平时肝气原能助胃消食，至此亦随之上逆，团结于心下，痞而且硬，阻塞呼吸之气不能上达，以致噫气不除。

噫气者，强呼其气外出之声也。此中原有痰涎与气相凝滞，故用旋覆花之逐痰水、除胁满者，降胃兼以平肝；又辅以赭石、半夏降胃即以镇冲；更伍以人参、甘草、大枣、生姜以补助胃气之虚，与平肝降胃镇冲之品相助为理，奏功自易也。

**按：**赭石之原质为铁氧化合，含有金气而兼饶重坠之力，故最善平肝、降胃、镇冲，在此方中当得健将。而只用一两，折为今之三钱，三分之则一剂中只有一钱。如此轻用，必不能见效。是以愚用此方时，轻用则六钱，重用则一两。盖如此多用，不但取其能助旋覆、半夏以平肝、降胃、镇冲也，且能助人参以辅助正气。盖人参虽善补气，而实则性兼升浮。惟藉赭石之重坠以化其升浮，则人参补益之力下行，可至涌泉。非然者但知用人参以补气，而其升浮之性转能补助逆气，而分毫不能补助正气，是用之不如不用也。

是以愚从屡次经验以来，知此方中之赭石，即少用亦当为人参之三倍也。夫当世出一书，一经翻印其分量即恒有差谬，况其几经口授、传写，至宋代始有印版，安知药味之分量分毫无差误乎？夫郭公、夏五、三豕渡河之类，古经史且不免差误，况医书乎？用古不至泥古。此以救人为宗旨，有罪我者亦甘受其责而不敢辞也。

再者为赭石为铁氧化合，宜生轧细用之，不宜煅用。若煅之，则铁氧分离（赭石原是铁矿，以火煅之铁即外出），即不堪用。且其质虽硬，实同铁锈（铁锈亦系铁氧化合）。即作丸散亦可生用，于脾胃固毫无伤损也。

又，旋覆花《本经》谓其味咸，主结气，胁下满，惊悸，除水。为其味咸，有似朴硝，故有软坚下行之功。是以有以上种种之功效。而药房所鬻者，其味甚苦，分毫无咸意。愚对于此等药，实不敢轻用以恃之奏功也。惟敝邑（盐山）武帝台汙，其地近渤海，所产旋覆花大于药房所鬻者几一倍。其味咸而且

## 太 阳 病

辛，用以平肝、降胃、开痰、利气，诚有殊效。

有姻家王姓童子，十二三岁，于晨起忽左半身手足不遂。

知其为痰瘀经络，致气血不能流通也。

时蓄有自制半夏若干，及所采武帝台旋覆花若干。先与以自制半夏，俾为末徐徐服之。服尽六两，病愈弱半。

继与以武帝台旋覆花，俾其每用二钱半，煎汤服之，日两次，旬日全愈。

盖因其味咸而兼辛，则其利痰开瘀之力当益大，是以用之有捷效也。

夫咸而兼辛之旋覆花，原为罕有之佳品。至其味微咸而不甚苦者，药房中容或有之，用之亦可奏效。若并此种旋覆花亦无之，用此方时，宜将方中旋覆花减半，多加赭石数钱。如此变通其方，亦权可奏效也。

**或问**：人之呼吸惟在肺中。旋覆代赭石汤证，其痞硬在于心下，何以妨碍呼吸至噫气不除乎？

**答曰**：肺者发动呼吸之机关也，至呼吸气之所及，非仅在于肺也。是以肺管有分支下连于心，再下则透膈连于肝，再下则由肝连于包肾之脂膜以通于胞室（胞室男女皆有）。是以女子妊子，其脐带连于胞室，而竟能母呼子亦呼，母吸子亦吸。斯非气能下达之明征乎？由斯知心下痞硬，所阻之气虽为呼吸之气，实自肺管分支下达之气也。

# 太阳病大陷胸汤证

### （附：自拟荡胸汤方）

又有痰气之凝结，不在心下而在胸中者。其凝结之痰气，填满于胸膈，至窒塞其肺中之呼吸几至停止者。此为结胸之险证，原非寻常药饵所能疗治。

《伤寒论》原文：太阳病，脉浮而动数。浮则为风，数则为热，动则为痛，数则为虚。头痛发热，微盗汗出，而反恶寒者，表未解也。医反下之，动数变迟，膈内巨痛。胃中空虚，客气动膈，短气烦躁，心中懊恼。阳气内陷，心下因硬，则为结胸。大陷胸汤主之。

脉浮，热犹在表，原当用辛凉之药发汗以解其表。乃误认为热已入里，而以药下之，其胸中大气因下而虚，则外表之风热即乘虚而入，与上焦痰水互相凝结于胸膺之间，以填塞其空旷之府，是以成结胸之证。不但觉胸中满闷异常，即肺中呼吸亦觉大有滞碍。

其提纲中既言其脉数则为热，而又言数则为虚者，盖人阴分不虚者，总有外感之热，其脉未必即数。今其热犹在表，脉之至数已数，故又因其脉数，而断其为虚也。

至于因结胸而脉变为迟者，非因下后热变为凉也。盖人之脏腑中有实在瘀积，阻塞气化之流通者，其脉恒现迟象。是以大承气汤证，其脉亦迟也。

膈内巨痛者，胸中大气与痰水凝结之气，互相撑胀而作痛，按之则其痛益甚，是以拒按也。

胃中空虚，客气动膈者，因下后胃气伤损，气化不能息息下行（胃气所以传送饮食，故以息息下行为顺），而与胃相连之冲脉（冲脉之上源与胃相连）其气遂易于上干，至鼓动膈膜而转排挤呼吸之气，使不得上升，是以短气也。

烦躁者，因表热内陷于胸中，扰乱其心君之火，故烦躁也。

怏者，上干之气欲透膈而外越，故怏也。


**大陷胸汤方**

**大黄**六两去皮　**芒硝**一升　**甘遂**一钱匕


上三味，以水六升，先煮大黄，取二升，去渣，纳芒硝，煮一两沸，纳甘遂末，温服一升，得快利，止后服。所谓一钱匕者，俾匕首作扁方形，将药末积满其上，重可至一钱耳。

结胸之证，虽填塞于胸中，异常满闷，然纯为外感之风热内陷，与胸中素蓄之水饮结成，纵有客气上干，至于动膈，然仍阻于膈而未能上达。是以若枳实、厚朴一切开气之药皆无须用，惟重用大黄、芒硝以开痰而清热。又虑大黄、芒硝之力虽猛，或难奏效于顷刻，故又少佐以甘遂，其性以攻决为用，异常迅速，与大黄、芒硝化合为方，立能清肃其空旷之府，使毫无障碍。制此方者，乃霹雳手段也。

**按**：甘遂之性，《本经》原谓其有毒。忆愚初学医时，曾遍尝诸药以求其实际。一日清晨，嚼服生甘遂一钱。阅一点钟，未觉瞑眩。忽作水泻，连连下行近十次。至巳时，吃饭如常。饭后又泻数次，所吃之饭皆泻出。由此悟得利痰之药，当推甘遂为第一。后以治痰迷心窍之疯狂，恒恃之成功，其极量可至一钱强。然非其脉大实，不敢轻投，为其性至猛烈。

是以大陷胸汤中所用之甘遂，折为今之分量，一次所服者只一分五厘，而能导引大黄、芒硝直透结胸病之中坚，俾大黄、芒硝得施其药力于瞬息万顷。此乃以之为向导，少用即可成功，原无需乎多也。

**又按：** 甘遂之性，原宜作丸散。若入汤剂，下咽即吐出。是以大陷胸汤方必将药煎成，而后纳甘遂之末于其中也。

又，甘遂之性，初服之恒可不作呕吐，如连日服即易作呕吐。若此方服初次病未尽除，而需再服者，宜加生赭石细末二钱，用此汤药送服，即可不作呕吐。

用大陷胸汤治结胸原有捷效，后世治结胸证敢用此方者，实百中无二三。一畏方中甘遂有毒；一疑提纲论脉处，原明言数则为虚，恐不堪此猛烈之剂。夫人之畏其方不敢用者，愚实难以相强，然其方固可通变也。

《伤寒论》大陷胸汤之前，原有大陷胸丸，方系大黄半斤，葶苈半升熬，杏仁半升去皮尖熬黑，芒硝半升。上四味，捣筛二味，次纳杏仁、芒硝，研如脂，和散，取如弹丸一枚，另捣甘遂末一钱匕，白蜜二合，水二升，煮取一升，温顿服之。

**按：** 此方所主之证，与大陷胸汤同。因其兼有颈强如柔痉状，故于大陷胸汤中加葶苈、杏仁，和以白蜜，连渣煮服。因其病上连颈，欲药力缓缓下行也。

今欲于大陷胸汤中减去甘遂，可将大陷胸丸中之葶苈及前治噫气不除方中之赭石，各用数钱，加于大陷胸汤中，则甘遂不用亦可奏效。

夫赭石饶有重坠之力，前已论之。至葶苈则味苦善降，性近甘遂而无毒，药力之猛烈亦远逊于甘遂。其苦降之性，能排逐溢于肺中之痰水，使之迅速下行。故可与赭石共用，以代甘遂也。

至大陷胸汤如此加减用者，若犹畏其力猛，愚又有自拟之方以代之，即拙著《衷中参西录》三期中之荡胸汤是也。处方：

**瓜蒌仁**新炒者二两捣碎　　**生赭石**二两轧细　　**苏子**六钱炒捣　　**芒硝**四钱

药共四味，将前三味用水四盅，煎汤两盅，去渣，入芒硝，融化，先温服一盅。结开、大便通下者，停后服。若其胸中结犹未开，过两点钟再温服一盅。若胸中之结已开，而大便犹未通下，且不觉转矢气者，仍可温服半盅。

**按：**此荡胸汤方不但无甘遂，并无大黄，用以代大陷胸汤莫不随手奏效。故敢笔之于书，以公诸医界也。

## 太阳病小陷胸汤证

(附：白散方)

《伤寒论》大陷胸汤后，又有小陷胸汤以治结胸之轻者。盖其证既轻，治之之方亦宜轻矣。

《伤寒论》原文：**小结胸病，正在心下。按之则痛，脉浮滑者，小陷胸汤主之。**

**按：**"心下"之处，注疏家有谓在膈上者，有谓在膈下者。以理推之，实以膈上为对。盖膈上为太阳部位，膈下则非太阳部位。且小结胸之前（百三十九节）谓：**太阳病，重发汗，而复下之。不大便五六日，舌上燥而渴，日晡所小有潮热，从心下至少腹，硬满而痛不可近者，大陷胸汤主之。**观此大陷胸汤所主之病，亦有从下之文，则知心上仍属胸中无疑义也。

## 小陷胸汤方

**黄连**一两　　**半夏**半升汤洗　　**栝蒌实**大者一枚

上三味，以水六升，先煮栝蒌，取三升，去渣，纳诸药，煮取二升，去渣，分温，三服。

此证乃心君之火炽盛，铄耗心下水饮，结为热痰（脉现滑象，是以知为热痰，若但有痰而不热，当现为濡象矣）。而表阳又随风内陷，与之互相胶漆，停滞于心下为痞满。以杜塞心下经络，俾不流通，是以按之作痛也。

为其病因由于心火炽盛，故用黄连以宁熄心火，兼以解火热之团结；又佐以半夏开痰兼能降气；栝蒌涤痰兼以清热。其药力虽远逊于大陷胸汤，而以分消心下之痞塞，自能胜任有余也。然用此方者，须将栝蒌细切，连其仁皆切碎，方能将药力煎出。

又，此证若但痰饮痞结于心下，而脉无滑热之象者，可治以拙拟荡胸汤。惟其药剂宜斟酌减轻耳。

小结胸之外，又有寒实结胸，与小结胸之因于热者迥然各异，其治法自当另商。《伤寒论》谓宜治以三物小陷胸汤，又谓白散亦可服。三物小陷胸汤《伤寒论》中未载，注疏家或疑即小陷胸汤，谓系从治之法，不知所谓从治者，如纯以热治凉，恐其格拒不受，而于纯热之中少用些些凉药为之作引也。若纯以凉治凉，是犹冰上积冰，其凝结不益坚乎！由斯知治寒实结胸，小陷胸汤断不可服，而白散可用也。爰录其方于下。

## 白散方

**桔梗**三分　　**巴豆**一分去皮心，熬黑、研如脂　　**贝母**三分

## 太 阳 病

上三味，为散，纳巴豆，更于臼中杵之，以白饮和服。强人半钱匕，羸者减半。病在膈上必吐，在膈下必利。不利，进热粥一杯。利过不止，进冷粥一杯。

**按：** 方中几分之分，当读为去声，原无分量多少。如方中桔梗、贝母各三分，巴豆一分，即桔梗、贝母之分量皆比巴豆之分量多两倍，而巴豆仅得桔梗及贝母之分量三分之一也。

巴豆味辛、性热，以攻下为用，善开冷积，是以寒实结胸当以此为主药。而佐以桔梗、贝母者，因桔梗不但能载诸药之力上行，且善开通肺中诸气管使呼吸通畅也。至贝母，为治嗽要药，而实善开胸膺之间痰气郁结。卫诗谓："陟彼阿丘，言采其虻。"朱注云：虻，贝母也。可以疗郁。是明征也。至巴豆必炒黑而后用者，因巴豆性至猛烈，炒至色黑可减其猛烈之性。然犹不敢多用。所谓半钱匕者，乃三药共和之分量，折为今之分量为一分五厘，其中巴豆之分量仅二厘强。身形羸弱者又宜少用，可谓慎之又慎也。

**按：** 白散方中桔梗、贝母，其分量之多少无甚关系，至巴豆为方中主药，所用仅二厘强，纵是药力猛烈，亦难奏效。此盖其分量传写有误也。愚曾遇有寒实结胸，但用巴豆治愈一案，爰详细录出，以征明之。

一人，年近三旬，胸中素多痰饮，平时呼吸其喉间恒有痰声。时当孟春上旬，冒寒外出，受凉太过，急急还家，即卧床上歇息。移时，呼之吃饭不应，视之有似昏睡。呼吸之间，痰声漉漉，手摇之使醒，张目不能言，自以手摩胸际，呼吸大有窒碍。

延医治之，以为痰厥，概治以痰厥诸方，皆无效。及愚视之，抚其四肢冰冷，其脉沉细欲无。

因晓其家人曰：此寒实结胸证。

非用《伤寒论》白散不可。遂急购巴豆去皮及心，炒黑捣烂，纸裹数层，压去其油（药房中名为巴豆霜，恐药房制不如法，故自制之），秤准一分五厘，开水送下。

移时，胸中有开通之声，呼吸顿形顺利，可作哼声，进米汤半碗。翌晨，又服一剂，大便通下，病大轻减，脉象已起，四肢已温，可以发言。至言从前精神昏愦，似无知觉，此时觉胸中似满闷。

遂又为开干姜、桂枝尖、人参、厚朴诸药为一方，俾多服数剂，以善其后。

如畏巴豆之猛烈不敢轻用，愚又有变通之法。试再举一案以明之。

一妇人，年近四旬，素患寒饮，平素喜服干姜、桂枝等药。时当严冬，因在冷屋察点屋中家具为时甚久，忽昏仆于地。舁诸床上，自犹能言。谓：适才觉凉气上冲，遂至昏仆。今则觉呼吸十分努力，气息始通。当速用药救我。言际，忽又昏愦，气息几断。

时愚正在其村为他家治病，急求为诊视。其脉微细若无，不足四至。询知其素日禀赋及此次得病之由。

知其为寒实结胸无疑。取药无及，急用胡椒三钱捣碎，煎两三沸，徐徐灌下，顿觉呼吸顺利，不再昏厥。

遂又为疏方，干姜、生怀山药各六钱，白术、当归各四钱，桂枝尖、半夏、甘草各三钱，厚朴、陈皮各二钱。煎服两剂，病愈十之八九。又即原方略为加减，俾多服数剂，以善其后。

谨案：有以胡椒非开结之品，何以用之而效？

为问者曰：此取其至辛之味，以救一时之急。且辛热之品，能开寒结。仲景通脉四逆汤所以加重干姜也。

又有以腹满用厚朴，胸满用枳实，此两证均系结胸，何以不用枳实而用厚朴？

为问者曰：枳实性凉，与寒实结胸不宜；厚朴性温，且能通阳，故用也。

受业张堃谨注

# 太阳病大黄黄连泻心汤证

诸陷胸汤丸及白散之外，又有泻心汤数方。虽曰泻心，实亦治胸中之病。盖陷胸诸方所治者，胸中有形之痰水为病；诸泻心汤所治之病，胸中无形之气化为病也。

《伤寒论》原文：心下痞，按之濡，其脉关上浮者，大黄黄连泻心汤主之。

### 大黄黄连泻心汤方

**大黄**二两　　**黄连**一两

上二味，以麻沸汤二升渍之须臾，绞去渣，分温再服。

人之上焦如雾。上焦者，膈上也。所谓如雾者，心阳能蒸腾上焦之湿气作云雾而化水，缘三焦脂膜以下达于膀胱也。乃今因外感之邪气深陷胸中，与心火蒸腾之气搏结于心下而作痞。

故用黄连以泻心火，用大黄以除内陷之外邪，则心下之痞者开，自能还其上焦如雾之常矣。

至于大黄、黄连不用汤煮，而俱以麻沸汤渍之者，是但取其清轻之气以治上，不欲取其重浊之汁以攻下也。

# 太阳病附子泻心汤证

### （附：自订变通方）

心下痞病，有宜并凉热之药为一方，而后能治愈者，《伤寒论》附子泻心汤所主之病是也。试再详论之。

**《伤寒论》原文：心下痞，而复恶寒汗出者，附子泻心汤主之。**

## 附子泻心汤方

**大黄**二两　　**黄连、黄芩**各一两　　**附子**一枚炮，去皮、破，另煮取汁

上四味，切前三味，以麻沸汤二升渍之须臾，绞去滓，纳附子汁。分温，再服。

**按**：附子泻心汤所主之病，其心下之痞与大黄黄连泻心汤所主之病同。因其复恶寒，且汗出，知其外卫之阳不能固摄，且知其阳分虚弱不能抗御外寒也。

夫太阳之根底在于下焦水府，故于前方中加附子以补助水府之元阳。且以大黄、黄连治上，但渍以麻沸汤，取其清轻之气易于上行也；以附子治下，则煎取浓汤，欲其重浊之汁易于下降也。是以如此寒热殊异之药，浑和为剂，而服下热不妨寒、寒不妨热，分途施治，同时奏功。此不但用药之妙具其精心，

即制方之妙亦几令人不可思议也。

**按**：附子泻心汤之方虽妙，然为其大寒大热并用，医者恒不敢轻试。而愚对于此方原有变通之法，似较平易易用。其方无他，即用黄芪以代附子也。

盖太阳之府原有二，一在膀胱、一在胸中（于六经总论中曾详言其理）。而胸中所积之大气，实与太阳外表之卫气有息息密切之关系。气原属阳，胸中大气一虚，不但外卫之气虚不能固摄，其外卫之阳，亦遂因之衰微而不能御寒，是以汗出而且恶寒也。

用黄芪以补助其胸中大气，则外卫之气固，而汗可不出；即外卫之阳亦因之壮旺，而不畏寒矣。盖用附子者，所以补助太阳下焦之府；用黄芪者，所以补助太阳上焦之府。二府之气化原互相流通也。

爰审定其方于下，以备采用：

**大黄**三钱　　**黄连**二钱　　**生箭芪**三钱

前二味，用麻沸汤渍取清汤多半盅。后一味，煮取浓汤少半盅，浑和作一次温服。

**或问**：凡人脏腑有瘀，恒忌服补药，因补之则所瘀者益锢闭也。今此证既心下瘀而作痞，何以复用黄芪以易附子乎？

**答曰**：凡用药开瘀，将药服下，必其脏腑之气化能运行，其破药之力始能奏效。若但知重用破药以破瘀，恒有将其气分破伤而瘀转不开者。是以人之有瘀者，固忌服补气之药。而补气之药若与开破之药同用，则补气之药转能助开破之药，俾所瘀者速消。

# 太阳病炙甘草汤证

陷胸、泻心诸方，大抵皆治外感之实证。乃有其证虽属外感，而其人内亏实甚者，则《伤寒论》中炙甘草汤所主之证是也。

**《伤寒论》原文：伤寒，脉结代，心动悸，炙甘草汤主之。**

脉之跳动，偶有止时。其止无定数者为结，言其脉结而不行，是以中止也；止有定数者曰代，言其脉至此即少一跳动，必需他脉代之也。二脉虽皆为特别病脉，然实有轻重之分。盖结脉止无定数，不过其脉偶阻于气血凝滞之处，而有时一止，是以为病犹轻；至代脉则止有定数，是脏腑中有一脏之气内亏，不能外达于脉之部位，是以为病甚重也。其心动悸者，正其结代脉之所由来也。

## 炙甘草汤方

甘草<sub>四两炙</sub> 生姜<sub>三两切</sub> 桂枝<sub>三两去皮</sub> 人参<sub>二两</sub> 生地黄<sub>一斤</sub>
阿胶<sub>二两</sub> 麦门冬<sub>半升</sub> 麻子仁<sub>半升</sub> 大枣<sub>三十枚擘</sub>

上九味，以清酒七升，水八升，先煮八味，取三升，去滓，纳胶，烊化消尽，温服一升，日三服。一名复脉汤。

**按**：炙甘草汤之用意甚深。而注疏家则谓：方中多用富有汁浆之药，为其心血亏少，是以心中动悸以致脉象结代。故重用富有汁浆之药，以滋补心血，为此方中之宗旨。不知如此以论此方，则浅之乎视此方矣。

试观方中诸药，惟生地黄（即干地黄）重用一斤。地黄原补肾药也，惟当时无熟地黄，多用又恐其失于寒凉，故煮之以酒七升、水八升。且酒水共十五升，而煮之减去十二升，是酒性原热，而又复久煮，欲变生地黄之凉性为温性者，欲其温补肾脏也。

盖脉之跳动在心，而脉之所以跳动有力者，实赖肾气上升与心气相济。是以伤寒少阴病，因肾为病伤，遏抑肾中气化不能上与心交，无论其病为凉为热，而脉皆微弱无力，是明征也。

由斯观之，是炙甘草汤之用意，原以补助肾中之气化，俾其壮旺上升，与心中之气化相济救为要着也，至其滋补心血，则犹方中兼治之副作用也，犹此方中所缓图者也。

又，方中人参原能助心脉跳动，实为方中要药。而只用二两，折为今之六钱，再三分之一，剂中止有人参二钱，此恐分量有误。拟加倍为四钱，则奏效当速也。然人参必用党参，而不用辽参，盖辽参有热性也。

又，脉象结代而兼有阳明实热者，但治以炙甘草汤恐难奏功。宜借用白虎加人参汤，以炙甘草汤中生地黄代方中知母，生怀山药代方中粳米。

曾治一叟，年近六旬，得伤寒证，四五日间表里大热。其脉象洪而不实，现有代象。舌苔白而微黄，大便数日未行。

为疏方：用生石膏三两，大生地一两，野台参四钱，生怀山药六钱，甘草三钱，煎汤三盅，分三次温饮下，将三次服完，脉已不代，热退强半，大便犹未通下。

遂即原方减去石膏五钱，加天冬八钱，仍如从前煎服，病遂痊愈。

又，炙甘草汤虽结代之脉并治，然因结轻代重，故其制方之时注重于代，纯用补药。至结脉，恒有不宜纯用补药，宜少加开通之药，始与病相宜者。

近曾在津治一钱姓壮年，为外洋饭店经理，得伤寒证，三四日间延为诊视：其脉象洪滑甚实，或七八动一止，或十余动一止，其止皆在左部。询其得病之由，知系未病之前曾怒动肝火，继又出门感寒，遂得斯病。

因此知其左脉之结，乃肝气之不舒也，为疏方。

仍白虎加人参汤加减：生石膏细末四两，知母八钱，以生山药代粳米用六钱，野台参四钱，甘草三钱，外加生莱菔子四钱捣碎，煎汤三盅，分三次温服下。

结脉虽除，而脉象仍有余热。遂即原方将石膏减去一两，人参、莱菔子各减一钱，仍如前煎服。其大便从前四日未通，将药三次服完后，大便通下，病遂痊愈。

**按**：此次所用之方中不以生地黄代知母者，因地黄之性与莱菔子不相宜也。

又，愚治寒温证，不轻用降下之品。其人虽热入阳明之府，若无大便燥硬、欲下不下之实征，亦恒投以大剂白虎汤清其热。热清，大便恒自通下。是以愚日日临证，白虎汤实为常用之品，承气汤恒终岁不一用也。

又治一叟，年过六旬，大便下血。医治三十余日，病益进，日下血十余次，且多血块，精神昏愦，延为诊视：其脉洪实异

## 太 阳 病

常，至数不数，惟右部有止时，其止无定数，乃结脉也。其舌苔纯黑。

知系外感大实之证。从前医者但知治其便血，不知治其外感实热，可异也。

投以白虎加人参汤，方中生石膏重用四两。为其下血日久，又用生山药一两以代方中粳米，取其能滋阴补肾，兼能固元气也。煎汤三盅，分三次温服下，每次送服广三七细末一钱。

如此日服一剂，两日血止。大便犹日行数次，脉象之洪实大减，而其结益甚，且腹中觉胀。询其病因，知得于恼怒之后。

遂改用生莱菔子五钱，而佐以白芍、滑石、天花粉、甘草诸药（外用鲜白茅根切碎四两，煮三四沸，取其汤以代水煎药）。服一剂，胀消，脉之至数调匀，毫无结象而仍然有力，大便滑泻已减半。

再投以拙拟滋阴清燥汤（方系生怀山药、滑石各一两，生杭芍六钱，甘草三钱），一剂泻止，脉亦和平。

观上所录二案，知结脉现象未必皆属内亏，恒有因气分不舒，理其气即可愈者。

又有脉非结代，而若现雀啄之象者，此亦气分有所阻隔也。

曾治一少妇，素日多病，于孟春中旬得伤寒。四五日，表里俱壮热。其舌苔白而中心微黄，毫无津液。脉搏近六至，重按有力，或十余动之后，或二十余动之后，恒现有雀啄之象，有如雀之啄粟，恒连二三啄也。其呼吸外出之时，恒似有所龃龉而不能畅舒。

细问病因，知其平日司家中出入账目，其姑察账甚严。未病之先，因账有差误，曾被责斥。由此知：其气息不顺及脉象之雀啄，其原因皆由此也。问其大便，自病后未行。

遂仍治以前案钱姓方，将生石膏减去一两。为其津液亏损，为加天花粉八钱，亦煎汤三盅，分三次温服下。

脉象已近和平，至数调匀如常，呼吸亦顺，惟大便犹未通下。改用滋阴润燥清火之品，服两剂大便通下全愈。

# 太阳病桃核承气汤证

以上所论伤寒太阳篇，诸方虽不一致，大抵皆治太阳在经之病者也。至治太阳在府之病，其方原无多。而治太阳府病之至剧者，则桃核承气汤是也。试再进而详论之。

《伤寒论》原文：太阳病不解，热结膀胱，其人如狂。血自下，下者愈。其外不解者，尚未可攻，当先解其外。外解已，但少腹急结者，乃可攻之，宜桃核承气汤。

**桃核承气汤方**

桃仁五十个去皮尖　　桂枝二两去皮　　大黄四两去皮　　芒硝二两　甘草二两炙

上五味，以水七升，煮取二升半，去滓，纳芒硝，更上火微沸，下火，先食温服五合，日三服。当微利。

此证乃外感之热，循三焦脂膜下降，结于膀胱。膀胱上与胞室之脂膜相连，其热上蒸，以致胞室亦蕴有实热，血蓄而不行。且其热由任脉上窜，扰乱神明，是以其人如狂也。然病机之变化无穷，若其胞室之血蓄极而自下，其热即可随血而下，

## 太 阳 病

是以其病可愈；若其血蓄不能自下，且有欲下不下之势，此非攻之使下不可。唯其外表未解，或因下后而外感之热复内陷，故又宜先解其外表，而后可攻下也。

大黄味苦、气香、性凉，原能开气破血，为攻下之品。然无专入血分之药以引之，则其破血之力仍不专。方中用桃仁者，取其能引大黄之力专入血分以破血也。徐灵胎云：桃花得三月春和之气以生，而花色鲜明似血，故凡血郁血结之疾，不能自调和畅达者，桃仁能入其中而和之、散之。然其生血之功少，而去瘀之功多者，何也？盖桃核本非血类，故不能有所补益。若瘀血，皆已败之血，非生气不能流通。桃之生气在于仁，而味苦又能开泄，故能逐旧而不伤新也。至方中又用桂枝者，亦因其善引诸药入血分。且能引诸药上行，以清上焦血分之热。则神明自安，而如狂者可愈也。

特是用桃核承气汤时，又须细加斟酌。其人若素日少腹恒觉膜胀，至此因外感之激发，而膜胀益甚者，当防其有瘀血。若误用桃核承气汤下之，则所下者，必紫色成块之血，其人血下之后，十中难救一二。若临证至不得已、必须用桃核承气汤时，须将此事说明，以免病家之误会也。

**按**：热结膀胱之证，不必皆累及胞室蓄血也。人有病在太阳旬余不解，午前稍轻，午后则肢体酸懒，头目昏沉，身似灼热，转畏寒凉，舌苔纯白，小便赤涩者，此但热结膀胱，而胞室未尝蓄血也。此当治以经府双解之剂。宜用鲜白茅根切细二两，滑石一两，共煮五六沸，取清汤一大盅，送服西药阿斯必林瓦许。周身得汗，小便必然通利，而太阳之表里俱清矣。

# 太阳、阳明合病桂枝加葛根汤证

伤寒之传经，自太阳而阳明。然二经之病恒互相连带，不能划然分为两界也。是以太阳之病有兼阳明者，此乃太阳入阳明之渐也，桂枝加葛根汤所主之病是也。

《伤寒论》原文：太阳病，项背强几几，反汗出恶风者，桂枝加葛根汤主之。

**桂枝加葛根汤方**

**桂枝**三两去皮　　**芍药**三两　　**甘草**二两炙　　**生姜**三两切　　**大枣**十二枚擘　　**葛根**四两

上六味，以水七升，纳诸药，煮取三升，去滓，温服一升，不须啜粥，余如桂枝法将息及禁忌。

王和安曰：手阳明经，根于大肠，出络胃，外出肩背，合于督脉。其气由大肠、胃外之油膜吸水所化，循本经上出肩背。——葛根纯为膜丝管之组织，性善吸水，入土最深，能吸引土下黄泉之水，化气结脂，上升于长藤支络，最与阳明经性切合。气味轻清，尤善解热。故元人张元素谓为阳明仙药也。此方以桂枝汤治太阳中风之本病，加葛根以清解阳明经之兼病，使兼及阳明经之郁热化为清阳，仍以姜、桂之力引之，从太阳所司之营卫而出。至葛根之分量用之独重者，所以监制姜、桂之热，不使为弊也。不须啜粥者，以葛根养液无须谷力之助也。

伤寒之病，手经、足经皆有。因手、足之经原相毗连，不能为之分清。是以仲景著书，只浑言某经，未尝确定其为手、为足也。愚于第一课首节中，曾详论之。王氏注解此方，以手经立论，原《伤寒论》中当有之义，勿讶其为特创别说也。

张拱端曰：太阳之经连风府，上头项，挟脊，抵腰，至足，循身之背。本论论太阳经病约有三样，一头痛，二项强，三背几几。头、项、背三处，一脉相贯，故又有头项强痛，项背强几几之互词。以太阳之经脉，置行于背而上于头，故不限于一处也。读者须知上节止言头痛，是经病之轻证；此节项背强几几，则经脉所受之邪较重。《内经》云："邪入于输，腰脊乃强。"今邪入于太阳之经输，致使项背强几几。察其邪入之路，从风池而入，上不干于脑，而下干于背，故头不痛而项背强也。又据汗出，恶风证，是邪不独入经输，且入肌肉。故用桂枝汤以解肌，加葛根以达经输，而疗项背几几之病也。

**愚按：** 太阳主皮毛，阳明主肌肉，人身之筋，络于肌肉之中。为其热在肌肉，筋被热铄，有拘挛之意。有似短羽之鸟，伸颈难于飞举之状，故以几几者状之也。

至葛根，性善醒酒（葛花尤良，古有葛花解醒汤），其凉而能散可知。且其能鼓胃中津液上潮，以止消渴。若用以治阳明之病，是藉阳明府中之气化，以逐阳明在经之邪也。是以其奏效自易也。

# 太阳、阳明合病葛根汤证

桂枝加葛根汤是治太阳兼阳明之有汗者。至太阳兼阳明之无汗者，《伤寒论》又另有治法矣。其方即葛根汤是也。

《伤寒论》原文：太阳病，项背强几几，无汗，恶风者，葛根汤主之。

**葛根汤方**

**葛根**四两　**麻黄**三两去节　**桂枝**二两去皮　**芍药**二两　**甘草**二两炙　**生姜**三两切　**大枣**十二枚擘

上七味咬咀，以水一斗，先煮麻黄、葛根减六升，去沫，纳诸药，煎取三升，去滓，温服一升。覆取微似汗，不须啜粥。余如桂枝汤法将息及禁忌。

陈古愚曰：桂枝加葛根汤与此汤，俱治太阳经输之病。太阳之经输在背，经云："邪入于输，腰脊乃强。"师于二方皆云治项背几几。几几者，小鸟羽短，欲飞不能飞，而伸颈之象也。但前方治汗出，是邪从肌腠而入输，故主桂枝；此方治无汗，是邪从肤表而入输，故主麻黄。然邪既入输，肌腠亦病。方中取桂枝汤全方加葛根、麻黄，亦肌表两解之治，与桂枝二麻黄一汤同意而用却不同。微乎，微乎！

# 阳　明　病

## 阳明病葛根黄芩黄连汤证
### （附：自订滋阴宣解汤方）

上所论二方，皆治太阳与阳明合病之方也，乃有其病原属太阳，误治之后，而又纯属阳明者，葛根黄芩黄连汤所主之病是也。

《伤寒论》原文：太阳病，桂枝证，医反下之，利遂不止。脉促者，表未解也；喘而汗出者，葛根黄芩黄连汤主之。

**葛根黄芩黄连汤方**

**葛根**半斤　　**甘草**二两炙　　**黄芩**三两　　**黄连**三两

上四味，以水八升，先煮葛根减二升，纳诸药，煮取二升，去渣，分温再服。

促脉与结、代之脉皆不同。注疏诸家多谓：脉动速，时一止者曰促。夫促脉虽多见于速脉之中，而实非止也。譬如人之行路，行行且止，少停一步复行，是结、代也。又譬如人之奔驰，急急速走，路中偶遇不平，足下恒因有所龃龉，改其步武，而仍然奔驰不止，此促脉也。是以促脉多见于速脉中也。凡此等脉，多因外感之热内陷，促其脉之跳动加速，致脉管有所拥挤，偶现此象，名之为促，若有人催促之使然也。

故方中重用芩、连，化其下陷之热。而即用葛根之清轻透表者，引其化而欲散之热尽达于外，则表里俱清矣。且喘为肺病，汗为心液。下陷之热既促脉之跳动改其常度，复迫心肺之阳外越，喘而且汗。由斯知方中芩、连，不但取其能清外感内陷之热，并善清心肺之热，而汗喘自愈也。况黄连性能厚肠，又为治下利之要药乎？

若服药后，又有余热利不止者，宜治以拙拟**滋阴宣解汤**（方载三期五卷，系滑石、山药各一两，杭芍六钱，甘草三钱，连翘三钱，蝉蜕去足土三钱）。

陆九芝曰：温热之与伤寒所异者，伤寒恶寒，温热不恶寒耳。恶寒为太阳主证，不恶寒为阳明主证。仲景于此，分之最严。恶寒而无汗用麻黄，恶寒而有汗用桂枝，不恶寒而有汗且恶热者用葛根。阳明之葛根，即太阳之桂枝也，所以达表也。葛根黄芩黄连汤中之芩、连，即桂枝汤中之芍药也，所以安里也。桂枝协麻黄治恶寒之伤寒，葛根协芩、连治不恶寒之温热。其方为伤寒、温热之分途，任后人审其病之为寒为热而分用之。尤重在芩、连之苦，不独可降可泻，且合苦以坚之之义：坚毛窍可以止汗，坚肠胃可以止利，所以葛根黄芩黄连汤又有下利不止之治。一方而表里兼清，此则药借病用，本不专为下利设也。乃后人视此方若舍下利一证外，更无他用者，何也？

**按**：用此方为阳明温热发表之药可为特识。然葛根发表力甚微，若遇证之无汗者，当加薄荷叶三钱，始能透表出汗。试观葛根汤治项背强几几，无汗恶风者，必佐以麻、桂可知也。当仲景时薄荷尚未入药，前曾论之。究之，清轻解肌之品，最宜于阳明经病之发表，且于温病初得者，不仅薄荷，若连翘、蝉蜕，其性皆与薄荷相近。

而当仲景时，于连翘止知用其根（即连轺赤小豆汤中之连轺）以利小便，而犹不知用连翘以发表。至于古人用蝉，但知用蚱蝉，是连其全身用之，而不知用其蜕有皮以达皮之妙也。

盖连翘若单用一两，能于十二小时中使周身不断微汗，若止用二三钱于有薄荷剂中，亦可使薄荷发汗之力绵长。至蝉蜕，若单用三钱煎服，分毫不觉有发表之力即可周身得微汗，且与连翘又皆为清表温疹之妙品，以辅佐薄荷奏功，故因论薄荷而连类及之也。

# 深研白虎汤之功用

上所论有葛根诸方，皆治阳明在经之病者也。至阳明在府之病，又当另议治法，其治之主要，自当以白虎汤为称首也。

《伤寒论》原文：**伤寒，脉浮滑，此表有热，里有寒，白虎汤主之**（此节载太阳篇）。

**按**：此脉象浮而且滑。夫滑则为热入里矣。乃滑而兼浮，是其热未尽入里，半在阳明之府，半在阳明之经也。在经为表，在府为里，故曰：表有热，里有寒。《内经》谓：热病者，皆伤寒之类也。又谓：人之伤于寒也，则为病热。此所谓里有寒者，盖谓伤寒之热邪已入里也。陈氏之解原如斯，愚则亦以为然。至他注疏家有谓：此"寒热"二字，宜上下互易，当作外有寒里有热者。然其脉象既现浮滑，其外表断不至恶寒也。

有谓此"寒"字当系"痰"之误，因痰、寒二音相近，且脉滑亦为有痰之征也。然在寒温，其脉有滑象，原主阳明之热已实，且足征病者气血素充，治亦易愈。若因其脉滑，而以为有痰，则白虎汤岂为治痰之剂乎？

《伤寒论》原文：**三阳合病，腹满身重，难以转侧。口不仁，面垢，谵语，遗尿。发汗则谵语；下之则额上生汗，手足逆冷。若自汗出者，白虎汤主之**（此节载阳明篇）。

**按**：证为三阳合病，乃阳明外连太阳、内连少阳也。由此知三阳会合，以阳明为中间。三阳之病会合，即以阳明之病为中坚也。是以其主病之方，仍为白虎汤，势若帅师以攻敌，以全力捣其中坚，而其余者自瓦解。

《伤寒论》原文：**伤寒，脉滑而厥者，里有热，白虎汤主之**

（此节载厥阴篇）。

**按**：脉滑者阳明之热传入厥阴也。其脉滑而四肢厥逆者，因肝主疏泄。此证乃阳明传来之热郁于肝中，致肝失其所司，而不能疏泄，是以热深厥亦深也。治以白虎汤，热消而厥自回矣。

**或问**：伤寒传经之次第，原自阳明而少阳，三传而后至厥阴。今言阳明之热传入厥阴，将勿与经旨有背谬乎？

**答曰**：白虎汤原为治阳明实热之正药，其证非阳明之实热者，仲景必不用白虎汤。此盖因阳明在经之热，不传于府（若入府则不他传矣）而传于少阳，由少阳而为腑脏之相传（如由太阳传少阴，即脏腑相传，《伤寒论》少阴篇：麻黄附子细辛汤所主之病是也），则肝中传入阳明实热矣。究之，此等证，其左右两关必皆现有实热之象。盖此阳明在经之热，虽由少阳以入厥阴，必仍有余热入于阳明之府，俾其府亦蕴有实热，故可放胆投以白虎汤，而于胃府无损也。

**白虎汤方**

知母六两　　石膏一斤打碎　　甘草二两炙　　粳米六合

上四味，以水一斗，煮米熟汤成，去滓，温服一升，日三服。

白虎者，西方之金神也。于时为溽暑既去，金风乍来。病喝之人当之，顿觉心地清凉，精神爽健。时序之宜人，莫可言喻。以比阳明实热之人，正当五心烦灼，毫无聊赖之际，而一饮此汤，亦直觉凉沁心脾，转瞬之间，已置身于清凉之域矣。

方中重用石膏为主药，取其辛凉之性，质重气轻，不但长于清热，且善排挤内蕴之热息息自毛孔达出也。用知母者，取其凉润滋阴之性，既可佐石膏以退热，更可防阳明热久者之耗真阴也。用甘草者，取其甘缓之性，能逗留石膏之寒凉不至下趋也。用粳米者，取其汁浆浓郁，能调石膏金石之药使之与胃相宜也。药止四味，而若此相助为理，俾猛悍之剂归于和平，任人放胆用之，以挽回人命于垂危之际，真无尚之良方也。何犹多畏之如虎而不敢轻用哉？

白虎汤所主之病，分载于太阳、阳明、厥阴篇中。惟阳明所载未言其脉象何如，似令人有未惬意之处。然即太阳篇之脉浮而滑及厥阴篇之脉滑而厥推之，其脉当为洪滑无疑。此当用白虎汤之正脉也。

故治伤寒者，临证时若见其脉象洪滑，知其阳明之府热已实，放胆投以白虎汤，必无差谬。其人将药服后，或出凉汗而愈，或不出汗其热亦可暗消于无形。

若其脉为浮滑，知其病犹连表。于方中加薄荷叶一钱，或加连翘、蝉蜕各一钱。服后须臾，即可由汗解而愈（此理参看《衷中参西录》三期五卷中寒解汤下诠解自明）。

其脉为滑而厥也，知系厥阴肝气不舒。可用白茅根煮汤，以之煎药。服后须臾，厥回，其病亦遂愈。

此愚生平经验所得，故敢确实言之，以补古书所未备也。

近世用白虎汤者，恒恪守吴氏四禁。所谓四禁者，即其所著《温病条辨》白虎汤后所列禁用白虎汤之四条也。然其四条之中，显有与经旨相反之两条。若必奉之为金科玉律，则此救颠扶危挽回人命之良方，几将置之无用之地。愚非好辩，而为救人之热肠所迫，实有不能已于言者。

吴鞠通原文：白虎汤本为达热出表，若其人脉浮弦而细者不可与也，脉沉者不可与也，不渴者不可与也，汗不出者不可与也。当须识此，勿令误也。

**按：** 前两条之不可与，原当禁用白虎汤矣。

至其第三条谓不渴者不可与也。夫用白虎汤之定例，渴者加人参；其不渴者即服白虎汤原方，无事加参可知矣。吴氏以为不渴者不可与，显与经旨相背矣。且果遵吴氏之言，其人若渴即可与以白虎汤，而亦无事加参矣，不又显与"渴者加人参"之经旨相背乎？

至其第四条谓汗不出者不可与也。夫白虎汤三见于《伤寒论》，惟阳明篇中所主之三阳合病有汗。其太阳篇所主之病及厥阴篇所主之病，皆未见有汗也。仲圣当日未见有汗即用白虎汤，而吴氏则于未见有汗者禁用白虎汤，此不又显与经旨相背乎？石膏原具有发表之性，其汗不出者不正可藉以发其汗乎？且即吴氏所定之例，必其人有汗且兼渴者始可用白虎汤。然阳明实热之证，渴而兼汗出者，十人之中不过一二人，是不几将白虎汤置之无用之地乎？

夫吴氏为清季名医，而对于白虎汤竟误设禁忌若此，彼盖未知石膏之性也。及至所著医案，曾治何姓叟，手足拘挛，因误服热药所致，每剂中用生石膏八两，服近五十日始愈，计用生石膏二十余斤。又治赵姓中焦留饮，上泛作喘，每剂药中皆重用生石膏，有一剂药中用六两、八两者，有一剂中用十二两者，有一剂中用至一斤者，共服生石膏近百斤，其病始愈。以观其《温病条辨》中，所定白虎汤之分量：生石膏止用一两，犹煎汤三杯分三次温饮下者，岂不天壤悬殊哉？盖吴氏先著《温病条辨》，后著医案，当其著条辨时，因未知石膏之性，故其用白虎汤慎重若此；至其著医案时，是已知石膏之性也，故其能放胆重用石膏若此，学问与年俱进，故不失其为名医也。

**按：** 人之所以重视白虎汤而不敢轻用者，实皆未明石膏之性也，夫自古论药之书，当以《神农本经》为称首，其次则为《名医别录》。《本经》创于开天辟地之圣神，洵堪为药性之正宗。至《别录》则成于前五代之陶弘景，乃取自汉以后及五代以前名医论药之处而集为成书，以为《本经》之辅翼（弘景曾以朱书《本经》、墨书《别录》为一书，进之梁武帝）。今即《本经》及《别录》之文而细为研究之。

《本经》石膏原文：气味辛，微寒，无毒，主治中风寒热，心下逆气，惊，喘，口干舌焦，不能息，腹中坚痛。除邪鬼。产乳，金疮。

**按：** 后世本草未有不以石膏为大寒者，独《本经》以为微寒，可为万古定论。为其微寒，是以白虎汤中用至一斤，至吴氏医案治痰饮上泛作喘，服石膏近百斤而脾胃不伤也。其言主中风者，夫中风必用发表之药，石膏既主之则性善发表可知。至其主寒热惊喘，口干舌焦，无事诠解。至其能治心下逆气、腹中坚痛，人或疑之，而临证细心品验，自可见诸事实也。

曾治一人，患春温，阳明府热已实，心下胀满异常。

投以生石膏二两，竹茹碎末五钱。煎服后顿觉药有推荡之力，胀满与温病皆愈。

又尝治一人，少腹肿疼甚剧，屡经医治无效，诊其脉沉洪有力。

投以生石膏三两，旱三七二钱（研细冲服），生蒲黄三钱，煎服两剂痊愈。

此证即西人所谓盲肠炎也，西人恒视之为危险难治之病，而放胆重用生石膏即可随手奏效。

至谓其除邪鬼者，谓能治寒温实热证之妄言妄见也。治产乳者，此"乳"字当作"生"字解（注疏家多以乳字作乳汁解者，非也）。谓妇人当生产之后偶患寒温实热，亦不妨用石膏。即《金匮》谓：妇人乳中虚，烦乱呕逆，安中益气，竹皮大丸主之者是也（竹皮大丸中有石膏）。治金疮者，人若为刀斧所伤，掺以生石膏细末，立能止血且能消肿愈疼也。

《别录》石膏原文：石膏除时气，头疼，身热，三焦大热，肠胃中结气，解肌发汗，止消渴，烦逆，腹胀，暴气，咽痛，亦可作浴汤。

**按**：解肌者，其力能达表，使肌肤松畅，而内蕴之热息息自毛孔透出也。其解肌兼能发汗者，言解肌之后其内蕴之热又可化汗而出也。特是后世之论石膏者，对于《本经》之微寒既皆改为大寒，而对于《别录》之解肌发汗，则尤不相信。即如近世所出之本草，若邹润安之《本经疏证》、周伯度之《本草思辨录》，均可为卓卓名著，而对于《别录》谓石膏能解肌发汗亦有微词，今试取两家之论说以参考之。

邹润安曰：石膏体质最重，光明润泽，乃随击即解，纷纷星散，而丝丝纵列，无一缕横陈，故其性主解横溢之热邪。此正石膏解肌之所以然。至其气味辛甘，亦兼具解肌之长，质重而大寒，则不足于发汗。乃《别录》于杏仁曰解肌，于大戟曰发汗，石膏则以解肌发汗连称，岂以仲圣尝用于发汗耶？不知石膏治伤寒阳明病之自汗，不治太阳病之无汗。若太阳表实而兼阳明热郁，则以麻黄发汗，石膏泄热，无舍麻黄而专用石膏者。白虎汤治无表证之自汗，且戒人以无汗勿与，即后世发表经验之方，亦从无用石膏者，所谓发表不远热也。然则解肌非软？夫白虎证至表里俱热，虽尚未入血分成府实，而阳明气分之热已势成连横，非得辛甘寒解肌之石膏，由里达表以散其连横之势，热焉得除，而汗焉得止。是则石膏解肌所以止汗，非所以出汗。他如竹叶石膏汤，白虎加桂枝汤，非不用于无汗，而其证则非发表之证，学者勿过泥《别录》可耳。

无汗禁用白虎之言，《伤寒论》未见，欲自是其说，而设为古人之言以自作征据，其误古人也甚矣。至讲解肌为止汗，则尤支离，不可为训。

周伯度曰：王海藏谓石膏发汗，朱丹溪谓石膏出汗，皆以空文附和，未能实申其义。窃思方书石膏主治，如时气肌肉壮热、烦渴喘逆、中风眩晕、阳毒发斑等证，无一可以发汗而愈者。病之倚重石膏，莫如热疫。余师愚清瘟败毒散一剂用至六两、八两，而其所著《疫证一得》，则谆谆以发表致戒。顾松园以白虎汤治汪缵功阳明热证，每剂石膏用至三两，两服热顿减而遍身冷汗、肢冷发呃，群医哗然，阻勿再进。顾引仲圣热深厥深，及喻氏阳证忽变阴厥，万中无一之说与辩，勿听。追投参附回阳之剂，而汗益多体益冷，复求顾诊。顾仍以前法用石膏三两，而二服后汗止身温。此尤可为石膏解肌不发汗明证。要之顾有定识定力，全在审证之的。而仲圣与喻氏有功后世，亦可见矣。

**按**：周氏之见解，与邹氏大致相同。所可异者，自不知石膏能发汗，而转笑王海藏谓石膏发汗、朱丹溪谓石膏出汗者，皆以空文附和，未能实申其义，此何异以己之昏昏訾人之昭昭也哉？至顾松园治汪缵功之热深厥深、周身冷汗，重用生石膏三两，两服病愈，以为石膏非能发汗之明证，而不知石膏能清热即能回厥。迨厥回之后，其周身之冷汗必先变为温和之汗，其内蕴之热，藉石膏发表之力，皆息息自皮毛达出，内热随汗出尽，则汗自止而病自愈也。若认为将石膏服下，其冷汗即立止而病亦遂愈，此诚不在情理中矣。

夫邹氏之《本经疏证》及周氏之《本草思辨录》，其讲解他药莫不精细入微，迥异于后世诸家本草，而独于石膏之性未能明了。甚矣！石膏之令人难知也。

愚浮沉医界者五十余年，尝精细体验白虎汤之用法：若阳明之实热，一半在经，一半在府，或其热虽入府而犹连于经，服白虎汤后，大抵皆能出汗。斯乃石膏之凉与阳明之热化合而为汗，以达于表也。若犹虑其或不出汗，则少加连翘、蝉蜕诸药以为之引导，服后覆杯之顷，其汗即出。且汗出后其病即愈，而不复有外感之热存留矣。

若其阳明之热已尽入府，服白虎汤后，大抵出汗者少，不出汗者多。其出汗者热可由汗而解，其不出汗者其热亦可内消。盖石膏质重气轻，其质重也，可以逐热下行；其气轻也，可以逐热上出。俾胃腑之气化升降皆湛然清肃，外感之热自无存留之地矣。

石膏之发汗，原发身有实热之汗，非能发新受之风寒也。

曾治一人，年近三旬，于春初得温病。医者以温药发其汗，汗出而病益加剧。诊其脉，洪滑而浮。

投以大剂白虎汤，为加连翘、蝉蜕各钱半，服后遍体得凉汗而愈。

然愈后泄泻数次。后过旬日，又重受外感，其脉与前次相符。

乃因前次服白虎汤后作泄泻，遂改用天花粉、玄参各八钱，薄荷叶、甘草各二钱，连翘三钱，服后亦汗出遍体，而其病分毫不减。

因此次所出之汗乃热汗，非凉汗也。不得已，遂仍用前方。为防其泄泻，以生怀山药八钱代方中粳米，服后仍遍体出凉汗而愈。

由此案观之，则石膏之妙用，有真令人不可思议者矣。

重用石膏以发汗，非仅愚一人之实验也。

邑中友人刘聘卿，肺热劳喘，热令尤甚。时当季夏，病犯甚剧。

因尝见愚重用生石膏治病，自用生石膏四两，煎汤一大碗顿饮下，周身得凉汗，劳喘骤见轻。隔一日又将石膏如前煎饮，病又见轻。如此隔日一饮石膏汤，饮后必然出汗，其病亦随之递减。饮过六次，而百药难愈之痼疾竟霍然矣。

后聘卿与愚相遇，因问石膏如此凉药，何以能令人发汗？愚曰：石膏性善发汗，《别录》载有明文。脏腑蕴有实热之人，服之恒易作汗也。

此证因有伏气化热，久留肺中不去，以致肺受其伤。屡次饮石膏汤以逐之，则久留之热不能留，遂尽随汗出而消解无余矣。

用石膏以治肺病及劳热，古人早有经验之方。因后世未知石膏之性，即见古人之方亦不敢信，是以后世无用者。其方曾载于王焘《外台秘要》，今特详录于下，以备医界之采取。

《外台秘要》原文：治骨蒸劳热久嗽，用石膏纹如束针者一斤，粉甘草一两，研细如面，日以水调三四服。言其无毒有大益，乃养命上药，不可忽其贱而疑其寒。《名医别录》言陆州杨士丞女，病骨蒸，内热外寒，众医不能瘥，处州吴医用此方而体遂凉。

**按：** 书中所载杨氏女亦伏气化热病。凡伏气化热之病，原当治以白虎汤，脉有数象者，白虎加人参汤。医者不知如此治法，是以久不瘥。吴医治以石膏、甘草粉，实为白虎汤之变通用法。乃有其证非如此变通用之而不能愈者（必服石膏面始能愈），此愚治伏气化热临证之实验。爰录一案于下，以明用古方者，原宜因证变通也。

一人，年近四旬，身形素强壮，时当暮春，忽觉心中发热。初未介意，后渐至大小便皆不利。屡次延医服药，病转加剧。腹中胀满，发热益甚，小便犹滴沥可通，而大便则旬余未通矣。且又觉其热上逆，无论所服何药，下咽即吐出。因此，医皆束手无策。

后延愚为诊视，其脉弦长有力，重按甚实，左右皆然，视其舌苔，厚而已黄，且多芒刺。

知为伏气化热，因谓病者曰：欲此病愈，非治以大剂白虎汤不可。

病者谓：我未受外感，何为服白虎汤？

答曰：此伏气化热证也。盖因冬日或春初感受微寒，未能即病，所受之寒伏藏于三焦脂膜之中，阻塞升降之气化，久而生热。至春令已深，而其所伏之气更随春阳而化热。于斯，二

## 阳 明 病

热相并，而脏腑即不胜其灼热矣。

此原与外感深入阳明者治法相同，是以宜治以白虎汤也。

病者闻愚言而颔之。遂为开白虎汤方。

方中生石膏用三两。为其呕吐，为加生赭石细末一两；为其小便不利，为加滑石六钱。至大便旬余不通，而不加通大便之药者，因赭石与石膏并用，最善通热结之大便也。

俾煎汤一大碗，徐徐温饮下。服后，将药吐出一半，小便稍通，大便未通下。

翌日，即原方将石膏改用五两，赭石改用两半，且仿白虎加人参汤之义，又加野台参三钱，复煎汤徐徐温饮下。

仍吐药一半，大便仍未通下。

于是变汤为散，用生石膏细末一两，赭石细末四钱和匀，为一日之量。鲜白茅根四两煎汤，分三次将药末送服。

服后分毫未吐，下燥粪数枚，小便则甚畅利矣。

翌日，更仿白虎加人参汤之义，又改用野党参（古之人参生于上党，今之党参即古之人参也。然此参人工种者甚多，而仍以野山自生者为贵）五钱，煎汤送服从前药末，又下燥粪数枚。

后或每日如此服药，歇息一日不服药。约计共服生石膏细末斤许，下燥粪近百枚，病始霍然痊愈。

其人愈后，饮食增加，脾胃分毫无伤，则石膏之功用及石膏之良善可知矣。

愚用石膏治大便之因热燥结者实多次矣，或单用石膏细末，或少佐以赭石细末，莫不随手奏效。为此次所用石膏末最多，故特志之。

# 续申白虎加人参汤之功用

白虎汤之外，又有白虎加人参汤，以辅白虎汤之所不逮。其方五见于《伤寒》论，今试约略录其数节以为研究之资料。

《伤寒论》原文：服桂枝汤，大汗出后，大烦渴不解，脉洪大者，白虎加人参汤主之。

**白虎加人参汤方**

知母六两　　石膏一斤碎绵裹　　甘草二两炙　　粳米六合　　人参二两

上五味，以水一斗，煮米熟汤成，去滓，温服一升，日三服。

服桂枝汤原取微似有汗，若汗出如水流漓，病必不解。此谓服桂枝汤而致大汗出，是汗出如水流漓也。因汗出过多，大伤津液，是以大烦大渴，脉洪大异常。以白虎汤解其热，加人参以复其津液，而病可愈矣。

又：伤寒，若吐若下后，七八日不解，热结在里，表里俱热，时时恶风，大渴，舌上干燥而烦，欲饮水数升者，白虎加人参汤主之。

**按**：所谓若吐若下者，实因治失其宜，误吐误下，是以吐下后而病不愈也。且误吐则伤其津液，误下则伤其气分。津液伤损，可令人作渴；气分伤损，不能助津液上潮更可作渴。是以欲饮水数升也。白虎汤中加人参，不但能生津液，且能补助气分以助津液上潮，是以能立建奇功也。

又：伤寒，脉浮，发热无汗，其表不解者，不可与白虎汤；

## 阳 明 病

**渴欲饮水，无表证者，白虎加人参汤主之。**

凡服白虎汤之脉，皆当有滑象。脉滑者，中有热也。此节之脉象但浮。虽曰发热，不过其热在表，其不可与以白虎汤之实际，实在于此。乃因节中有"无汗"及"表不解"之文，而后世之治伤寒者，或谓汗不出者，不可用白虎汤；或谓表不解者，不可用白虎汤。至引此节之文以为征据，而不能连上数句汇通读之，以重误古人。独不思太阳篇中白虎汤证，其脉浮滑，浮非连于表乎？又不思白虎汤证三见于《伤寒论》，惟阳明篇白虎汤证，明言汗出；而太阳篇与厥阴篇之所载者，皆未言有汗乎？至于其人欲饮水数升，且无寒束之表证，是其外感之热皆入于里，灼耗津液，令人大渴，是亦宜急救以白虎加人参汤而无可迟疑也。

**按：** 白虎加人参汤所主之证，或渴、或烦、若舌干，固由内陷之热邪所伤，实亦由其人真阴亏损也。人参补气之药，非滋阴之药，而加于白虎汤中，实能于邪火炽盛之时立复真阴，此中盖有化合之妙也。

曾治一人，患伤寒热入阳明之府，脉象有力而兼硬，时作谵语。

按此等脉原宜投以白虎加人参汤。而愚时当少年，医学未能深造，竟与以大剂白虎汤。

俾分数次温饮下。翌日视之，热已见退，而脉搏转数，谵语更甚。

乃恍然悟会，改投以白虎加人参汤。煎一大剂，分三次徐徐温饮下，尽剂而愈。

盖白虎汤证其脉宜见滑象，脉有硬象即非滑矣。此中原有阴亏之象，是以宜治以白虎加人参汤，而不可但治以白虎汤也。

自治愈此案之后，凡遇其人脉数或弦硬，或年过五旬，或在劳心劳力之余，或其人身形素羸弱，即非在汗吐下后，渴而心烦者，当用白虎汤时，皆宜加人参。此立脚于不败之地，战则必胜之师也。

同邑友人李曰纶，悬壶津门，曾治一阳明府实证，其脉虽有力而数逾六至。

日纶先投以白虎汤不效；继因其脉数加玄参、沙参以滋其阴分仍不效。

询方于愚。答曰：此白虎加人参汤证也。

日纶谓：此证非在汗吐下后，且又不渴不烦，何为用白虎加人参汤？

愚曰：用古人之方，当即古人立方之意而推广变通之。凡白虎汤所主之证，其渴与烦者，多因阴分虚损。而脉象数者独非阴分虚损乎？

日纶闻愚言而心中会悟，改投以白虎加人参汤，一剂而愈。

推广白虎加人参汤之用法，不必其人身体虚弱，或有所伤损也。

忆愚年三旬时，曾病伏气化热。五心烦热，头目昏沉，舌苔白厚欲黄，且多芒刺，大便干燥。

每日用生石膏数两煮水饮之。连饮数日，热象不退。

因思：或药轻不能胜病，乃于头午用生石膏五两煮水饮下，

阳明病

过午又用生石膏五两煮水饮下，一日之间共服生石膏十两，而心中分毫不觉凉，大便亦未通下。

踌躇再四，精思其理，恍悟：此必伏气之所入甚深。原当补助正气，俾吾身之正气壮旺，自能逐邪外出也。

于斯欲仿白虎加人参汤之义，因无确实把握，犹不敢遽用大剂。就已所预存之药，用生石膏二两，野台参二钱，甘草钱半，适有所轧生怀山药粗渣，又加少许，煎汤两盅，分三次温饮下。

饮完，晚间即觉清爽，一夜安睡，至黎明时少腹微疼，连泻三次，自觉伏气之热全消。再自视舌苔，已退去一半，而芒刺全无矣。

夫以常理揆之，加人参于白虎汤中，必谓能减石膏之凉力。而此次之实验，乃知人参反能助石膏之凉力。其理果安在乎？盖石膏煎汤，其凉散之力皆息息由毛孔透达于外；若与人参并用，则其凉散之力，与人参补益之力互相化合，能旋转于腑脏之间，以搜剔深入之外邪使之净尽无遗。此所以白虎加人参汤，清热之力远胜于白虎汤也。

愚生平治寒温实热，用白虎加人参汤时，恒多于用白虎汤时，而又恒因证制宜，即原方少有通变。

凡遇脉过六至者，恒用生怀山药一两以代方中粳米。盖以山药含蛋白质甚多，大能滋阴补肾，而其浓郁之汁浆又能代粳米调胃也。

若遇阳明之热既实，而其人又兼下痢者，恒用生杭芍一两以代方中知母。因芍药善清肝热以除痢疾之里急后重，而其凉润滋阴之性又近于知母也。

若妇人产后患寒温实热者，亦以山药代粳米，又必以玄参八钱以代方中知母。因山药既可补产后之肾虚，而玄参主产乳余疾，《本经》原有明文也（《本经》中石膏、玄参皆主产乳，知母未言治产乳，不敢师心自用，轻以苦寒之药施于产后也）。且玄参原非苦寒之品，实验之，原甘而微苦（《本经》谓其味苦者，当系后世传写之误），是以虽在产后，可放胆用之无碍也。

有外感之实热日久不退，致其人气血两亏，危险迫于目前，急救以白虎加人参汤，其病只愈一半，必继服他种补益之药始能全愈者。今试详述一案以征明之。

一幼女，年九岁，于季春上旬感受温病。医者以热药发之，服后分毫无汗，转觉表里大热，盖已成白虎汤证也。医者不知按方施治，迁延二十余日，身体尪羸，危险之朕兆歧出：其目睛上窜，几至不见。筋惕肉瞤，周身颤动。时作噯声，间有喘时。精神昏愦，毫无知觉。其肌肤甚热。启其齿，见舌缩而干，苔薄微黄。其脉数逾六至，左部弦细而浮，不任重按；右部亦弦细，而重诊似有力。大便旬日未行。

此久经外感之热灼耗，致气血两虚，肝风内动，真阴失守，元气将脱之候也。

宜急治以白虎加人参汤，再辅以滋阴固气之品，庶可救愈。特虑病状若此，汤药不能下咽耳。其家人谓：偶与以勺水或米汤，犹知下咽。想灌以药亦下咽也。于斯遂为疏方。

## 第一方

**生石膏**细末二两　　**野台参**三钱　　**生怀山药**六钱　　**生怀地黄**一两

**生净萸肉**一两　**甘草**二钱

　　共煎汤两大盅，分三次温饮下。

　　**按**：此方即白虎加人参汤以生地黄代知母，生山药代粳米，而又加山萸肉也。此方若不加萸肉，为愚常用之方，以治寒温证当用白虎加人参汤而体弱阴亏者。今重加山萸肉一两者，诚以人当元气不固之时，恒因肝脏之疏泄而上脱。此证目睛之上窜，乃显露之朕兆（当属于肝），重用萸肉以收敛肝脏之疏泄，元气即可不脱。且喻嘉言谓：上脱之证，若但知重用人参，转令人气高不返。重用萸肉为之辅弼，自无斯弊。可稳重建功。

　　将药三次服完，目睛即不上窜。身体安稳，噯声已止。气息已匀，精神较前明了，而仍不能言。大便犹未通下，肌肤犹热。脉数已减，不若从前之浮弦，右部重诊仍似有力。遂即原方略为加减，俾再服之。

　　**第二方**

　　**生石膏**细末两半　　**野台参**三钱　　**生怀地黄**一两　　**生净萸肉**六钱

**天冬**六钱　**甘草**二钱

　　煎汤两盅，分两次温饮下。每饮一次，调入生鸡子黄一枚。

　　**按**：目睛已不上窜，而犹用萸肉者，诚以此证先有噯气之病，是其气难于上达也。凡气之难于上达者，须防其大便通后气或下脱，故用萸肉以预防之。至于鸡子黄，化学家谓其含有副肾髓质，即善滋真阴；生用之又善润大便，是以加之。

　　此药日服一剂。服两日，热已全退。精神之明了似将复原。而仍不能言，大便仍未通下，间有努力欲便之状。诊其脉，热象已静且微弱。

拟用灌肠法通其大便。先用野台参三钱，黄肉、天冬各四钱，煎汤服下；然后用灌肠法以通其大便。安然通下，仍不能言。细诊其脉，微弱益甚，右部关前之脉几至不见。乃恍悟：其所以不能言者，胸中大气下陷也，升补其胸中大气，使之上达于舌本，必能言矣。

### 第三方

生箭芪三钱　野台参三钱　生怀山药一两　大甘枸杞一两　北沙参一两　天冬六钱　寸冬带心六钱　升麻一钱　桔梗钱半

共煎汤一盅半，分两次温服下。此方连服两剂，遂能言语。因方中重用滋阴之药以培养其精神，而精神亦复常矣。

# 阳明病三承气汤证

白虎汤及白虎加人参汤两方，皆治足阳明有实热者也。至热入手阳明之府，致大便因热燥结。其燥结愈甚者，蕴蓄之热必愈深。此非开其燥结，其热固不能消也。若斯则攻下之剂，若承气汤诸方，在所必需矣。

《伤寒论》原文：阳明病，脉迟，虽汗出，不恶寒者，其身必重。短气，腹满而喘，有潮热者，此外欲解，可攻里也。手足濈然而汗出者，此大便已硬也。大承气汤主之；若汗多，微发热恶寒者，外未解也。其热不潮，未可与承气汤；若腹大满不通者，可与小承气汤微和胃气，勿令大泄下。

王和安曰：《脉诀》迟为在脏，以邪正相搏于太阴油膜中，气不上动搏脉，故脉动濡滞也。仲景论迟，有正言者，本篇十七节所言之脉迟是也；有反言者，如太阳篇一百四十五节所言之脉迟身凉，为热结血室。及此节所言之脉迟潮热，为热结油膜是也。大抵迟为在脏。而脏寒、脏热仍以脉力之虚实定之，不得以至数分寒热也。伤寒言身重，多因热灼津液，脉痿不运；杂证身重，多以阳虚气不布津，而身体倦困。或郁气凝水重，尤甚于腰际四肢。身重之原因，固随证各异也。短气因虚寒者，必气短而息微，或渐有痰饮；短气因热促者，必气短而息粗，甚则兼喘。潮热为内有结热，卫气循行，日以定时触发。杂证结热，多在血分；伤寒结热，多在油分。故仲景以潮热为用硝黄之的证，至腹大满只可治以小承气也。仲景凡言满，皆指热结脉中。此兼不通，则热结于脉而气因滞于油膜也。小承气君大黄入血治热源，佐朴、枳多泻脉血滞气，少泻膜中滞气。而不用硝、草引药入油，可因方治而知结热之先后矣。至潮热为油膜热结，仍可主以小承气；至手足濈然汗出，则为大便已硬，乃可投以大承气，又可因方治而知结热之所抵止矣。

**按**：此段疏解颇精细。惟于脉迟之理，仍发挥未尽。若参观前节大陷胸汤后，愚曾论大陷胸汤兼及大承气汤证脉之所以迟，并详言其脉迟形状，与他病脉迟者迥然不同，自能于提纲中之言脉迟，了然无疑义也。

### 大承气汤方

**大黄**四两酒洗　　**厚朴**半斤炙、去皮　　**枳实**五枚炙　　**芒硝**三合

上四味，以水一斗，先煮二物，取五升；去滓，纳大黄，煮取二升；去滓，纳芒硝，更上火微煮一两沸。分温再服。得

下，余勿服。

大承气汤方，所以通肠中因热之燥结也。故以大黄之性善攻下，且善泻热者为主药。然药力之行，必恃脏腑之气化为斡旋之。故佐以朴、实以流通肠中郁塞之气化，则大黄之攻下自易为力矣。用芒硝者，取其性寒味咸，善清热又善软坚，且兼有攻下之力。则坚结之燥粪不难化为溏粪，而通下矣。方中之用意如此。药味无多，实能面面精到，而愚对于此方不无可疑之点，则在其药味分量之轻重也。

《本经》谓：大黄能推陈致新。是以有黄良之名。在阳明蕴有实热，大便燥结者，原宜多用。至厚朴不过为大黄之辅佐品，竟重用至半斤，较大黄之分量为加倍。若按一两为今之三钱折算，复分两次服之，则一次所服之药，当有厚朴一两二钱。夫厚朴气温味辛，若多用之，能损人真气，为人所共知，而其性又能横行达表，发出人之热汗。

忆愚少时，曾治一阳明实热大便燥结证。

方中用大黄三钱，服后大便未通下。

改延他医，方中重用厚朴一两。服后片时，出热汗遍体，似喘非喘，气弱不足以息，未逾半日而亡矣。

此诚可为前车之鉴也。是以愚谓此方之分量必有差误，即如今人著一书几经校对，又差误歧出。况《伤寒论》一书，其初行于世者原无定本，至晋王叔和始为之编辑厘定；后至宋成无己始为之注疏付梓。此中不知几经传写，能保其无差误乎？乃后世注疏诸家，对于此等处，不顾其方之可用不可用，而必曲为之说，以致遗误后人，此正所以深误古人也。愚疑此方厚

朴之分量，当亦如小承气汤为大黄分量之半，其原本或为厚朴
之分量半大黄，大抵由此半字而误为半斤也。

## 小承气汤方

**大黄**四两酒洗　　**厚朴**二两炙、去皮　　**枳实**三枚大者炙

上三味，以水四升，煮取一升二合。去滓，分温二服。初
服汤，当更衣不尔者，尽饮之，若更衣者勿服之。

大承气汤所主之病，大肠中有燥粪，是以用芒硝软坚以化
其燥粪；小承气汤所主之病，为腹大满不通，是其病在于小肠
而上连于胃，是以但用大黄、朴、实以开通其小肠。小肠开通
下行，大便不必通下，即通下亦不至多，而胃中之食可下输于
小肠，是以胃气得和也。此大、小承气汤用法之分别也。而二
承气汤之外，又有调胃承气汤，更可连类论及之。

**《伤寒论》原文：阳明病，不吐不下，心烦者，可与调胃承
气汤。**

成无己曰：吐后心烦谓之内烦，下后心烦谓之虚烦，今阳
明病不吐不下心烦，是胃有郁热也。故与调胃承气汤以下郁热。

喻嘉言曰：津液既不由吐下而伤，则心烦明系胃中热炽，
故可与调胃承气汤。

王和安曰：从胃缓调，使和而止，殆非下比也。谓其可与，
盖犹有不可与者在。当精审而慎用之。

## 调胃承气汤方

**大黄**四两去皮、清酒洗　　**甘草**一两炙　　**芒硝**半升

上二味，㕮咀，以水三升，煮取一升。去滓，纳芒硝，再上火微煮令沸，少少温服之。

大黄虽为攻下之品，原善清血分之热。心中发烦，实为血分有热也。大黄浸以清酒，可引其苦寒之性上行，以清心之热而烦可除矣。证无大便燥结而仍用芒硝者，《内经》谓：热淫于内，治以咸寒。芒硝味咸性寒，实为心家对宫之药（心属火，咸属水，故为心家对宫之药）。其善清心热，原有专长，故无大便燥结证而亦加之也。用甘草者，所以缓药力之下行，且又善调胃也。不用朴、实者，因无大便燥结及腹满之证也。

承气汤虽有三方，而小承气及调胃承气，实自大承气变化而出。《伤寒》所载三承气，主治之证不胜录。然果洞悉三方之各有用意，及三方药力轻重各有区别，且所主之病虽有上中下之分，而究之，治上可及于中，治中可及于下。分治之中，仍有连带关系。自能凡遇宜用承气汤证，斟酌其宜轻宜重，分别施治而无差谬矣。至于愚用承气汤之经过，又恒变化多端，不拘于三承气汤中之药味也。今试举数案以征明之。

大承气汤所主之证，原宜脉迟，其有脉不迟而洪实有力者，亦不妨用。惟其脉不迟而转数，若因大便燥结，而遽投以大承气汤，其脉之无力者，恒因大便通后而虚脱；其脉之有力者，下后纵不至虚脱，其病亦必不能愈，所谓降后不解也。凡遇此等脉，必设法将其脉数治愈，然后再通其大便。

曾治一叟，年近六旬，因外感之热过甚，致大便旬日未通。其脉数逾六至，心中烦热。

延医数人，皆不敢用降下之剂。然除降下外，又别无治法。

愚诊其脉象虽数，重按甚实。遂先投以大剂白虎加人参汤，

## 阳 明 病

每剂分三次温服下。连服两剂，壮热全消，脉已不数，大便犹未通下。

继用净芒硝细末三钱，蜂蜜一两，开水冲服，大便通下，病遂愈。

又曾治一少年，因外感实热，致大便燥结，旬余未下。其脉亦数逾六至，且不任重按。

亦投以白虎加人参汤。以生地黄代方中知母，生山药代方中粳米，煎汤一大碗，俾分多次徐徐温饮下。初服一剂，脉数见缓，遂即原方略为减轻，俾再煎服。拟后服至脉象复常，再为通其大便。

孰意次剂服完而大便自通下矣。且大便通下后，外感之实热亦消解无余矣。

此直以白虎加人参汤代承气汤也。

自治愈此病之后，凡遇有证之可下而可缓下者，恒以白虎汤代承气，或以白虎加人参汤代承气。其凉润下达之力，恒可使大便徐化其燥结。无事用承气而自然通下，且下后又无不解之虞也。

又治一少妇，于大怒之余感冒伤寒，热传阳明，大便燥结。医者两次投以大承气皆吐出。诊其脉，弦长有力。

盖脉现弦长，无论见于何部，皆主肝火炽盛，此不受药之所以然也。

遂于大承气汤中将朴、实减轻（朴、实各用钱半），加生杭芍、生赭石各一两。临服药时，又恐药入口即吐出，先用白开水送服生赭石细末三钱（赭石质同铁锈，因铁锈为铁氧化合，赭石亦铁氧化合也，故生研为细末可服，凡吐甚者，煎汤服之，或不效，服其细末必能立止），继将药服下。阅三点钟，大便通下而病即愈矣。

又治一人，素伤烟色。平日大便七八日一行，今因受外感实热，十六七日大便犹未通下。心中烦热，腹中胀满。

用洗肠法下燥粪少许，而胀满烦热如旧。医者谓其气虚脉弱，不敢投降下之药。

及愚诊之，知其脉虽弱而火则甚实，遂用调胃承气汤加野台参四钱，生赭石、天门冬各八钱，共煎汤一大碗，分三次徐徐温饮下。

饮至两次，腹中作响，觉有开通之意。三次遂不敢服。迟两点钟，大便通下，内热全消，霍然愈矣。

有服承气汤后，大便之燥结不下，继服些许他药，而燥结始下者。试再举两案以明之。

邑中名医刘肃亭（蕴度）先生，愚初学医时，家中常延之。一日，见先生治一伤寒热入阳明，大便燥结证。

从前医者，投以大承气汤，两剂不下。

继延先生治之，单用威灵仙三钱，煎汤服后大便通下，病亦遂愈。

愚疑而问曰：威灵仙虽能通利二便，以较硝、黄攻下之力实远不如。乃从前服大承气汤两剂，大便不下，何先生只用威灵仙三钱而大便即下乎？

## 阳 明 病

答曰：其中原有妙理。乃前后所用之药相藉以成功也。盖其从前所服之大承气汤两剂，犹在腹中。因其脏腑之气化偶滞，药力亦随之停顿。藉威灵仙走窜之力以触发之，则硝、黄力之停顿者，可陡呈其开通攻决之本性，是以大便遂通下也。是威灵仙之于硝、黄，犹如枪炮家导火之线也。

愚闻如此妙论，顿觉心地开通，大有会悟。后有仿此医案之时，亦随手奏效。因并录之于下，由此知医学虽贵自悟，亦必启发之有自也。邻村霍印科，愚师兄弟也。当怒动肝火之余，感受伤寒。七八日间，腹中胀满，大便燥结。

医者投以大承气汤，大便未通下，肋下转觉疼不可支。其脉左部沉弦有力。

知系肝经气郁火盛。急用柴胡三钱，生麦芽一两，煎汤服后，至半点钟，肋下已不觉疼。又迟一点余钟，大便即通下。大便下后，腹即不胀，而病脱然痊愈矣。

此案实仿前案之义，亦前后药力相借以通大便也。盖肾为二便之关，肝行肾之气，肝又主疏泄。大便之通与不通，实于肝有关系也。调其肝郁，即可以通行大便，此中原有至理。

至于调肝用柴胡而又必佐以生麦芽者，因麦芽生用亦善调肝者也。且柴胡之调肝在于升提，生麦芽之调肝在于宣通。若因肝不舒但用柴胡以升提之，恐初服下时肋下之疼将益剧。惟柴胡之升提与麦芽之宣通，相济以成调肝气之功，则肝气之郁者自开，遏者自舒，而徐还其疏泄之常矣。且柴胡之性不但善调肝气也。《本经》谓柴胡主心腹肠胃中结气，饮食积聚，寒热邪气，推陈致新。三复《本经》之文，是柴胡不但善于调肝，兼能消胀满、通大便矣。然柴胡非降下之药也，其于大便之当通者，能助硝、黄以通之；若遇脾胃之气下溜、大便泄泻者，伍以芪、术，转能升举脾胃之气以止泄泻。柴胡诚妙药也哉！善于用柴胡者，自能深悟此中之妙理也。

至于妊妇外感热实，大便燥结者，承气汤亦不妨用。《内经》所谓"有故无殒，亦无殒也"。然此中须有斟酌：以上所列方中诸药，芒硝断不可用。至赭石则三月以前可用，三月以后不可用。其余虽皆可用，然究宜先以白虎汤或白虎加人参汤代承气，即不能完全治愈，后再用承气时亦易奏效也。

曾治一妇人，妊过五月，得伤寒证。八九日间，脉象洪实，心中热而烦躁。大便自病后未行，其脐上似有结粪，按之微疼。

因其内热过甚，先用白虎加人参汤清之。连服两剂，内热颇见轻减，而脐上似益高肿，不按亦疼。

知非服降下之药不可也。然从前服白虎加人参汤两剂，知其大便虽结不至甚燥。

治以降下之轻剂当可奏效。为疏方：用大黄、野台参各三钱，真阿胶（不炒另炖兑服）、天冬各五钱。

煎汤服下，即觉脐上开通。过一点钟，疼处即不疼矣。又迟点半钟，下结粪十余枚，后代溏粪，遂觉霍然全愈。后其胎气亦无所损，届期举子矣。

至方中之义，大黄能下结粪，有人参以驾驭之，则不至于伤胎；又辅以阿胶，取其既善保胎，又善润肠，则大便之燥者可以不燥矣。用天冬者，取其凉润微辛之性（细嚼之实有辛味），最能下行以润燥开瘀，兼以解人参之热也。

# 阳明病茵陈蒿汤、栀子柏皮汤、麻黄连轺赤小豆汤诸发黄证

阳明原属燥金，其为病也多燥热。白虎、承气诸方，皆所以解阳明之燥热也。然燥热者，阳明恒有之正病；而有时间见湿热为病，此阳明之变病也。其变病果为何病，阳明篇中诸发黄之证是也。试再进而详论之。

**《伤寒论》原文：阳明病，发热汗出者，此为热越，不能发黄也；但头汗出，身无汗，剂颈而还，小便不利，渴引水浆者，此为瘀热在里，身必发黄，茵陈蒿汤主之。**

作酒曲者，湿窨以生热，热与湿化合即生黄色。以之例人，其理同也。是以阳明病发热汗出者，热外越而湿亦随之外越，即不能发黄；若其热不外越而内蕴，又兼其人小便不利，且饮水过多，其湿与热必至化合而生黄。是以周身必发黄也。主以茵陈蒿汤者，以茵陈蒿汤善除湿热也。

### 茵陈蒿汤方

**茵陈蒿**六两　　**栀子**十四枚擘　　**大黄**二两去皮

上三味，以水一斗二升，先煮茵陈，减六升，纳二味，煮取三升。去滓，分三服。小便当利，尿如皂荚汁状，色正赤，一宿腹减，黄从小便去也。

茵陈为青蒿之嫩者。蒿子落地，至仲秋生芽，贴地长小叶。严冬之时埋藏于冰雪之中，而其叶不枯。甫交春令，得少阳最初之气而勃然发生，其性寒味苦，具有生发之气。寒能胜热，

苦能胜湿，其生发之气能逐内蕴之湿热外出，故可为湿热身黄之主药。佐以栀子、大黄者，因二药亦皆味苦性寒也。且栀子能屈曲引心火下行以利小便。大黄之色能直透小便（凡服大黄者，其小便即为大黄之色，是大黄能利小便之明征），故少用之亦善利小便。至茵陈虽具有升发之性，《别录》亦谓其能下利小便。三药并用，又能引内蕴之热自小便泻出。是以服之能随手奏效也。

又：伤寒七八日，身黄如橘子色，小便不利，腹微满者，**茵陈蒿汤主之。**

身黄如橘而腹满，小便不利，此因湿热成病可知，故亦治以茵陈蒿汤也。

又：伤寒，身黄，发热，**栀子柏皮汤主之。**

此节示人，但见其身黄发热，即无腹满小便不利诸证，亦直可以湿热成病断之也。

### 栀子擘皮汤方

**肥栀子**十五个擘　**甘草**一两炙　**黄擘**二两

上三味，以水四升，煮取一升半，去滓，分温再服。

此方之用意，欲以分消上、中、下之热也。是以方中栀子善清上焦之热，黄檗善清下焦之热。加甘草与三药并用，又能引之至中焦以清中焦之热也。且栀子、黄擘皆过于苦寒，调以甘草之甘，俾其苦寒之性味少变，而不至有伤于胃也。

又：伤寒，瘀热在里，身必黄，麻黄连轺赤小豆汤主之。

### 【麻黄连轺赤小豆汤方】

**麻黄**二两去节　**赤小豆**一升　**连轺**二两　**杏仁**二十个去皮尖　**大枣**

十二枚擘　　**生梓白皮**一升切　　**生姜**二两切　　**甘草**二两炙

上八味，以潦水一斗，先煮麻黄，再沸，去上沫。纳诸药，煮取三升，去滓，分温三服，半日服尽。

**按**：连轺非连翘，乃连翘根也。其性凉能泻热，兼善利湿。后世改用连翘，则性不同矣。赤小豆，即作饭之小豆，形如绿豆而色赤者，非南来之红豆也。梓白皮，药房无鬻者，有梓树处自加之可也。陈修园云，若无梓白皮，可以茵陈代之。

唐容川曰：在里言在肌肉中。对皮毛而言，则为在里也。肌是肥肉，气分所居；肉是瘦肉，血分所藏。若热入肌肉，令气血相蒸则汗滞不行，是名瘀热。气瘀则为水，血瘀则为火，水火蒸发于肌肉中，现出土之本色，是以发黄。故用麻黄、杏仁发皮毛以散水于外，用梓白皮以利水于内。梓白皮象人之膜，人身肥肉均生于膜上，膜中通利，水不停，汗则不蒸热，故必利膜而水乃下行，此三味是去水分之瘀热也。连翘散血分之热，赤豆疏血分之结。观仲景赤小豆当归散是疏结血，则此处亦同。此二味是去血分之瘀热也。尤必用甘、枣、生姜宣胃气，协诸药使达于肌肉。妙在潦水，是云雨既解之水，用以解水火之蒸郁为切当也。即方观证，而义益显明。

**按**：身发黄与黄疸不同。**黄疸**为胆汁妄行于血中，仲景书中虽未明言，而喻嘉言《寓意草》于钱小鲁案中曾发明之。彼时西人谓胆汁溢于血中之说，犹未入中国也。至**身发黄**之病，猝成于一两日间，其非胆汁溢于血分可知矣。茵陈为治热结黄疸之要药，《本经》载有明文。仲景治身发黄亦用之者，诚以二证之成皆由于湿热。其湿热由渐而成，则为黄疸；其湿热因外感所束，仓猝而成，则为身发黄。是以皆可以茵陈蒿治之也。

身发黄之证，不必皆湿热也。阳明篇七十六节云：**伤寒发汗已，身目为黄。所以然者，以寒湿在里不解故也。以为不可下也，于寒湿中求之。**

程应旄曰：其人素有湿邪，汗后之寒与宿湿郁蒸为热，非实热也，故不可下。仍当于寒湿责其或浅或深而治之。

王和安曰：黄为油热色。油中含液而包脉孕血，液虚血燥则热其为阳黄，身黄发热之栀子柏皮证也；油湿血热相等而交蒸，为小便不利，身黄如橘之茵陈蒿证也；油寒膜湿，郁血为热，则寒湿甚而为阴黄，即茵陈五苓证也。病有热而治从寒湿，玩"以为"二句，语气之活自可想见。盖以为不可下，明见有可下之热黄也。在于寒湿中求之，言治法求之寒湿，明见黄证不纯为寒湿也。凡一证二因者，治从其甚，可于二语见之。

上程氏、王氏之论皆精细，而愚于此节之文则又别有会悟。试引从前治愈之两案以明之。

曾治一人受感冒，恶寒无汗，周身发黄。

以麻黄汤发之，汗出而黄不退。

细诊其脉，左部弦而无力，右部濡而无力。

知其肝胆之阳不振，而脾胃又虚寒也。盖脾胃属土，土色本黄，脾胃有病，现其本色。是以其病湿热也，可现明亮之黄色；其病湿寒也，亦可现黯淡之黄色。

观此所现之黄色，虽似黯淡而不甚黯淡者，因有胆汁妄行在其中也。此盖因肝胆阳分不振，其中气化不能宣通胆汁达于小肠化食，以致胆管闭塞，胆汁遂蓄极妄行，溢于血分而透黄色。其为黄色之根源各异，竟相并以呈其象，是以其发黄似黯淡而非黯淡也。

## 阳 明 病

审病既确，遂为拟分治左右之方以治之。

生箭芪六钱，桂枝尖二钱，干姜三钱，厚朴钱半，陈皮钱半，茵陈二钱。

上药六味，共煎汤一大盅，温服。

方中之义：用黄芪以助肝胆之阳气，佐以桂枝之辛温，更有开通之力也。用干姜以除脾胃之湿寒，辅以厚朴能使其热力下达。更辅以陈皮，能使其热力旁行，其热力能布护充周，脾胃之寒湿自除也。用茵陈者，为其具有升发之性，实能开启胆管之闭塞，且其性能利湿，更与姜、桂同用，虽云苦寒而亦不觉其苦寒也。况肝胆中寄有相火，肝胆虽凉，相火之寄者仍在。相火原为龙雷之火，不可纯投以辛热之剂以触发之，少加茵陈，实兼有热因寒用之义也。

又治一人，时当仲秋，寒热往来，周身发黄，心中烦热，腹中又似觉寒凉，饮食不甚消化。其脉左部弦硬，右部沉濡。

心甚疑之，问其得病之由。答云：不知。

因细问其平素之饮食起居，乃知因屋宇窄隘，六七月间皆在外露宿，且其地多潮湿，夜间雾露尤多。

乃恍悟此因脏腑久受潮湿：脾胃属土，土为太阴，湿郁久则生寒，是以饮食不能消化。肝胆属木，木为少阳，湿郁久则生热。又兼有所寄之相火为之熏蒸，以致胆管肿胀闭塞，是以胆汁妄行，溢于血中而身黄也。

舌上微有白苔，知其薄受外感，侵入三焦。三焦原为手少阳与足少阳并为游部，一气贯通，是以亦可作寒热。

原当以柴胡和解之，其寒热自已。茵陈性近柴胡，同为少阳之药，因其身发黄，遂用茵陈三钱以代柴胡。又加连翘、薄荷叶、生姜各三钱，甘草二钱。

煎汤服后，周身得汗（足少阳不宜发汗，手少阳宜发汗），寒热往来愈，而发黄如故。

于斯就其左右之脉寒热迥殊者，再拟一方治之。

茵陈三钱，栀子三钱，干姜三钱，白术三钱炒，厚朴二钱，焰硝五分研细。

上六味，将前五味煎汤一大盅，乘热纳硝末融化服之。

方中之义，用栀子、茵陈以清肝胆之热，用干姜、白术、厚朴以除脾胃之寒。药性之凉热迥然不同，而汇为一方自能分途施治也。用焰硝者，因胆管之闭塞，恒有胆石阻隔，不能输其胆汁于小肠。焰硝之性善消，即使胆管果有胆石，服之亦不难消融也。

# 阳明病猪苓汤证

发黄之证，多成于湿热。诸治发黄之方，皆治湿热之方也。乃有本阳明病，其人蕴有湿热而不发黄者，自当另议治法，而阳明篇中亦曾载其治方矣。

《伤寒论》原文：阳明病……若脉浮发热，渴欲饮水，小便不利者，猪苓汤主之。

张拱端曰：肺脉浮，肺主皮毛，故脉浮发热为肺病。经云："饮入于胃，游溢精气，上输于脾；脾气散精，上归于肺，通调水道，下输膀胱。水精四布，五经并行。"是渴为肺不四布水精，小便不利为肺不通调水道下输膀胱，非若口干舌燥之渴热在于胃也。上节之渴关于胃，宜白虎加人参；此节之渴关于肺，宜猪苓汤。

按：此节所谓脉浮者，乃病入阳明，而犹连太阳之府也。盖太阳之病，在经脉浮，在府亦脉浮。此因太阳之府蕴有实热，以致小便不利；而热之入于阳明者，不能由太阳之府分消其热下行，转上逆而累及于肺，是以渴欲饮水也。治以猪苓汤，是仍欲由太阳之府分消其热也。

## 【猪苓汤方】

猪苓 <sub>去皮</sub>、茯苓、阿胶、滑石、泽泻 <sub>各一两</sub>

上五味，以水四升，先煮四味取二升，去滓，纳阿胶，烊消，温服七合，日三服。

猪苓、茯苓皆为渗淡之品。而猪苓生于枫下，得枫根阴柔之气（茯苓生于松下，松经霜则弥茂，猪苓生于枫下，枫经霜即红陨，则枫性之阴柔可知也），以其性善化阳，以治因热小便不利者尤宜，故用之为主药。用泽泻者，因其能化水气上升以止渴，而后下降以利小便也。用滑石者，其性可代石膏，以清阳明之实热，又能引其热自小便出也。用阿胶者，因太阳之府原与少阴相连，恐诸利水之药或有损于少阴，故加阿胶大滋真阴之品，以助少阴之气化也。

西医虽未能将肾之功用发挥尽至，而谓其能漉水亦自可取，若少阴衰弱，不能作强，则失其职，即为小便不通之证，法当以渗淡通利之品治之。然专用通利诸药，亦有不能奏效者。且虑其伤肾，故加阿胶以助少阴之气化。少阴壮旺，自能助利水诸药通调水道矣。

受业宝和谨识

陈古愚曰：此汤与五苓之用有天渊之别。五苓治太阳之水。太阳司寒水，故加桂以温之，是暖肾以行水也。此汤治阳明、少阴结热。二经两关津液，惟取滋阴以行水。盖伤寒表证最忌亡阳，而里热又患亡阴。亡阴者，亡肾中之阴与胃之津液也。若过于渗利，则津液反致耗竭。方中阿胶即从利水中育阴，是滋养无形以行有形也。故仲景云：汗多胃燥，虽渴而里无热者，不可与也。

《金鉴》注曰：太阳烦热无汗，小便利者，大青龙汤证也。小便不利者，小青龙去半夏加花粉、茯苓证。烦热、有汗而渴，小便利者，桂枝合白虎汤证；小便不利者，五苓散证。阳明病烦热、无汗而渴，小便利者，宜葛根汤加石膏主之；小便不利者，以五苓散加石膏、寒水石、滑石主之。阳明病烦热、有汗而渴，小便利者，宜白虎汤；小便不利者，以猪苓汤。少阳病寒热，无汗而渴，小便利者，以柴胡汤去半夏加花粉；小便不利者，当以小柴胡加茯苓。太阴无渴证，少阴阳邪烦呕，小便赤而渴者，以猪苓汤；少阴阴邪下利，小便白而渴者，以真武汤。厥阴阳邪消渴者，白虎加人参汤；厥阴阴邪转属阳明，渴欲饮水者，少少与之则愈。证既不同，法亦各异，当详审而明辨之。

附表2（此表为整理者后加）

| | | | |
|---|---|---|---|
| 太阳 | 烦热无汗 | 小便利 | 大青龙汤证 |
| | | 小便不利 | 小青龙去半夏加花粉、茯苓证 |
| | 烦热、有汗而渴 | 小便利 | 桂枝合白虎汤证 |
| | | 小便不利 | 五苓散证 |

续表

| 阳明病 | 烦热、无汗而渴 | 小便利 | 葛根汤加石膏 |
|---|---|---|---|
| | | 小便不利 | 五苓散加石膏、寒水石、滑石 |
| | 烦热、有汗而渴 | 小便利 | 白虎汤 |
| | | 小便不利 | 猪苓汤 |
| 少阳病 | 寒热，无汗而渴 | 小便利 | 柴胡汤去半夏加花粉 |
| | | 小便不利 | 小柴胡加茯苓 |
| 太阴 | 无渴证 | | |
| 少阴 | 阳邪烦呕 | 小便赤而渴 | 猪苓汤 |
| | 阴邪下利 | 小便白而渴 | 真武汤 |
| 厥阴 | 阳邪消渴 | | 白虎加人参汤 |
| | 阴邪转属阳明 | 渴欲饮水 | 少少与之则愈 |

# 阳明病四逆汤证

总计阳明篇中之病证，大抵燥而且热也。其有不燥而转湿者，此阳明之变证也。于治发黄诸方，曾发明之矣。更有不热而反寒者，此亦阳明之变证也。夫病既寒矣，必须治以热剂，方为对证之药。是则温热之剂，又宜讲求矣。

《伤寒论》原文：脉浮而迟，表热里寒，下利清谷者，四逆汤主之。

外感之着人，恒视人体之禀赋为转移。有如时气之流行，受病者或同室同时，而其病之偏凉偏热，或迥有不同。盖人之脏腑素有积热者，外感触动之则其热益甚；其素有积寒者，外感触动之则其寒亦益甚也。明乎此，则可与论四逆汤矣。

### 四逆汤方

甘草<sub>二两炙</sub>　干姜<sub>两半</sub>　附子<sub>一枚生用、去皮、破八片。</sub>

上三味，以水三升，煮取一升二合，去滓，分温再服，强人可大附子一枚，干姜三两。

干姜为温暖脾胃之主药。伍以甘草，能化其猛烈之性使之和平，更能留其温暖之力使之常久也。然脾胃之温暖，恒赖相火之壮旺。附子色黑入肾，其非常之热力，实能补助肾中之相火，以厚脾胃温暖之本源也。方名四逆者，诚以脾主四肢，脾胃虚寒者，其四肢常觉逆冷。服此药后，而四肢之厥逆可回也。

方中附子注明生用，非剖取即用也。

按：附子之毒甚大。种附子者，将附子剖出，先以盐水浸透。至药房中又几经泡制，然后能用。是知方中所谓附子生用者，特未用火炮熟耳。

又按：乌头、天雄、附子、侧子，原系一物。种附子于地，其当年旁生者为附子，附子外复旁生小瓣为侧子，其原种之附子本身变化为乌头。若附子经种后，其旁不长附子，惟本身长大即为天雄。天雄之热力最大，此如蒜中之独头蒜，实较他蒜倍辣也。天雄之色较他附子独黑。为其色黑，其力能下达。佐以芍药，能收敛浮越之阳下归其宅；为独头无瓣，故所切之片为圆片，其热力约大于寻常附子三分之一。方上开乌附子，药房给此；开天雄，药房亦应给此。若此药以外，复有所谓天雄者，乃假天雄也。

# 少 阳 病

## 少阳病提纲及汗吐下三禁

阳明之热已入府者，不他传矣。若犹在经，而未入于府者，仍可传于少阳。而少阳确实之部位，又须详为辨析也。夫太阳主外，阳明主里，而介于太阳、阳明之间者，少阳也。少阳外与太阳相并则寒，内与阳明相并则热，是以少阳有病而寒热往来也。由此而论，则传经之次第，当由太阳而少阳，由少阳而阳明，而《内经》竟谓"一日巨阳（即太阳）受之，二日阳明受之，三日少阳受之"者何也？盖他手、足同名之经各有界限，独少阳主膜，人身之膜无不相通。膜有连于太阳者，皮肤下腠理之白膜也；膜有连于阳明者，肥肉瘦肉间之膜也，此为手少阳经以三焦为府者也（三焦亦是膜，发源于命门，下焦为包肾络肠之膜，中焦为包脾连胃之膜，上焦为心下膈膜及心肺一系相连之膜）。又，两胁之下皆板油，包其外者亦膜也。此为足少阳之膜，以胆为府者也。由此知介于太阳、阳明之间者，手少阳也；传经在阳明之后者，足少阳也。太阳传阳明原自手少阳经过，而《伤寒论》未言及者，以其重足经不重手经也。

总之，手、足少阳之膜原相联络，即手、足少阳之气化原相贯通，是以《内经》谓少阳为游部（游部者，谓其中气化自手经至足经，自足经至手经，游行无定也）。更由此知所谓与太阳相并者，为手少阳腠理之膜也；与阳明相并者，为足少阳板油之膜也，以其相近故能相并也。能明乎此，则可与论少阳篇之病矣。

《伤寒论》原文：**少阳之为病，口苦，咽干，目眩也。**

唐容川曰：少阳是三焦，肾系命门之中。水中之阳，故曰少阳。从肾系达肝系而与胆通，水中之阳上生肝木，是为春生之阳，故曰少阳。寄于肝，胆秉风化而生火，故又为风火之主。若少阳三焦与胆皆不病，则风火清畅，生阳条达，人自不知不觉也。设病少阳胆木之火，则火从膜中上入胃口，而为口苦，咽干。设病少阳胆木之风，则风从膜中上走空窍，入目系合肝脉。肝脉贯脑入目，胆经与之合，则风火相煽而发目眩。眩者旋转不定，如春夏之旋风，乃风中有郁火之气也。此少阳胆经自致之病。仲景以此提纲，既见胆中风火之气化，又见三焦膜隔之道路。凡少阳与各经相通之理，欲人从此会通之矣。

《伤寒论》原文：**少阳中风，两耳无所闻，目赤，胸中满而烦者，不可吐下。吐下则悸而惊。**

张拱端曰：手、足少阳经脉均入耳中，耳内海底之鼓膜，为闻声之先受。风邪由经脉壅塞于鼓膜之下，外声不能由鼓膜传于司听神经，故两耳无所闻。又，手、足少阳经脉交会于目锐眦，故目赤。此亦少阳风火循经脉而上走空窍之病也。胸中满而烦者，则又是邪在少阳三焦之府也。上焦之膜，由膈上循腔子而为胸中，达心肺而生心包。故胸中满而烦者，满烦是火气在上焦膜孔府中，不在胃管中，故不可吐下。悸者，心包病也；惊者，肝病也。心包属手厥阴，与手少阳三焦相表里。肝属足厥阴，与足少阳胆相表里。且包络为三焦所归结，肝为胆所寄附。故少阳三焦胆有病，因误吐下，虚其里之正气，则少阳之邪，可内入于主厥阴之心包、肝而为悸惊也。

《伤寒论》原文：**伤寒，脉弦细，头痛发热者，属少阳。少阳不可发汗，发汗则谵语。此属胃，胃和则愈；胃不和，烦而悸。**

**按：**此节所言之证，乃少阳病之偏于热者也。弦细固为少阳之脉。观提纲中谆谆以胃和、胃不和为重要之点，想自阳明传少阳时，其外感之热仍有一半入府，而非尽传于少阳。脉虽弦细，重按必然甚实。此原当为少阳、阳明合病也。愚遇此等证脉时，恒将柴胡汤方中药味减半（惟人参与甘草不减），外加生石膏一两，知母五钱（此为白虎加人参汤与小柴胡汤各用一半），则少阳之病可解，其胃中之热亦可尽清，而不至有胃不和之虞矣。又此节合上节，为少阳病汗吐下三禁。治少阳病者当切记之。

# 论小柴胡汤证

《伤寒论》原文：**伤寒五六日，中风，往来寒热，胸胁苦满，默默不欲饮食，心烦喜呕，或胸中烦而不呕，或渴，或腹中痛，或胁下痞硬，或心下悸、小便不利，或不渴、身有微热，或咳者，小柴胡汤主之**（此节载太阳篇）。

唐容川曰：《内经》云：少阳为枢。盖实有枢之境地可指。又曰：十二经皆取决于少阳，亦实有取决之道路可指。盖决如决水，谓流行也，如管子决之则行之义。盖言十二经之流行，皆取道于少阳也。少阳是三焦，古作瞧，即人身中之膈膜油网。西医名为连网，《内经》名为三焦，宋元后谓三焦有名无象，其说非也。三焦之根发于肾系，由肾系生胁下之两大板油，中生腹内之网油，连小肠、大肠、膀胱；又上生肝膈、连胆系，由肝膈生胸前之膜膈，循肪腔内为一层白膜，上至肺系，连于心为心包络，又上而为咽喉，此三焦之府在内者也；从内透出筋骨之外，是生肥肉。肥肉内、瘦肉外，一层网膜有纹理，为营卫外来之路，名曰腠理（此与愚谓皮肤下白膜为腠理者，各有所本），乃三焦之表也。邪在腠理，出与阳争则寒，入与阴争则热，故往来寒热。胸胁是膈膜连接之处，邪在膈膜，故胸胁苦满。少阳胆火游行三焦，内通包络。火郁不达，故默默。凡人饮水俱从胃散入膈膜，下走连网以入膀胱。凡人食物化为汁液，从肠中出走网油以达各脏。邪在膜油之中，水不下行则不欲饮，汁不消行则不欲食。心烦者，三焦之相火内合心包也。喜呕者，三焦为行水之府，水不下行，故反呕也；或但合心火为胸中烦，而水不上逆则不呕。或三焦之火能消水则渴。或肝膈中之气，迫凑于腹内网油之中则腹中痛。或邪结于胁下两大板油之中，则胁下痞满。或三焦中火弱水盛，水气逆于心下膈膜之间，则心下悸。或三焦之府不热则不消渴。而邪在三焦之表，居腠理之间，则身有微热。或从膈膜中上肺冲咽喉，为痰火犯肺则咳。总之，是少阳三焦膜中之水火郁而为病也，统以小柴胡汤散火降水主之。

上唐氏之疏解可谓精细。而于何者为手少阳，何者为足少阳，仍欠发明。再者，观其传经在阳明之后及少阳忌发汗，少阳行身之侧，少阳为枢之义，皆指足少阳而言，则《伤寒论》之侧重足少阳明矣。盖少阳为游部，其手经、足经原不能分，是以病在足少阳多有连带手少阳之处。提纲中所言之病本此义。以融会观之，自无难解之处也。

## 少 阳 病

**小柴胡汤方**

**柴胡**半斤　**黄芩**三两　**人参**三两　**甘草**三两　**半夏**半升洗　**生姜**三两切　**大枣**十二枚擘

上七味，以水一斗二升，煮取六升。去滓，再煎，取三升。温服一升，日三服。

若胸中烦而不呕者，去半夏、人参，加栝蒌实一枚。

若渴，去半夏，加人参，合前成四两半，栝蒌根四两。

若腹中痛者，去黄芩，加芍药三两。

若胁下痞硬，去大枣，加牡蛎四两。

若心下悸、小便不利者，去黄芩，加茯苓四两。

若不渴、外有微热者，去人参，加桂枝三两，温覆微汗愈。

若咳者，去人参、大枣、生姜，加五味子半升、干姜二两。

张令韶曰：太阳之气，不能由胸出入，逆于胸胁之间，内干，动于脏气，当借少阳之枢转而外出也。柴胡二月生苗，感一阳初生之气。香气直达云霄，又禀太阳之气。故能从少阳之枢，以达太阳之气。半夏生当夏半，感一阴之气而生，启阴气之上升者也。黄芩气味苦寒，外实而内空腐，能解形身之外热。甘草、人参、大枣，助中焦之脾土，由中而达外。生姜所以发散宣通者也。此从内达外之方也。原本列于太阳，以无论伤寒、中风，至五六日之间，经气一周，又当来复于太阳。往来寒热为少阳之枢象，此能达太阳之气从枢以外出，非解少阳也。各家俱移入少阳篇，到底是后人识见浅处。

又曰：太阳之气，不能从胸出入，逆于胸胁之间，虽不干动在内有形之脏真，而亦干动在外无形之脏气。然见一脏之证，不复更见他脏，故有七"或证"也。胸中烦者，邪气内侵君主，故去半夏之燥。不呕者，胃中和而不虚，故去人参之补；加栝蒌实之苦寒，导火热以下降也。渴者，阳明燥金气盛，故去半夏之辛，倍人参以生津，加栝蒌根引阴液以上升也。腹中痛者，邪干中土，故去黄芩之苦寒，加芍药以通脾络也。胁下痞硬者，厥阴肝气不舒，故加牡蛎之纯牡，能破肝之牝脏；其味咸能软坚，兼除胁下之痞；去大枣之甘缓，欲其行之捷也。心下悸、小便不利者，肾气上乘而积水在下，故去黄芩，恐苦寒以伤君火；加茯苓保心气，以制水邪也。不渴而外有微热者，其病仍在太阳，故不必用生液之人参，宜加解外之桂枝，复取微汗也。咳者伤肺，肺气上逆，故加干姜之热以温肺，五味之敛以降逆。凡咳皆去人参，长沙之秘旨。既有干姜之温，不用生姜之散；既用五味之敛，不用大枣之缓也。

**或问：** 传经之次第，自太阳传阳明。因太阳主皮肤，阳明主肌肉，皮肤之内即肌肉也。至阳明传少阳，亦显有道路可指者乎？

**答曰：** 善哉问也。欲求医学进步，原当如此研究也。子知阳明主肌肉，亦知少阳主膜乎？肌肉之中有膜，肌肉之底面亦为膜，即人身躯壳里边腔上之肉皮也。阳明之邪入府者，不复传矣。其不入府而传者，由肌肉之浅处以深。传不已，必能达于底面之膜。此膜原足少阳主之也。邪传至此，因其膜多与肉紧贴，无隙存留，遂皆聚于两胁板油之中，此乃足少阳之大都会。油质原来松缓，膜与肉相离又绰有余地，是以可容邪伏藏也。此阳明传少阳，显然可指之道路也。至《内经》谓"少阳为枢"者（《内经》谓太阳主开，阳明主阖，少阳主枢），乃自下上升之枢，即由内转外之枢也。盖板油之膜，原上与膈膜相连。外邪至此，不能透膜而出，遂缘板油之膜上升至膈，直欲透膈膜而上出，是以少阳之病多数喜呕也。此乃病机之上越也。故方中重用柴胡，正所以助少阳之枢转以引邪外出也。犹恐其枢转之力或弱，故又助以人参，以厚其上升之力。则少阳之邪直能随少阳之气透膈上出矣。用半夏者，因其生当夏半，能通阴阳和表里。且以病本喜呕，而又升以柴胡助以人参，少阳虽能上升，恐胃气亦因之上逆，则欲呕之证仍难愈。用半夏协同甘草、姜、枣，降胃兼以和胃也。用黄芩者，以其形原中空，故善清躯壳之热，且亦以解人参之偏热也。

小柴胡汤证，原忌发汗。其去滓重煎者，原所以减柴胡发表之力，欲其但上升而不外达也。乃太阳篇一百零三节，服小柴胡汤后，竟有发热汗出之文。读《伤寒论》者，恒至此而生疑，注疏家亦未见有详申其义者。今试录其原文细研究之。

**《伤寒论》原文：凡柴胡汤证而下之，若柴胡证不罢者，复与小柴胡汤，必蒸蒸而振，却发热汗出而解。**

**解：**小柴胡汤，以引少阳之邪透膈上出，而无事出汗，原为小柴胡汤证治法之正规。然药力之上升透膈颇难，必赖其人之正气无伤，药借正气以运行之，而后可以奏效。至误下者，足少阳之邪多散漫于手少阳三焦脂膜之中，仍投以小柴胡汤，其散漫于手少阳者，遂可藉其和解宣通之力，达于太阳而汗解矣。其留于胁下板油中者，因误降伤气，无力上达，亦遂籍径于手少阳而随之汗解。故于汗出上特加一"却"字，言非发其汗而却由汗解。此乃因误下之后而使然，以明小柴胡汤原非发汗之药也。其汗时必发热、蒸蒸而振者，有战而后汗意也。盖少阳之病由汗解，原非正路。而其留于胁下之邪作汗解尤难。乃至服小柴胡汤后，本欲上透膈膜，因下后气虚，不能由上透出。而其散漫于手少阳者，且又以同类相招，遂于蓄极之时而开旁通之路。此际几有正气不能胜邪气之势，故汗之先必发热而振动。此小柴胡汤方中所以有人参之助也。是以愚用此方时，于气分壮实者，恒不用人参，而于误服降药后及气虚者，则必用人参也。

人身之膜，原无处不相联络。女子之胞室亦膜也。其质原两膜相合，中为夹室，男女皆有。男以化精，女以通经。故女子之胞室亦曰血室。当其经水初过之时，适有外感之传经者乘虚袭人，致现少阳证病状，亦宜治以小柴胡汤。《伤寒论》中亦曾详论之矣。

《伤寒论》原文：**妇人中风七八日，续得寒热，发作有时，经水适断者，此为热入血室。其血必结，故使如疟状，发作有时，小柴胡汤主之。**

唐容川注曰：邪在表里之间，只能往来寒热而不发作有时。惟疟证邪客风府，或疟母结于胁下膜油之中，卫气一日一周，行至邪结之处欲出不得，相争为寒热，所以发作有时也。夫卫气者，发于膀胱水中，达出血分。血为营，气为卫。此证热入血室，在下焦膜网之中，其血必结，阻其卫气。至血结之处相争，则发寒热；卫气已过，则寒热止。是以发作有时，与疟无异。原文"故使"二字，明言卫气从膜中出，血结在膜中，故使卫气不得达也。用柴胡透达膜膈而愈，知热入血室在膜中，即知疟亦在膜中矣。

伤寒之病既自阳明传少阳矣，间有遵少阳之法治之，其证复转阳明者。此虽仅见之证，亦宜详考治法。

《伤寒论》原文：**服柴胡汤已，渴者，属阳明也。当以法治之。**

喻嘉言曰：风寒之邪，从阳明而传少阳，起先不渴，里证未具。及服小柴胡汤已，重加口渴，则邪还阳明，而当调胃以存津液矣。然不曰攻下，而曰以法治之，意味无穷。盖少阳之寒热往来，间有渴证。倘少阳未罢而恣言攻下，不自犯少阳之禁乎？故见少阳重转阳明之证，但云以法治之。其法维何？即发汗利小便已，胃中燥烦，实大便难之说也。若未利其小便，则有猪苓、五苓之法；若津液热炽，又有人参白虎之法。仲景圆机活泼，人存政举，未易言矣。

按：少阳证，不必皆传自阳明也。其人若胆中素有积热，偶受外感，即可口苦、心烦、寒热往来。于柴胡汤中加生石膏、滑石、生杭芍各六钱，从小便中分消其热，服后即愈。若其左关甚有力者，生石膏可用至一两（小柴胡汤证宜加石膏者甚多，不但此证也），自无转阳明之虞也。

按：小柴胡汤本为平和之剂，而当时医界恒畏用之，忌柴胡之升提也。即名医若叶天士，亦恒于当用柴胡之处避而不用，或以青蒿代之。诚以古今之人，禀赋实有不同：古人禀质醇厚，不忌药之升提；今人体质多上盛下虚。上焦因多有浮热，见有服柴胡而头疼目眩者，见有服柴胡而齿龈出血者，其人若素患吐血及脑充血证者，尤所忌服。至愚用小柴胡汤时，恒将原方为之变通，今试举治验之数案以明之。

同庄张月楼，少愚八岁，一方之良医也。其初习医时，曾病少阳伤寒，寒热往来，头疼发热，心中烦而喜呕。脉象弦细，重按有力。

愚为疏方调治，用柴胡四钱，黄芩、人参、甘草、半夏各三钱，大枣四枚，生姜三大片，生石膏一两，俾煎汤一大盅服之。

月楼疑而问曰：此方乃小柴胡汤外加生石膏也。

按原方中分量：柴胡半斤。以一两折为今之三钱计之，当为二两四钱，复三分之，当为今之八钱。今方中他药皆用其原分量，独柴胡减半，且又煎成一盅服之，不复去滓重煎，其故何也？弟初习医，未明医理，愿兄明以教我也？

答曰：用古人之方，原宜因证、因时，为之变通，非可胶柱鼓瑟也。此因古今气化略有不同，即人之禀赋遂略有差池。以愚用小柴胡汤时，其分量与药味，恒有所加减。

夫柴胡之性，不但升提，实原兼有发表之力。古法去滓重煎者，所以减其发表之力也。今于方中加生石膏一两以化其发表之力，即不去滓重煎，自无发表之虞。且因未经重煎，其升提之力亦分毫无损。是以止用一半，其力即能透膈上出也。

放心服之，自无差谬。月楼果信用愚言，煎服一剂，诸病皆愈。


又治邻村刘姓妇人，得伤寒少阳证。寒热往来无定时，心中发热，呕吐痰涎，连连不竭，脉象沉弦。

为开小柴胡汤原方，亦柴胡减半用四钱，加生石膏一两，云苓片四钱。

有知医者在座，疑而问曰：少阳经之证，未见有连连吐黏涎不竭者。今先生用小柴胡汤，又加石膏、茯苓，将勿不但为少阳经病，或又兼他经之病乎？

答曰：君之问诚然也，此乃少阳病而连太阴也。少阳之去路原为太阴之经。太阴在腹，为湿土之气。若与少阳相并，则湿热化合，即可多生黏涎。故于小柴胡汤中加石膏、茯苓，以清少阳之热，即以利太阴之湿也。

知医者闻之，甚为叹服。遂将此方煎服，两剂痊愈。

又，在辽宁曾治一妇人，寒热往来，热重寒轻，夜间恒作谵语，其脉沉弦有力。

因忆《伤寒论》谓：妇人热入血室证，昼日明了，暮则谵语，如见鬼状。遂细询之。

因知其初受外感三四日，月信忽来。至月信断后，遂变斯证。

据所云云，知确为热入血室，是以其脉沉弦有力也。

遂为开小柴胡原方，将柴胡减半，外加生黄芪二钱，川芎钱半，以升举其邪之下陷。更为加生石膏两半，以清其下陷之热。

将小柴胡如此变通用之，外感之邪虽深陷，实不难逐之使去矣。将药煎服一剂，病愈强半。又服一剂，痊愈。

**按**：热入血室之证，其热之甚者，又宜重用石膏二三两以清其热。血室之中，不使此外感之热稍有存留，始无他虞，愚曾治有血室溃烂脓血者数人，而究其由来，大抵皆得诸外感之余。其为热入血室之遗恙可知矣。盖当其得病之初，医者纵知治以小柴胡汤，其遇热之剧者，不知重用石膏以清血室之热，遂致酿成危险之证。此诚医者之咎也。医界有治热入血室之证者，尚其深思愚言哉！

# 论大柴胡汤证

柴胡汤证，有但服小柴胡不能治愈，必治以大柴胡汤始能治愈者。此病欲藉少阳之枢转外出，而阻于阳明之阖。故宜于小柴胡汤中兼用开降阳明之品也。

《伤寒论》原文：太阳病，过经十余日，反二三下之。后四五日，柴胡证仍在者，先与小柴胡汤；呕不止，心下急，郁郁微烦者，为未解也。与大柴胡汤下之则愈。

## 大柴胡汤方

柴胡<sub>半斤</sub> 黄芩<sub>三两</sub> 芍药<sub>三两</sub> 半夏<sub>半升洗</sub> 生姜<sub>五两</sub> 枳实四两炙 大枣<sub>十二枚擘</sub>

上七味，以水一斗二升，煮取六升，去滓再煎，温服一升，日三服。一方加大黄二两。

陈修园曰：此方若不加大黄，恐不能为大柴胡汤。此乃少阳之枢并于阳明之阖，故用大黄以调胃。

陈古愚曰：凡太阳之气逆而内干，必藉少阳之枢转而外出者，仲景名为柴胡证。但小柴胡证心烦，或胸中烦，或心下悸，重在于胁下苦满；而大柴胡证，不在胁下，而在心下，曰心下急，郁郁微烦，曰心下痞硬，以此为别。小柴胡证，曰喜呕，曰或胸中烦而不呕；而大柴胡证，不但呕而且呕吐，不但喜呕而且呕不止，又以此为别。所以然者，太阳之气不从枢外出，反从枢内入，干于君主之分，视小柴胡证颇深也。方用芍药、黄芩、枳实、大黄者，以病势内入，必取苦泄之品，以解在内之烦急也。又用柴胡、半夏以启一阴一阳之气，生姜、大枣以宣发中焦之气。盖病势虽已内入，而病情仍欲外达，故制此汤还藉少阳之枢而外出，非若承气之上承热气也。

愚按：此方无大黄者非原方，即加大黄亦疑非原方。以其病当屡下之余，虽柴胡证仍在，其气分必有伤损。况又减去人参，复大黄、枳实并用，既破其血，又破其气，纵方中有柴胡，

## 少 阳 病

犹能治其未罢之柴胡证乎？盖大黄虽为攻下之品，然偏于血分，仍于气分无甚伤损，即与柴胡无甚龃龉。至枳实能损人胸中最高之气，其不宜与柴胡并用明矣。愚想此方当日原但加大黄，后世用其方者，畏大黄之猛烈，遂易以枳实。迨用其方不效，不得不仍加大黄，而竟忘去枳实。此为大柴胡或有大黄，或无大黄，以致用其方者恒莫知所从也。以后凡我同人，有用此方者，当以加大黄去枳实为定方矣。究之，古今之气化不同，人身之强弱因之各异。大柴胡汤用于今日，不惟枳实不可用，即大黄亦不可轻用，试举两案以明之。

邑诸生刘干臣，愚之契友也，素非业医而喜与愚研究医学。其女公子适邑中某氏，家庭之间多不适意，于季秋感冒风寒，延其近处医者治不愈，干臣邀愚往诊。病近一旬，寒热往来。其胸中满闷、烦躁皆甚剧，时作呕吐。脉象弦长有力。

愚语干臣曰：此大柴胡汤证也，从前医者不知此证治法，是以不愈。干臣亦以愚言为然。

遂为疏方：用柴胡四钱，黄芩、芍药、半夏各三钱，生石膏两半碎，竹茹四钱，生姜四片，大枣四枚，俾煎服。

干臣疑而问曰：大柴胡汤原有大黄、枳实，今减去之，加石膏、竹茹，将勿药力薄弱难奏效乎？答曰：药之所以能愈病者，在对证与否，不在其力之强弱也。宜放胆服之，若有不效，余职其咎。病人素信愚，闻知方中有石膏，亦愿急服。遂如方煎服一剂。须臾，觉药有推荡之力，胸次顿形开朗，烦躁呕吐皆愈。

干臣疑而问曰：余疑药力薄弱不能奏效，而不意其奏效更捷，此其理将安在耶？答曰：凡人得少阳之病，其未病之先，肝胆恒有不舒。木病侮土，脾胃亦恒先受其扰。迨其阳明在经之邪，半入于府、半传于少阳，于斯阳明与少阳合病。其热之入于府中者，原有膨胀之力。复有肝胆以扰之，其膨胀之热，益逆行上干而凌心，此所以烦躁与胀满并剧也。——小柴胡汤去人参原可舒其肝胆。肝胆既舒，自不复扰及脾胃。又重用石膏，以清入府之热，俾其不复膨胀上干，则烦躁与满闷自除也。况又加竹茹之开胃止呕者以辅翼之，此所以奏效甚捷也。此诚察于天地之气化，揆诸生人之禀赋，而有不得不为变通者矣。干臣闻之，甚为叹服曰：聆此妙论，茅塞顿开，眈我良多矣。

又治一人，年逾弱冠，禀赋素羸弱。又专心医学，昕夕研究，颇费神思。偶于初夏，往邑中办事，因受感冒，病于旅邸，迎愚诊视。适愚远出，遂求他医治疗。将近一旬，病犹未愈。

时适愚自他处旋里，路经其处，闻其有病，停车视之。正值其父亦来看视，见愚喜甚。盖其人亦略识医学，素深信愚者也。

时正为病人煎药，视其方，乃系发表之剂。及为诊视，则白虎汤证也。嘱其所煎之药，千万莫服。

其父求为疏方。因思病者禀赋素弱，且又在劳心之余，若用白虎汤，原宜加人参。然其父虽信愚，而其人实小心过度。若加人参，石膏必须多用，或因此不敢径服。况病者未尝汗下，且又不渴，想但用白虎汤，不加人参，亦可奏效。遂为开白虎汤原方，酌用生石膏二两，其父犹嫌其多。

愚曰：此因君平素小心特少用耳，非多也。又因脉有数象，外加生地黄一两以滋其阴分。

嘱其煎汤两盅，分两次温饮下。且嘱其若服后热未尽退、其大便不滑泻者，可即原方仍服一剂。

　　迨愚旋里后，其药止服一剂，热退十之八九。虽有余热未清，不敢再服。迟旬日大便燥结不下，两腿微肿，拟再迎愚诊视。适有其友人某，稍知医学，谓其腿肿系为前次重用生石膏二两所伤。

　　其父信友人之言，遂改延他医。见其大便燥结，投以降下之剂，方中重用大黄八钱。将药服下，其人即不能语矣。

　　其父见病势垂危，急遣人迎愚。未及诊视而亡矣。

　　夫此证之所以便结腿肿者，因其余热未清，药即停止也。乃调养既失之于前，又误药之于后，竟至一误再误，而不及挽救。使其当时不听其友人盲论，仍迎愚为诊治，或再投以白虎汤，或投以白虎加人参汤，将石膏加重用之，其大便即可因服凉润之药而通下。大便既通，小便自利，腿之肿者不治自愈矣。

　　就此案观之，则知大柴胡汤中用大黄，诚不如用石膏也（重用白虎汤即可代承气，曾于前节论承气汤时详言之）。盖愚当成童时，医者多笃信吴又可，用大剂承气汤以治阳明府实之证，莫不随手奏效。及愚业医时，从前之笃信吴又可者，竟恒多偾事，此相隔不过十余年耳。况汉季至今，千余年哉。盖愚在医界颇以善治寒温知名，然对于白虎汤或白虎加人参汤，旬日之间必用数次。而对于承气汤，恒终岁未尝一用也，非敢任意左右古方，且僭易古方。此诚为救人计而甘冒不韪之名。医界同人之览斯编者，尚其谅之。

# 少阳篇三阳合病之治法

　　少阳篇，有三阳并病之证。提纲中详其病状而未列治法，此或有所遗失欤？抑待后人遇此证自为拟方欤？愚不揣固陋，本欲拟一方以补之，犹恐所拟者未必有效。今试即其所载病状以研究其病情，再印征以生平所治之验案。或于三阳合病之法，可得其仿佛欤？

**《伤寒论》原文：三阳合病，脉浮大，上关上。但欲眠睡，目合则汗。**

唐容川曰：少阳半表半里，若从半表而外合于阳明、太阳，则为三阳合病。其脉亦应三阳主外之象而浮大，上关上。则寸更浮大，皆主在表也。三阳经皆起于目，而三焦膜腠上通耳目空窍，声音从耳入，耳壅塞则聋。神魂从目出，目沉迷则但欲眠。盖邪热在里，则神魂不得入而虚烦不眠；邪热在表，则神魂不得出而但欲眠。神魂者，阳也。与卫气为一体。神魂内返，则卫气不出而卫外，故目合则汗。其汗之道路，又从膜而蒸其肌肉，从肌肉而渗出皮毛。总见少阳三焦膜网外通二阳，凡一切由外入内、由内出外之理皆可知矣。即太阳、阳明关于少阳膜间之证，亦从可知矣。少阳证所以不详者，凡二阳兼证，已具太阳、阳明篇中，故不具论，读者当会其通也。

陶华氏谓，此节所言之病，当治以小柴胡加葛根、芍药。而愚对于此证，有治验之案二则，又不拘于小柴胡汤中加葛根、芍药也。试详录二案于下，以质诸医界。

一人年过三旬，于初春患伤寒证，经医调治不愈。七八日间延为诊视：头疼，周身发热，恶心欲吐，心中时或烦躁，头即有汗而身上无汗。左右脉象皆弦，右脉尤弦而有力，重按甚实，关前且甚浮。

即此脉论：其左右皆弦者，少阳也；右脉重按甚实者，阳明也；关前之脉浮甚者，太阳也。此为三阳合病无疑。其既有少阳病而无寒热往来者，缘与太阳、阳明相并，无所为往，无所为来也。

遂为疏方：生石膏、玄参各一两，连翘三钱，茵陈、甘草各二钱，俾共煎汤一大盅顿服之。

将药服后，俄顷，汗出遍体。近一点钟，其汗始竭。从此，诸病皆愈。

其兄颇通医学，疑而问曰：此次所服药中分毫无发表之品，而服后竟由汗解而愈者何也？答曰：出汗之道，在调剂其阴阳，听其自汗，非可强发其汗也。若强发其汗，则汗后恒不能愈，且转至增剧者多矣。如此证之三阳相并，其病机本欲藉径于手太阴之络而外达于皮毛，是以右脉之关前独浮也。乃因其重按有力，知其阳明之积热，犹团结不散，故用石膏、玄参之凉润者，调剂其燥热，凉热化合，自能作汗。又少加连翘、茵陈（可代柴胡）以宣通之，遂得尽随病机之外越者，达于皮毛而为汗解矣。此其病之所以愈也。

其兄闻之，甚为叹服曰：先生之妙论，自古未有也。诚能于医学否塞之时，放异样光明者矣。


又治一人，年近三旬，因长途劳役，感冒甚重，匆匆归家，卧床不起。经医诊治半月，病益加剧。及愚视之，见其精神昏愦，谵语不休，肢体有时惕动不安。其两目直视，似无所见。其周身微热，而间有发潮热之时。心中如何，询之不能自言。其大便每日下行，皆系溏粪。其脉左右皆弦细而浮，数逾六至，重按即无。

其父泣而问曰：延医数位，皆不为出方。因此后事皆备，不知犹可救否？余生平止此一子，深望先生垂怜也。愚悯其言词恳切，慨然许为救愈。时有其同村医者在座，疑而问曰：此证之危险已至极点，人所共见。先生独慨然谓其可治，然不知此证果系何病，且用何方药治之？

答曰：此《伤寒论》少阳篇所谓三阳合病。然《伤寒论》中所言者，是三阳合病之实证。而此症乃三阳合病之虚证，且为极虚之证。凡三阳合病以病已还表，原当由汗而解。此病虽虚，亦当由汗而解也。

医者闻愚言，若深讶异曰：病虚若此，犹可发汗乎？且据何见解而知谓为三阳合病乎？答曰：此证为三阳合病，确有证据。此证之肢体惕动，两目直视，且间发潮热者，少阳也；精神昏愦，谵语不休者，阳明也；其脉弦而甚浮者，乃自少阳还太阳也。是以谓之三阳合病也。夫病已还表，原欲作汗。特以脉数无根，真阴大亏，阳升而阴不能应，是以不能化合而为汗耳。治此证者，当先置外感于不问，而以滋培其真阴为主。连服数剂，俾阴分充足，自能与阳气化合而为汗。汗出而病即愈矣。若但知病须汗解，当其脉数无根之时，即用药强发其汗，无论其汗不易出也，即服后将汗发出，其人几何不虚脱也？

医者闻之，甚悦服曰：先生明论，迥异寻常。可急为疏方，以救此垂绝之命哉。愚遂为开生地黄、熟地黄、生山药、大枸杞各一两，玄参、沙参、净萸肉各五钱，煎汤一大碗，分两次温饮下。此药一日夜间连进两剂。翌晨，再诊其脉，不足六至，精神亦见明了。自服药后大便未行，遂于原方中去萸肉，加青连翘二钱。服后周身得汗，病若失。

# 太 阴 病

## 太阴病提纲及意义

病由少阳而愈者，藉少阳之枢转而外出也。乃有治不如法，其病不能藉少阳之枢转外出，而转由腔上之膜息息透入腹中，是由少阳而传太阴也。夫病既传于太阴，其病情必然变易，自当另议治法。是则太阴经发现之病状与其治法，又当进而研究矣。

《伤寒论》原文：**太阴之为病，腹满而吐，食不下，自利益甚，时腹自痛。若下之，必胸中结硬。**

脾为太阴之府，其处重重油脂包裹，即太阴之经也。盖论其部位，似在中焦之内。惟其处油脂独厚于他处，是太阴之经虽与三焦相连，而实不与三焦相混也。且《难经》谓脾有散膏半斤，即西人所谓甜肉汁，原系胰子团结而成，方书谓系脾之副脏。其分泌善助小肠化食，实亦太阴经之区域也。为其经居于腹之中间，是以腹满为太阴经之的病。其吐食自利者，此经病而累及于府，脾病不能运化饮食，是以吐利交作也。其腹痛者，因病在太阴，中焦郁满而气化不通也。下之必胸中结硬者，因下后脾气下陷，不能散精以达于肺（《内经》谓脾气散精，以达于肺），遂致郁于胸中而为结硬也。

**按：**此节提纲甚详，而未言治法，及下节汇通观之，可自得其治法矣。

**又原文：太阴中风，四肢烦疼。阳微阴涩而长者，为欲愈。**

唐容川曰：此节言太阴中风，脉若阳大而阴滑，则邪盛内陷矣。今阳不大而微，阴涩而又见长者，乃知微涩是邪不盛，不是正气虚；长是正气足，不嫌其微涩。故为欲愈也。

一人，年甫弱冠，当仲春之时，因伏气化热窜入太阴，腹中胀满，心中烦躁，两手肿疼。其脉大而濡，两尺重按颇实。

因思：腹中者，太阴之部位也。腹中胀满，乃太阴受病也。太阴之府为脾，脾主四肢。因伏气化热窜入太阴，是以两手肿疼也。其两足无恙者，因窜入太阴者，原系热邪，热之性喜上行，是以手病而足不病。为其所受者热邪，是以觉烦躁也。

因忆《伤寒论》太阴篇有谓：太阴中风，四肢烦疼，阳微阴涩而长者，为欲愈。今此证所现之脉，正与欲愈之脉相反，是不得不细商治法也。

为疏方，用生莱菔子、生鸡内金各三钱以开其胀满，滑石、生杭芍各六钱以清其烦躁，青连翘、生蒲黄各四钱以愈其两手肿疼。按方煎服两剂，诸病皆愈。

诚以太阴之病原属湿热。其湿热之郁蒸于上者，服此汤后得微汗而解；其湿热之陷溺于下者，服此汤后亦可由小便分利而解矣。

若执此案之方以治前节所言之病，于方中加法半夏三钱，则在上之吐可止；再加生山药八钱，下焦之利亦可愈。至方中之连翘、蒲黄，不但能治手肿疼，即腹中作痛服之亦能奏效。将方中药味，略为增加以治前节之病，亦可随手治愈也。

# 太阴病桂枝汤证

太阴之病，有时可由汗解者，然必须病机有外越之势，原非强发其汗也。

**《伤寒论》原文：太阴病，脉浮者，可发汗，宜桂枝汤。**

脉浮者，乃太阴之病机外越，原可因其势而导之，故可服桂枝汤以发其汗也。

若其脉之浮而有力者，宜将桂枝减半（用半钱），加连翘三钱。盖凡脉有浮热之象者，过用桂枝，恒有失血之虞。而连翘之性凉而宣散，凡遇脉象之浮而有力者，恒得之即可出汗。故减桂枝之半而加之以发汗也。恐其汗不出者，服药后亦可啜粥。

若间有太阴腹满之本病者，可加生莱菔子三钱。盖莱菔子生用，其辛辣之味不但可以消胀满，又可助连翘发汗也。

# 太阴病宜四逆辈诸寒证

太阴自少阳传来，原无寒证。乃有其脏本素有寒积，经外感传入而触发之，致太阴外感之证不显，而惟显其内蓄之寒凉以为病者。是则不当治外感，惟宜治内伤矣。

**《伤寒论》原文：自利不渴者，属太阴，以其脏有寒故也。当温之，宜四逆辈。**

陈修园曰：自利者，不因下而利也。凡利，则津液下注，多见口渴，惟太阴湿土之为病不渴。至于下利者，当温之。而浑言四逆辈，所包括之方原甚广。

王和安谓：温其中、兼温其下宜四逆，但温其中宜理中、吴茱萸，寒结宜大建中汤，湿宜真武汤，渴者宜五苓散，不渴而滑宜赤石脂禹余粮汤。而愚则谓甘草干姜汤、干姜附子汤、茯苓四逆汤诸方，皆可因证选用也。

## 太阴病坏证桂枝加芍药汤及桂枝加大黄汤证

太阴之证，不必皆由少阳传来也，又间有自太阳传来者。然自少阳传来，为传经次第之正传；自太阳传来，则为误治之坏证矣。

《伤寒论》原文：**本太阳病，医反下之，因而腹满时痛者，属太阴也，桂枝加芍药汤主之；大实痛者，桂枝加大黄汤主之。**

张拱端曰：太阴脾脏，通体连于油网之上。网中之膏油，脾所主也。油网布腹中。邪入太阴之网油，故腹满时痛。网油透出躯壳，是生肥肉称肌肉。肌肉与太阳之营卫相接于外，故太阳之邪热可由肌肉而入太阴脾也。用桂枝加芍药汤，以太阳营卫之陷邪可举者，有姜、桂调而举之；不可举者，重加芍药之苦以降之，则满痛可愈。若大实痛者，是膏油受邪过甚，实于其中胰脂化膏之力不足以胜之。故用桂枝加大黄汤，倍芍药苦降之外，更加大黄助胰脂滑利之性以去膏油之实也。然太阴标阴本湿，只有温汗两法，原无下法。以太阴主湿，湿能濡，无燥结之可下也。今用下行之大黄者何耶？盖大黄虽能下行，亦视所用之轻重为变迁耳。考夫阳明与太阴，俱有满痛证。观阳明之承气汤重用大黄，此处轻用大黄，不独见药之轻重有变迁，更可见阳明与太阴之满痛，其界限又不同。阳明是胃管，胃管内之糟粕，得阳明之燥气，能使结实，不大便而满痛。故承气重大黄以通地道。太阴是脾，脾连油网，在胃管之外网膜膏油中，只能壅水与血而为满痛。理中汤用白术、干姜，燥水湿以散寒也。桂枝加芍药汤、桂枝加大黄汤，均重用芍药泄血分之热也。而桂枝加大黄，虽用大黄，然份量轻于诸药，当从诸药入于太阴脾之网油，不得由大肠径过而下也。例如茵陈蒿汤虽用大黄，其茵陈独多，而大黄随茵陈利湿热由小便出。其理可求矣。

张氏此段疏解颇精细。惟于桂枝汤中倍用芍药之理似欠发挥。盖当误下之后，外感之邪固可乘虚而入太阴。究之，脾土骤为降下所伤，肝木即乘虚而侮脾土。腹中之满而且痛，实由肝脾之相龃龉也。桂枝原为平肝（木得桂则枯，且其味辛属金，金能制木也）和脾（气香能醒脾，辛温之性，又善开脾瘀）之圣药。而辅以芍药、甘草、姜、枣，又皆为柔肝扶脾之品。是桂枝汤一方，若免去啜粥，即可为治太阴病之正药也。

至于本太阳证，因误下病陷太阴、腹满时痛，而独将方中芍药加倍者，因芍药善治腹痛也。试观仲景用小柴胡汤，腹痛者去黄芩加芍药；通脉四逆汤腹痛者，去葱加芍药，此明征也。若与甘草等分同用，为芍药甘草汤，原为仲景复阴之方。愚尝用之以治外感杂证骤然腹痛（须审其腹痛非凉者），莫不随手奏效。惟其所用之分量，芍药倍于甘草是为适宜。盖二药同用，原有化合之妙，此中精微固不易窥测也。且二药如此并用，大有开通之力，则不惟能治腹痛，且能除腹满也。

惟此方中芍药加倍为六两，甘草仍为二两，似嫌甘草之力薄弱，服后或难速效。拟将甘草亦加重为三两，应无药性偏重之弊欤。

## 桂枝加芍药汤方
**桂枝**三两去皮　　**芍药**六两　　**甘草**二两炙　　**生姜**三两切　　**大枣**十二枚擘

上五味，以水七升，煮取三升，去滓，分温三服。

## 桂枝加大黄汤方
**即前方加大黄二两。**

# 少 阴 病

## 少阴病提纲及意义

中焦脂膜团聚之处，脾居其中，斯为太阴，前已言之。而下焦脂膜团聚之处，肾居其中，故名少阴。少阴之府在肾，少阴之经即团聚之脂膜也。为其与中焦团聚之处相连，是以外感之传递，可由太阴而传入少阴也。

**《伤寒论》原文：少阴之为病，脉微细，但欲寐也。**

少阴之病，有凉有热。说者谓：若自太阴传来，是阳明、少阳之邪顺序传入少阴，则为热证；若外感之邪直中真阴，则为寒证者。而愚临证实验以来，知少阴病之凉者原非直中。乃自太阳传来，为表里之相传，亦为腑脏之相传（膀胱）。因太阳之府相连之脂膜，原与包肾之脂膜相通也。其间有直中者，或因少阴骤虚之时，饮食寒凉而得。此不过百中之一二，其治法原当另商也。

至少阴病之热者，非必自传经而来，多由伏气化热入少阴也。所谓伏气者，因其素受外寒甚轻，不能即病。其所受之寒气伏于三焦脂膜之中，阻塞气化之升降而化热（气化因阻塞而生热，伏气即可与之相合而化热）。恒因少阴之虚损，伏气乘虚而窜入少阴，此乃少阴之热病初得即宜用凉药者也。

至无论其病之或凉或热而脉皆微细者，诚以脉之跳动发于心，而脉之所以跳动有力者，又关于肾。心肾者，水火之根源也。心肾之气相济，则身中之气化自然壮旺；心肾之气若相离，身中之气化遂形衰惫。少阴有病者，其肾气为外邪遏抑，不能上升以济心。是以无论病之为凉为热，其脉象皆微细无力也。其但欲寐者，因心肾之气不交，身中之气化衰惫，精神必然倦懒，是以常常闭目以静自休息。又因肾气不能上达以吸引心阳下潜，是以虽闭目休息不能成寐，而为但欲寐之状也。从前西人之论肾者，惟知为滤水之器。后乃知论肾当取广义，遂谓副肾髓质（命门督脉）及副肾皮质（胞室）之分泌素，皆于心之跳动有至切之关系，此诚西人之医学有进步也。然必实征诸其所分泌者而后知之，是仍囿于迹象，而不知肾中有无形之气化与心息息相关者尤切也。

《伤寒论》原文：少阴病，欲吐不吐，心烦，但欲寐，五六日自利而渴者，属少阴也。虚故引水自救。若小便色白者，少阴病形悉具。小便白者，以下焦虚有寒，不能制水，故令色白也。

张拱端曰：少阳为阳枢，少阴为阴枢。少阴欲吐不吐者，以少阴有水复有火，水火之气循环上下不利，故欲吐不吐也。少阳喜呕者，以内外之气由焦膜中行，焦膜不利则气难于出入，是以逆于胃而为呕。呕则气少畅，故喜呕，此少阴欲吐，少阳喜呕之所以然也。又太阴、少阴俱有自利证。少阴自利而渴，从少阴本热之化也；太阴自利不渴，从太阴本湿之化也。若治少阴上焦口渴之实热，不顾及下焦下利之虚寒，则下利不止矣。故凡对于水火分病，则当用寒热之药分治之；对于水火合病，无妨用寒热之药合治之。本论用方有纯于寒、有纯于热，复有寒热并用者，即此理也。

**谨按：**本节未列治法。张氏谓上有实热、下有虚寒，宜用寒热之药。函问，师答曰：宜用生地一两，生杭芍五钱，附子二钱，干姜二钱，细辛一钱。计五味。不宜用石膏。

高崇勋谨注

**《伤寒论》原文：**少阴病，脉紧。至七八日，自下利，脉暴微，手足反温，脉紧反去者，为欲解也。虽烦，下利必自愈。

少阴之中有水有火。肾左右两枚，水也；肾系命门所生之相火，少阴中之火也。外寒自太阳透入少阴，与少阴中之水气相并，以阻遏其元阳，是以脉现紧象。紧者寒也，乃阴盛阳衰逼阳不得宣布之象也。迨阳气蓄之既久，至七八日又重值太阳、阳明主气之候，命门之火因蓄极而暴发，遂迫阴寒自下利外出，脉之紧者亦暴微。

盖脉紧原阳为阴迫，致现弦而有力之象；至暴微是由紧而变为和缓，未必甚微，与紧相较则见其微矣。且其手足反温，此为元阳已回之兆无疑。

治少阴中之寒病者，原以保护其元阳为主。此时或有心烦之病，实因相火暴发，偶有浮越于上者，此益足征无阳之来复也。是以知其必愈也。

陈修园曰：此言少阴得阳热之气而解也。余自行医以来，每遇将死之证，必以大药救之。忽而发烦下利，病家怨而更医，医家亦诋前医之误，以搔不着疼痒之药居功，余反因热肠受谤。甚矣，名医之不可为也！

愚年少时，初阅《伤寒论浅注》至此，疑修园之言，似近自为掩饰，迨医学研究既久，又加以临证实验，乃知修园之言诚不诬也。后又见常德张拱端所著《伤寒论会参》，亦谓修园之言诚然。且谓：余治一人，服药后下利苦烦，又喜哈哈，似癫非癫，数时病愈，亦与此节烦利自愈一例也。而愚则谓：若遇少阴阴寒险证，欲用药以回其阳时，不妨预告病家，阳回之后恒现下利心烦之象，自能免病家之生疑也。

**荫潮按：**

数年前，余在里处，曾治一少阴寒证，服药后下利、发烦而愈。

民国二十二年腊月，在津又治敦庆隆布庄阎载临先生少阴寒证，服茴香、干姜等药久不愈，乃询方于余。俾单服生硫黄如枣大，食前服，每日三次。至五六日，忽下利，日二三次，骇而问余。余曰：此寒结得硫黄之热而开，《伤寒论》所谓"虽烦下利必自愈"者是也。后数日，利果止，其病亦愈。

即此例彼，益知修园、拱端之言不我欺也。

《伤寒论》原文：少阴病，下利。若利自止，恶寒而蜷卧，手足温者，可治。

唐容川曰：少阴肾中之阳下根于足，上达于手，而充塞于膏膜之中。膏即脾所司也，脾膏阳足则熏吸水谷，不致水谷从肠中直泻而出。若肾阳不充于脾，而脾土所司之膏油失职，水谷不分，气陷而崩注，是为下利。其肠中水谷泄尽，利止后恶寒蜷卧。若生阳已竭者，则手足厥冷而死，设手足温者，是肾中生阳尚在，故为可治。白通汤等方是矣。

张拱端曰：以上三节，俱少阴阴寒之病。前两节手足温，第三节自烦欲去衣被，均为阳回之候，均为自愈可治之证。可见治少阴伤寒以阳为主，不特阴证见阳脉者生，即阴病见阳证亦为易愈。论中恶寒而蜷之蜷字，足供阴寒在内之考察。何也？大凡阴寒之病，俱有屈曲身体之形。其屈曲之理，实关系于督任二脉。盖以督统诸阳，行于背脊；任统诸阴，行于胸腹。阴寒在内屈曲身体者，伸背之阳以抑阴也；阳热在内直腰张胸者，伸腹之阴以济阳也。如天气热人必张胸，天气寒人必拘急。观其伸阳以自救，则蜷之属于阴寒，其理可得矣。故阳盛则作痉，阴盛则蜷卧，理所必然也。至于自烦欲去衣被，是阴得阳化，故为可治。

张氏论督任相助之理，以释本节中之蜷卧颇为精细。而愚于张氏所论之外，则更别有会心也。推坎离相济、阴阳互根之理：人之心肾相交，即能生热（心肾相交能补助元阳故能生热），而心肾之相交每在呼气外出之时也。盖当呼气外出之时，其心必然下降，其肾必然上升（此可默自体验）。此际之一升一降而心肾交矣。是乃呼吸间自然之利益，以为人身热力之补助也（试观睡时恒畏冷，以入睡时则呼吸慢，热力即顿形不足，是明征也）。人之畏冷身蜷卧者，是其心肾欲相交以生热也（此中有无思无虑自然而然之天机）。至于病热，其身恒后挺，是心肾欲相远，防其相交以助热也。

果参透此中消息，以后天补助先天，不但由此悟却病之理，更可由此悟养生之理，寿命之悠久固可在把握中也。

《伤寒论》原文：少阴病，吐利，手足不逆冷，反发热者，不死；脉不至者，灸少阴七壮。

陈修园谓：宜灸太溪二穴。张拱端谓：亦可灸复溜二穴。而愚则谓：若先灸太溪二穴，脉仍不应，可再灸复溜二穴。灸时宜两腿一时同灸。太溪二穴，在足内踝后五分，跟骨上动脉中，复溜二穴，在内踝上二寸，大骨后侧陷中，此与太溪同为少阴生脉之源。

# 少阴病麻黄附子细辛汤证

**《伤寒论》原文**：少阴病，始得之，反发热，脉沉者，麻黄附子细辛汤主之。

### 麻黄附子细辛汤方

**麻黄**二两去节　　**细辛**二两　　**附子**一枚炮、去皮、破八片

上三味，以水一斗，先煮麻黄减二升，去上沫，纳诸药，煮取三升，去滓，温服一升，日三服。

此外感之寒凉，由太阳直透少阴，乃太阳与少阴合病也。为少阴与太阳合病，是以少阴已为寒凉所伤，而外表纵有发热之时，然此非外表之壮热，乃恶寒中之发热耳。是以其脉不浮而沉。盖少阴之脉微细，微细原近于沉也。故用附子以解里寒，用麻黄以解外寒，而复佐以辛温香窜之细辛，既能助附子以解里寒，更能助麻黄以解外寒，俾其自太阳透入之寒，仍由太阳作汗而解。此麻黄附子细辛汤之妙用也。

**按**：方中细辛二两，折为今之六钱，复三分之一，剂中仍有二钱。而后世对于细辛有服不过钱之说。张隐庵曾明辩其非。二钱非不可用，而欲免病家之疑，用一钱亦可奏效。盖凡宜发汗之病，其脉皆浮。此独脉沉，而欲发其汗，故宜用细辛辅之。至谓用一钱亦可奏效者，因细辛之性原甚猛烈，一钱亦不为少矣。

**按**：此方若少阴病初得之，但恶寒不发热者，亦可用。

曾治一少年，时当夏季，午间恣食西瓜，因夜间失眠，遂

于食余当窗酣睡。值东风骤至，天气忽变寒凉，因而冻醒。其未醒之先，又复梦中遗精。醒后遂觉周身寒凉抖战，腹中隐隐作疼，须臾觉疼浸加剧。

急迎为诊治。其脉微细若无。为疏方：用麻黄二钱，乌附子三钱，细辛一钱，熟地黄一两，生山药、净萸肉各五钱，干姜三钱，公丁香十粒，共煎汤服之。

服后温覆，周身得微汗，抖战与腹疼皆愈。

此于麻黄附子细辛汤外而复加药数味者，为其少阴暴虚，腹中疼痛也。

## 少阴病黄连阿胶汤证

### （附：自订坎离互根汤方）

**《伤寒论》原文**：少阴病，得之二三日以上，心中烦，不得卧，黄连阿胶汤主之。

二三日以上，即一日也，合一二三日而浑言之，即初得也。细绎其文，是初得即为少阴病，非自他经传来也。

其病既非自他经来，而初得即有热象者，此前所谓伏气化热而窜入少阴者也。盖凡伏气化热之后，恒因薄受外感而猝然发动。至其窜入之处，又恒因其脏腑素有虚损，伏气即乘虚而入。

由斯而论，则此节之所谓少阴病，乃少阴病中之肾虚兼热者也。夫大易之象，坎上离下为既济。坎为肾而在上者，此言肾当上济以镇心也；离为心而在下者，此言心当下济以暖肾也。至肾素虚者，其真阴之气不能上济以镇心，心火原有摇摇欲动之机。是以少阴之病初得，肾气为伏气所阻，欲上升以济心尤难，故他病之现象犹未呈露，而心中已不胜热象之烦扰，而不能安卧矣。是以当治以黄连阿胶汤也。

### 黄连阿胶汤

黄连四两　黄芩一两　芍药二两　鸡子黄二枚　阿胶三两

上五味，以水五升，先煮三味，取二升。去滓，纳胶烊尽，小冷，纳鸡子黄，搅令相得，温取七合，日三服。

黄连味苦入心，性凉解热，故重用之以解心中发烦。辅以黄芩，恐心中之热扰及于肺也。又，肺为肾之上源，清肺亦所以清肾也。

芍药味兼苦酸。其苦也善降，其酸也善收，能收降浮越之阳，使之下归其宅。而性凉又能滋阴，兼能利便，故善滋补肾阴，更能引肾中外感之热自小便出也。

阿胶为济水之伏流通于阿井，取其水以煎黑色之驴皮成胶。其性善滋阴，又善潜伏，能直入肾中以生肾水。鸡子黄中含有副肾髓质之分泌素。推以同气相求之理，更能直入肾中以益肾水。肾水充足，自能胜热逐邪以上镇心火之妄动，而心中发烦自愈矣。

**或问：**提纲明言心中烦而不能卧。夫心与肾共为少阴，使其心之本体热而生烦，其人亦恒不能安卧。此虽为手少阴，亦可名为少阴病也。何先生独推本于肾，由肾病而累及于心乎？

**答曰：**凡曰少阴病者，必脉象微细，开端提纲中已明言之矣。若谓其病发于心，因心本体过热而发烦，则其脉必现浮洪之象。今其心虽有热，而脉象仍然微细（若脉非微细而有变更者，本节提纲中必言明此定例也），则知其病之源不在于心而在于肾可知。其心中发烦不得卧，实因肾病而累及于心，更可知也。

**按**：此节所言之病，原系少阴病初得，无大热者，故治以黄连阿胶汤已足清其热也。若其为日既久，而热浸加增，或其肾经素有蕴热，因有伏气之热激发之，则其热益甚，以致心肾皆热，其壮热充实于上下，又非此汤所能胜任矣。愚遇此等证，则恒用白虎加人参汤，以玄参代知母、山药代粳米，又加鲜茅根、生鸡子黄，莫不随手奏效，用之救人多矣。因名之为坎离互根汤，详录其方之分量及煎法于下。

**生石膏**细末三两　　**玄参**一两　　**生怀山药**八钱　　**甘草**三钱　　**野台参**四钱　　**鲜白茅根**洗净切碎六两　　**生鸡子黄**三枚

上共六味，先将茅根煎三四沸，去滓。纳余药五味，煎汤三盅，分三次温服，每服一次调入鸡子黄一枚。

**方中之意**：石膏、人参并用，不但能解少阴之实热，并能于邪热炽盛之时立复真阴。辅以茅根，更能助肾气上升、与心火相济也。至于玄参，性凉多液，其质轻松，原善清浮游之热，而心之烦躁可除；其色黑入肾，又能协同鸡子黄以滋肾补阴，俾少阴之气化壮旺，自能逐邪外出也。

**或问**：外感之伏气，恒受于冬日。至春日阳生，随春日之阳而化热，是以温病多有成于伏气化热者。至伤寒约皆在于冬日，何亦有伏气化热者乎？

**答曰**：伏气化热，原有两种化法。伏气冬日受之，伏于三焦脂膜之中，迟至春日，随春日之阳生而化热，此伏气化热之常也。乃有伏气受于冬日，其所伏之处，阻塞腹内升降之气化，其气化因阻塞而生热，伏气亦可随之化热，此伏气化热之变也。迨其化热之后，或又微受外感而触发之。其触发之后，又恒因某经素有虚损，乘虚而窜入其经，此所以伤寒病中亦有伏气化热者也。注疏诸家，因不知伤寒中亦有伏气化热，故对于少阴病之热者，而释之终涉影响也。

# 少阴病当灸及附子汤证

《伤寒论》原文：少阴病，得之一二日，口中和，其背恶寒者，当灸之，附子汤主之。

陈修园曰：此宜灸膈关二穴，以救太阳之寒；再灸关元一穴，以助元阳之气。

王和安曰：肾阳以先天元阳藏于丹田，吸引卫阳内返者为体；以后天水谷津液于水府，被心火下交、蒸发外出者为用。兹言**口中和**而不燥渴，则心阳已衰于上，**背恶寒**则太阳气循脊、入命门、下丹田者亦衰。治宜引天阳由背脊入命门、下丹田，温肾破寒以为之根。故膈关二穴，在脊七椎下各旁开三寸，为足太阳气脉所发。灸七壮，由太阳外部引天阳循脊下胞室矣。关元一穴，在脐下三寸，足三阴任脉之会。可灸百壮，从任脉引心阳以下胞室也。

王氏于此节疏解甚精细，而犹未指出下焦之元阳存于何处。盖人身有两气海，《内经》谓膈上为气海，此后天之气海，所藏者宗气也（即胸中大气）。哲学家以脐下为气海，此先天之气海，所藏者祖气，即元气也。

人身之元阳，以元气为体质，元气即以元阳为主宰。诚以其能斡旋全身则为元气，能温暖全身则为元阳。此元阳本于先天，原为先天之君火，以命门之相火为之辅佐者也（此与以心火为君火，以肝中所寄之少阳相火为相火者，有先天后天之分）。

至下焦气海之形质，原为脂膜及胰子，团结而中空，《医林改错》所谓，形如倒提鸡冠花者是也。人生结胎之始，先生此物，由此而下生督脉，上生任脉，以生全身，故其处最为重要之处，实人生性命之根也。

有谓人之元气、元阳藏贮于胞室者。不知胞室若在女子，其中生疮溃烂，原可割而去之。若果为藏元气元阳之处，岂敢为之割去乎？

又，原文：**少阴病，身体痛，手足寒，骨节痛，脉沉者，附子汤主之。**

### 附子汤方

**附子**二枚炮、去皮、破八片　　**茯苓**二两　　**人参**二两　　**白术**四两　　**芍药**三两

上五味，以水八升，煮取三升，去滓，温服一升，日三服。

陈古愚曰：论云："少阴病得之一二日，口中和，其背恶寒者，当灸之。"宜此汤，此治太阳之阳虚，不能与少阴之君火相合也。又云"少阴病，身体疼，手足寒，骨节痛，脉沉者"，宜此汤，此治少阴君火内虚，神机不转也。方中君以生附子二枚，益下焦水中之生阳以达于上焦之君火也。臣以白术者，以心肾藉中土之气而交合也。佐以人参者，取其甘润以济生附子之大辛。又佐以芍药者，取其苦降以泄生附子之大毒也。然参、芍皆阴分之药，虽能化生附子之暴，又恐其掣生附子之肘。当此阳气欲脱之顷，杂一点阴柔之品，便足害事，故又佐以茯苓之淡

渗，使参、芍成功之后，从小便而退于无用之地，不遗余阴之气以妨阳药也。师用此方，一以治阳虚，一以治阴虚。时医开口辄言此四字，其亦知阳指太阳、阴指少阴、一方统治之理乎？

张拱端曰：此方中最妙是人参一味，生于阴林湿地，味甘苦而质润，本于阴也。而发出之苗叶三丫五加，悉为阳数。可知此物从阴出阳，宛如肾水中生阳，用于附子汤中，一则济附子之热，一则助附子以生阳。圣方奇妙，不可思议也。前辈将人参或只解为化附子之大辛，或解为补中土，此皆未知仲师用药之妙义也。

**按**：古之人参，即今之党参。其性原温，而《本经》谓其微寒者，因神农尝百草时原采取其鲜者尝之，含有自然之鲜浆汁，是以其性微寒，至蒸熟晒干则变为温矣。此犹如鲜地黄、熟地黄之性各殊也。即古时用人参，亦恒多剖取鲜者用之。是以古方中之用人参，亦多取其微寒之性，与他药配合。而后世之笃信《本经》者，犹以人参为微寒，岂未尝单用人参以试其性之寒热乎？夫人参原为救颠扶危、挽回人命之大药，医界同人尚其于人参之性细研究之。


# 少阴病桃花汤证

**《伤寒论》原文：少阴病，下利，便脓血者，桃花汤主之。**

王和安曰：凡下利，皆油膜寒水返注入肠。油寒而脉血之热力不旺，则为洞泻；油寒锢蔽脉血，郁热冲突于油膜中，则为腹痛下坠。《要略》云：阳证内热则溢出鲜血，阴证内寒则下紫血如豚肝。盖油寒感及脉血，寒瘀而胀裂脉管，则下死瘀之黑血；血热素盛，被油寒郁积，热血胀裂脉管，则下鲜血也。

油寒而谷精不能化血，随水下注，则便中挟有白津油中还流之液，或谷精已化之油，被脉血热迫，奔注入肠，则便中挟有油汁。油汁白血球应化赤血球者，不得纯热之融化，反以暴热之迫激，杂油血下则为脓血。而知此，则桃花汤之微义可解矣。

## 桃花汤方

**赤石脂**一斤，一半全用、一半筛末　　**干姜**一两　　**粳米**一升

上三味，以水七升，煮米令熟，去滓，温服七合，纳赤石脂末方寸匕，日三服，若一服愈，余勿服。

石脂原为土质，其性微温，故善温养脾胃；为其具有土质，颇有黏涩之力，故又善治肠澼下脓血；又因其生于两石相并之夹缝，原为山脉行气之处，其质虽黏涩，实兼能流通气血之瘀滞。故方中重用之以为主药。至于一半煎汤一半末服者，因凡治下利之药，丸散优于汤剂。且其性和平，虽重用一斤犹恐不能胜病，故又用一半筛其细末，纳汤药中服之也。且服其末，又善护肠中之膜，不至为脓血凝滞所伤损也。

用干姜者，因此证其气血因寒而瘀，是以化为脓血。干姜之热既善祛寒，干姜之辛又善开瘀也。

用粳米者，以其能和脾胃，兼能利小便，亦可为治下利不止者之辅佐品也。

**或问：**大便下脓血之证，多因于热。此证即为少阴中寒证，何亦下脓血乎？

**答曰：**提纲之后，曾引王氏一段疏解。君所问之理，中已言明。若心中仍复游移不敢确信者，可举愚平素治验之案以征实之。

少 阴 病

　　辽宁陆军连长何阁臣，年三十许，因初夏在郑州驻防，多受潮湿，下痢脓血相杂，屡治不愈。后所下者渐变紫色，有似烂炙，杂以脂膜，腹中切痛。医者谓此因肠中腐败，故所下如此，若不能急为治愈，则肠将断矣。阁臣闻之惧甚，遂乘火车急还辽宁。长途辛苦，至家病益剧，下痢无度，而一日止食稀粥少许。

　　时愚应辽宁军政两界之聘，在所建立达医院中施诊，阁臣遂来院求为诊治。其脉微弱而沉，左三部几不见。问其，心中自觉饮食不能消化，且觉上有浮热，诸般饮食皆懒下咽。下痢一昼夜二十余次，每欲痢时，先觉腹中坠而且疼。

　　细审病因，确系寒痢无疑。其所下看如烂炙，杂以脂膜者，是其肠中之膜，诚然腐败随痢而下也。西人谓此证为肠溃疡，乃赤痢之坏证，最为危险。所用之药有水银基制品，而用于此证实有不宜。即愚平素所遇肠溃疡证，亦恒治以金银花、旱三七、鸦胆子诸药，对于此证亦不宜。

　　盖肠溃疡证多属于热，而此证独属于寒，此诚肠溃疡证之仅见者也。

　　遂俾用生硫黄细末，掺熟面少许为小丸，又重用生山药、熟地黄、龙眼肉，煎浓汤送服。连服十余剂，共服生硫黄二两半（日服药一剂，头煎次煎约各送服生硫黄八许），其痢始愈。

　　**按**：*此证脉微弱而沉，少阴之脉也。下者如烂炙兼脂膜，较下脓血为尤甚矣。使其初得下脓血时，投以桃花汤，不即随手可愈乎。乃至病危已至极点，非桃花汤所能胜任。——故仍本桃花汤之义，以硫黄代干姜*（上焦有浮热者忌干姜不忌硫磺），*用生山药、熟地黄、龙眼肉以代石脂*（病人阴虚，石脂能固下不能滋阴，山药诸药能固下兼能滋阴）。**此变通，仍不失桃花汤之本义，是以多服十余剂亦能奏效也。**

至此节之下节，下利不止，下脓血，又添腹痛，小便不利证，亦桃花汤主之。盖小便不利因寒者亦恒有之，故投以桃花汤亦能愈也。

# 少阴病吴茱萸汤证

《伤寒论》原文：少阴病，吐利，手足厥冷，烦躁欲死者，吴茱萸汤主之。

柯韵伯曰：少阴病，吐利烦躁四逆者死。四逆者，四肢厥冷，兼臂胫而言也。此云"手足"，是指掌而言。四肢之阳犹在也。

## 吴茱萸汤
**吴茱萸**一升洗　　**人参**三两　　**生姜**六两切　　**大枣**十二枚擘

上四味，以水七升，煮取二升，去滓，温服七合，日三服。

陈古愚曰：师于不治之证，不忍坐视，专求阳明，是得绝处逢生之妙，所以与通脉四逆汤、白通加猪胆汁汤三方鼎峙也。论云："食谷欲呕者，属阳明也，吴茱萸汤主之。"又云："干呕吐涎沫，头痛者，吴茱萸汤主之。"此阳明之正方也。或谓：吴茱萸降浊阴之气，为厥阴专药。然温中散寒，又为三阴并用之药。而佐以人参、姜、枣，又为胃阳衰败之神方也。

周伯度曰：吴茱萸树高丈余，皮青绿色，结实梢头。其气臊，故得木气多而用在于肝。叶紫、花紫、实紫，紫乃水火相乱之色。实熟于季秋，气味苦辛而温性且烈。是于水火相乱之中，操转旋拨乱之权。故能入肝伸阳戬阴而辟寒邪。味辛则升，苦则降，辛能散、苦能坚，亦升亦降，亦散亦坚。故上不至极上、下不至极下，第为辟肝中之邪而已。食谷欲呕者，肝受寒邪，上攻其胃。不食谷则肝气犹舒，食谷则肝不能容而欲呕，与胃虚之有反胃迥殊，故非吴茱萸汤不治。夫肝邪上攻则胃病，为木乘土；下迫则肾病，为子传母。迫子传母则吐利交作，而不止一吐矣。少阴自病，下利已耳，未必兼吐；吐而利矣，未必兼逆冷、烦躁、吐利，而且手足逆冷烦躁欲死，非肝邪盛极而何！此时疗之，舍吴茱萸汤亦别无他法也。

**按**：上两节之议论，一主胃，一主肝。究之，吴茱萸汤之实用，乃肝胃同治之剂也。至于此证烦躁欲死，非必因肝邪盛极，实因寒邪阻塞而心肾不交也。盖人心肾之气果分毫不交，其人即危不旋踵。至于烦躁欲死，其心肾几分毫不交矣。夫心肾之所以相交者，实赖脾胃之气上下通行。是以内炼家以肾为婴儿，心为姹女。婴儿姹女相会，必赖黄婆为媒。黄婆者，脾胃也。

是以少阴他方中皆用干姜，而吴茱萸汤中则重用生姜至六两。取其温通之性，能升能降（生姜好发汗，是其能升，善其呕吐，是其能降），以开脾胃凝滞之寒邪，使脾胃之气上下通行，则心肾自能随脾胃气化之升降，而息息相通矣。

# 少阴病苦酒汤证

《伤寒论》原文：少阴病，咽中伤，生疮，不能语言，声不出者，苦酒汤主之。

王和安曰：此西人所谓扁桃炎也。扁桃在咽喉两旁，中有缩筋。食物入咽，即以收缩作用，压迫食物下咽，同时收提气管，免食物窜入。扁桃体内有分泌腺，由少阴经从心系上夹咽之脉下通心肾，平人肾脏真气含液循经达咽，由扁桃腺分泌而出。咽润食管滑利易于下食，咽润则声带得其滋养而发声清彻。今少阴心热上迫，则扁桃体肿大而喉塞，气不得出，扁桃之分泌失职，声带枯梗，不能语言。久则瘀血结合热力，胀裂脉管腺管，腐化脓臭，则成喉痈。其因误食渣滓而刺伤者，亦与喉痈同例。

## 【苦酒汤】

**半夏**洗、破如枣核大，十四枚　　**鸡子**一枚去黄，纳上苦酒，著鸡子壳中

上两味，纳半夏苦酒中，以鸡子壳置刀环中。安火上，令三沸，去滓，少少含咽之。不差，更作三剂。

**按**：苦酒即醋也，《论语》又名为醯。又，方中枣核当作枣仁。不然，破半夏如核大十四枚，即鸡子空壳亦不能容，况鸡子壳中犹有鸡子清与苦酒乎？

**又按**：古用半夏皆用生者，汤洗七次即用，此方中半夏宜用生半夏先破之，后用汤洗，始能洗出毒涎。

唐容川曰：此节所言生疮，即今之喉痈、喉蛾，肿塞不得出声。今有用刀针破之者，有用巴豆烧焦烙之者，皆是攻破之，使不壅塞也。仲景用生半夏正是破之也。余亲见治重舌敷生半夏立即消破，即知咽喉肿闭亦能消而破之矣。且半夏为降痰要药。凡喉肿则痰塞，此仲景用半夏之妙，正是破之又能去痰，与后世刀针、巴豆等方较见精密。况兼蛋清之润、苦酒之泻，真妙法也。

# 少阴病白通汤证及白通加猪胆汁汤证

《伤寒论》原文：少阴病，下利，白通汤主之。

## 【白通汤方】

葱白四茎　干姜一两　附子一枚生用、去皮、破八片

上三味，以水三升，煮取一升。去滓，分温再服。

下利固系少阴有寒，然实与脾胃及心脏有关。故方中用附子以暖肾，用干姜以暖脾胃，用葱白以通心肾之气，即引心君之火下济（天道下济而光明），以消肾中之寒也。

《伤寒论》原文：少阴病，下利，脉微者，与白通汤；利不止，厥逆无脉，干呕烦者，白通加猪胆汁汤主之。服汤，脉暴出者死，微续者生。

### 白通加猪胆汁汤方

葱白四茎　干姜一两　附子一枚生用、去皮、破八片　人尿五合
猪胆汁一合

以上五味，以水三升，煮取一升。去滓，纳胆汁、人尿，和令相得，分温再服。若无胆汁，亦可用。

张令韶曰：脉始于足少阴肾，主于手少阴心，生于足阳明胃，少阴下利脉微者，肾中之生阳不升也。与白通汤以启下陷之阳，若利不止，厥逆无脉，干呕烦者，心无所主、胃无所生、肾无所始也。白通汤三面俱到，加猪胆汁、人尿，调和后入，

生气俱在，为效倍速。苦咸合为一家，入咽之顷，苦先入心，即随咸味而直交于肾。肾得心君之助，则生阳之气升。又有附子在下以启之，干姜从中以接之，葱白在上以通之，利止厥回，不烦不呕，脉可微续，危证必仗此大力也。若服此汤后，脉不微续而暴出，灯光回焰，药亦无如之何矣。

**按**：此节较前节所言之病为又重矣。而于白通汤中加人尿、猪胆汁，即可挽回者，此中原有精微之理在也。人尿原含有脏腑自然之生气。

愚友毛仙阁之侄病霍乱，六脉皆闭，两目已瞑，气息已无，舁诸床上，仙阁以手掩其口鼻，觉仿佛仍有呼吸，灌水少许，似犹知下咽。

乃急用现接之童便，和朱砂细末数分灌之。须臾顿醒，则人尿之功效可知矣。

至于猪胆汁，以人之生理推之，原少阳相火之所寄生，故其味甚苦，此与命门相火原有先后天之分。当此元阳衰微、命门相火将绝之时，而以后天助其先天，西人所谓脏器疗法也。且人尿与猪胆汁之性皆凉，加于热药之中以为引导，则寒凉凝聚之处自无格拒，此又从治之法也。

其脉暴出者，提纲中以为不治，以其将脱之脉象已现也。而愚临证数十年，于屡次实验中，得一救脱之圣药，其功效远过于参芪，而自古至今未有发明。其善治脱者其药非他，即山萸肉一味大剂煎服也。盖无论上脱、下脱、阴脱、阳脱，奄奄一息，危在目前者，急用生净萸肉（药房中恒有将酒浸萸肉蒸熟者，用之无效）三两，急火煎浓汁一大碗，连连温饮之，其脱即止。脱回之后，再用萸肉二两，生怀山药一两，真野台参五钱煎汤一大碗，复徐徐温饮之，暴脱之证约皆可救愈。想此节所谓脉暴出者用之亦可愈也。夫以愚之管窥蠡测，较之仲师，何异莹火之比皓月！然吾人生古人之后，贵发古人所未发，不可以古人之才智囿我，实贵以古人之才智启我，然后能于医学有进步也。

# 少阴病真武汤证

《伤寒论》原文：少阴病，二三日不已。至四五日，腹痛，小便不利，四肢沉重疼痛，自下利者，此为有水气。其人或咳，或小便利，或下利，或呕者，真武汤主之。

### 真武汤方

茯苓、芍药、生姜切各三两　　白术二两　　附子一枚炮、去皮、破八片

上五味，以水八升，煮取三升，去滓，温服七合，日三服。若咳者，加五味子半升，细辛、干姜各一两；若小便利者，去茯苓；若下利者，去芍药加干姜二两；若呕者，去附子加生姜足前成半斤。

罗东逸曰：真武者，北方司水之神也，以之名汤者，藉以镇水之义也。夫人一身，制水者脾，主水者肾也。肾为胃关，聚水而从其类。倘肾中无阳，则脾之枢机虽运，而肾之关门不开，水即欲行以无主制，故泛溢妄行而有是证也。

用附子之辛温，壮肾之元阳，则水有所主矣。

白术之温燥，建立中土，则水有所制矣。

生姜之辛散，佐附子以补阳，于补水中寓散水之意。

茯苓之渗淡，佐白术以建土，于制水中寓利水之道焉。

而尤重在芍药之苦降，其旨甚微。盖人身阳根于阴，若徒以辛热补阳，不少佐以苦降之品，恐真阳飞越矣。芍药为春花之殿，交夏而枯，用之以亟收散漫之阳气而归根。下利减芍药者，以其苦降涌泻也。

加干姜者，以其温中胜寒也。水寒伤肺则咳，加细辛、干姜者，胜水寒也；加五味子者，收肺气也。

小便利者，去茯苓，恐其过利伤肾也。

呕者，去附子，倍生姜，以其病非下焦，水停于胃，所以不须温肾以行水，只当温胃以散水。且生姜功能止呕也。

# 少阴病通脉四逆汤证

**《伤寒论》原文**：少阴病，下利清谷，里寒外热，手足厥逆，脉微欲绝，身反不恶寒，其人面赤色，腹痛，或干呕，或咽痛，或利止脉不出者，通脉四逆汤主之。

### 通脉四逆汤

**甘草**二两炙　　**附子**大者一枚生用、去皮、破八片　　**干姜**三两、强人可四两

上三味，以水三升，煮取一升二合，去滓，分温再服，其脉即渐而出者愈（非若暴出者之自无而忽有、既有而仍无，如灯火之回焰也）。面赤色者，加葱九茎。腹中痛者，去葱、加芍药二两。呕者，加生姜二两。咽痛者，去芍药、加桔梗一两。利止脉不出者，去桔梗、加人参二两。病皆与方相应者，乃服之。

**按**：太阳篇四逆汤中干姜两半，以治汗多亡阳之证。至通

脉四逆汤，药味同前，惟将干姜加倍。盖因寒盛脉闭，欲藉辛热之力开凝寒以通脉也。面赤者加葱九茎（权用粗葱白切上九寸即可），盖面赤乃阴寒在下，逼阳上浮，即所谓戴阳证也。加葱以通其上下之气，且多用同于老阳之数，则阳可下归其宅矣。而愚遇此等证，又恒加芍药数钱。盖芍药与附子并用，最善收敛浮越之元阳下降也。

《金鉴》注曰：论中扶阳抑阴之剂，中寒阳微，不能外达，主以四逆；中外俱寒，阳气虚甚，主以附子；阴盛于下，格阳于上，主以白通；阴盛于内，格阳于外，主以通脉。是可知：四逆，运行阳气者也；附子，温补阳气者也；白通，宣通上下之阳者也；通脉，通达内外之阳者也。

今脉微欲绝，里寒外热，是肾中阴盛、格阳于外，故主之也。倍干姜、加甘草、佐附子，易名通脉四逆汤者，以其能大壮元阳，主持中外，共招外热，返之于内。盖此时生气已离，亡在俄顷。若仍以柔缓之甘草为君，何能疾招外阳？故易以干姜。然必加甘草、干姜等分者，恐涣漫之余，姜附之猛不能安养元气，所谓有制之师也。若面赤加葱，以通格上之阳；腹痛加芍药，以和在里之阴；呕逆加生姜，以宣胃；咽痛加桔梗，以利经；利不止、脉不出、气少者，加参以生元气而复脉也。

**按**：通脉四逆汤，方中甘草亦有作三两者，故鉴注云云。

# 少阴病大承气汤证

《伤寒论》原文：**少阴病，自利清水，色纯青。心下必痛，口干燥者，急下之，宜大承气汤。**

**按**：此证乃伏气之热，窜入肝肾二经也。盖以肾主闭藏，肝主疏泄，肾为二便之关，肝又为肾行气。兹因伏气之热，窜入肾兼窜入肝，则肝为热助，疏泄之力太过，即为肾行气之力太过，致肾关失其闭藏之用，而下**利清水**。且因肝热而波及于胆，致胆汁因热妄行，随肝气之疏泄而下**纯青色**之水。

于斯，肾水因疏泄太过而将竭，不能上济以镇心火，且肝木不得水气之涵濡。则在下既过于疏泄，在上益肆其横恣。是以**心下作痛、口中干燥**也。此宜**急下之**，泻以止泻，则肾中之真阴可回，自能上济以愈口中干燥、心下作痛也。

张拱端曰：民国十五年秋季，发生痢疾。见有一男子得痢，利时极其闭迫后重，惟利下清水，色青，无脓血。医者均作痢疾，治之不效，余治亦不效，数日即死。后阅至此条，始知为少阴急下之证，最为恶候，非秋痢也。其于秋时常痢中，单现一少阴急下之特别下利。甚矣，医之难于知病也！

**按**：少阴病纯下青色之水，愚亦未见。然观张氏所遇之证，治以他药皆不愈，则宜以大承气汤下之无疑矣。且此节之前有"少阴病得之二三日，口燥咽干者，急下之，宜大承气汤"。及后节"少阴病六七日，腹胀不大便者急下之，宜大承气汤"。想此二节，仲师亦皆言急下，若不急下，当亦若纯下青水者，其危险即在目前。若仲师者，宜其为医中之圣也。

**按**：方书有奇恒痢。张隐庵谓：系三阳并至，三阴莫当。九窍皆塞，阳气旁溢，咽干喉塞，痛并于阴，则上下无常，薄为肠澼。其脉缓小迟涩，血温身热者死，热见七日者死。盖因阳气偏盛，阴气受伤，是以脉小迟涩。此证宜急用大承气汤泻阳养阴，缓则无效。夫奇恒痢病，未知所下者奚似。而第即其脉象缓小迟涩，固与少阴病之脉微细者同也。其咽干喉塞，痛并于阴，又与此节之心下痛、口中干燥者同也。隐庵谓：宜急服大承气汤，又与此节之"急下之，宜大承气"者同也。是奇恒痢者，不外少阴下利之范围，名之为奇恒痢可也，名之为少阴下利亦无不可也。

《伤寒论》原文：**少阴病，下利，脉微涩，呕而汗出，必数更衣，反少者，当温其上，灸之**（注家谓宜灸百会穴）。

张拱端曰：此节言少阴为阴阳气血所资生，其生由下而上，以结少阴全篇之义。经云：少阴为枢。是言少阴之阴阳水火循环相生，以少阴为枢纽也。其阴中潜阳，阳中潜阴。上火下水是其体，水火相衔是其用。于卦为坎离，于人身属先天后天，造化寄在坎离，故又为阴阳所资始，气血所资生。而其资始资生，悉由下而上，犹水气腾而为云，云行雨施，而后品物流行也。仲师以下利反少，为阳复于下，取"灸之，引生气上行"以结全篇之义。此理放之则弥六合，卷之则退藏于密，非常人所易窥测也。

# 厥 阴 病

## 厥阴病提纲及意义

传经之次第，由少阴而厥阴。厥阴者，肝也。肝为厥阴之府，而肝膈之下垂，与包肾之脂膜相连者，即厥阴之经也。为其经与少阴经之脂膜相连，是以由少阴可传于厥阴。

厥者，逆也。又，尽也。少阴自少阳、太阴传来，而复逆行，上传于肝。且经中气化之相传至此，又复阴尽而阳生也，是以名为厥阴也。

《伤寒论》原文：厥阴之为病，消渴，气上撞心，心中疼热，饥而不欲食，食则吐蛔。下之，利不止。

《内经》谓：厥阴之上，风气主之，中见少阳。少阳者，肝中所寄之少阳相火也。为肝中寄有相火，因外感之激发而暴动，是以消渴。相火挟肝气上冲，是以觉气上撞心，心中疼且热也。凡人之肝热者，胃中亦恒有热。胃中有热能化食，肝中有热又恒欲呕，是以饥而不欲食。至于肠中，感风木兼少阳之气化，原能生蛔。因病后懒食，肠中空虚，蛔无所养。偶食少许，蛔闻食味则上来，是以吐蛔也。至误下之利不止者，因肝受外感正在不能疏泄之时（经谓肝主疏泄），适有降下之药为向导，遂至为肾过于行气（肝行肾之气）而疏泄不已。

# 厥阴病乌梅丸证

《伤寒论》原文：伤寒，脉微而厥。至七八日，肤冷，其人躁、无暂安时者，此为藏厥，非为蛔厥也。蛔厥者，其人当吐蛔。今病者静而复时烦，此为藏寒，蛔上入其膈，故烦。须臾复止，得食而呕又烦者，蛔闻食臭出，其人当自吐蛔。蛔厥者，乌梅丸主之。又主久利。

陈修园曰：此借少阴之藏厥托出厥阴之蛔厥，是明托法。节末补出"又主久利"四字，言外见本经厥利相因。取乌梅丸为主，分之为蛔厥一证之专方，合之为厥阴各证之总方；以主久利，而托出厥阴之全体，是暗托法。以厥阴证非厥即利，此方不特可以治厥，而并可以治利。凡阴阳不相顺接、厥而下利之证，亦不能舍此而求方。

又，凡厥阴之变证不一，无论见虫不见虫，辨其气化不拘形迹，皆可统以乌梅丸主之。

## 乌梅丸方

乌梅<sub></sub>三百个　细辛六两　干姜十两　黄连一斤　当归四两　附子
六两炮、去皮　蜀椒四两炒出汗，　人参六两　黄柏六两　桂枝六两

上十味，异捣筛，合治之。以苦酒渍乌梅一宿，去核，蒸之五升米下，饭熟，捣成泥。和药，令相得，纳臼中，与蜜杵二千下，丸如梧桐子大。先食饮服十丸，日三服。稍加至二十丸。禁生冷、滑物、臭食等。

陈元犀曰：通篇之眼目，在"此为脏寒"四字。言见证虽有风木为病，相火上攻，而其脏则为寒，何也？厥阴为三阴，阴之尽也。《周易》震卦，一阳居二阴之下，为厥阴本象。病则阳逆于上，阴陷于下。饥不欲食，下之，利不止，是下寒之确征也；消渴，气上撞心，心中疼热，吐蛔，是上热之确征也。

方用乌梅，渍以苦酒，顺曲直作酸之本性，逆者顺之，还其所固有，去其所本无，治之所以臻于上理也。桂、椒、辛、附辛温之品，导逆上之火，以还震卦下一画之奇；黄连、黄柏苦寒之品，泻心胸之热，以还震卦上四画之偶。又佐以人参之甘寒，当归之甘温，干姜之辛温，三物合用，能令中焦受气取汁。而乌梅蒸于米下，服丸送以米饮，无非养中焦之法。所谓"厥阴不治，求之阳明"者，此也。此为厥阴证之总方。——注家第谓蛔得酸则静，得辛则伏，得苦则下，犹浅乎测乌梅丸也。

**按**：厥阴一篇，病理深邃，最难疏解。注家以经文中有阴阳之气不相顺接之语，遂以经解经，于四肢之厥逆，即以阴阳

之气不相顺接解之，而未有深究其不相顺接之故，何独在厥阴一经者。

盖肝主疏泄，原为风木之脏，于时应春，实为发生之始。肝膈之下垂者，又与气海相连。故能宣通先天之元气，以敷布于周身，而周身之气化，遂无处不流通也。至肝为外感所侵，其疏泄之力顿失，致脏腑中之气化不能传达于外。是以内虽蕴有实热，而四肢反逆冷，此所谓阴阳之气不相顺接也。

至于病多呕吐者，亦因其疏泄之力外无所泻，遂至蓄极而上冲胃口。此多呕吐之所以然也。

又，胃为肝冲激不已，土为木伤，中气易漓，是以间有除中之病。除中者，脾胃之气已伤尽，而危在目前也。

至于下利，亦未必皆因脏寒。其因伏气化热，窜入肝经，遏抑肝气太过，能激动其疏泄之力上冲，亦可激动其疏泄之力下注以成下利，然所利者必觉热而不觉凉也。试举一治验之案以明之。

辽宁刘允卿，寓居天津河东，年近四旬，于孟秋得吐泻证，六日之间勺饮不存，一昼夜间下利二十余次，病势危急莫支。

延为诊治。其脉象微细，重按又似弦长。四肢甚凉，周身肌肤亦近于凉，而心中则甚觉发热。所下利者亦觉发热。

断为系厥阴温病，在《伤寒论》中即为厥阴伤寒（《伤寒论》开端处，曾提出温病，后则浑名之为伤寒）。

惟其呕吐殊甚，无论何药，入口即吐出，分毫不能下咽，实足令医者束手耳。因问之曰：心中既如此发热，亦想冰吃否？答曰：想甚。但家中人驳阻，不令食耳。

愚曰：此病已近垂危，再如此吐泻一昼夜，即仙丹不能挽回，惟用冰膏掺生石膏细末服之，可以止吐。吐止后，泻亦不难治矣。

遂立主买冰搅凌若干，掺生石膏细末两许服之。服后病见愈，可服稀粥少许，下利亦见少。翌日，复为诊视，四肢已不发凉，身亦微温，其脉大于从前，心中犹觉发热，有时仍复呕吐。

俾再用生石膏细末一两，掺西瓜中服之，呕吐从此遂愈。翌日，再诊其脉，热犹未清，心中虽不若从前之大热，犹思食凉物，懒于饮食，其下利较前已愈强半。

遂为开白虎加人参汤。方中生石膏用二两，野台参三钱，用生杭芍六钱以代知母，生山药六钱以代粳米，甘草则多用至四钱，又加滑石六钱。方中如此加减替代者，实欲以之清热，又欲以之止利也。

俾煎汤两盅，分两次温饮下，病遂痊愈。

此于厥阴温病如此治法。若在冬令，遇厥阴伤寒之有实热者，亦可如此治法。

盖厥阴一经，于五行属木，其性原温，而有少阳相火寄生其间，则温而热矣。若再有伏气化热窜入，以激动其相火，原可成极热之病也。夫石膏与冰膏、西瓜并用，似近猛浪。然以愚之目见耳闻，因呕吐不止而废命者多矣，况此证又兼下利乎？此为救人之热肠所迫，于万难挽救之中，而拟此挽救之奇方，实不暇计其方之猛浪也。若无冰膏、西瓜时，或用鲜梨切片、蘸生石膏细末服之，当亦不难下咽而止呕吐也。

# 厥阴病白虎汤证

《伤寒论》原文：伤寒，脉滑而厥者，里有热也，白虎汤主之。

太阳篇白虎汤证，脉浮滑是表里皆有热也。此节之白虎汤证，脉滑而厥，是里有热、表有寒也。此所谓热深厥深也。

愚遇此等证，恒先用鲜白茅根半斤切碎，煮四五沸，取汤一大碗，温饮下。厥回身热，然后投以白虎汤，可免病家之疑，病人亦敢放胆服药。若无鲜茅根时，可以药房中干茅根四两代之。若不用茅根时，愚恒治以白虎加人参汤，盖取人参能助人生发之气，以宣通内热外出也。

# 厥阴病当归四逆汤及加吴茱萸生姜汤证

《伤寒论》原文：手足厥寒，脉细欲绝者，当归四逆汤主之；若其人内有久寒者，宜当归四逆加吴茱萸生姜汤主之。

沈尧封曰：叔和释脉法，细极谓之微，即此之脉细欲绝，即与脉微相浑。不知微者，薄也，属阳气虚；细者，小也，属阴血虚。薄者未必小，小者未必薄也。盖荣行脉中，阴血虚则实其中者少，脉故小；卫行脉外，阳气虚则约乎外者怯，脉故薄。况前人用微字，多取薄字意。试问"微云淡河汉"，薄乎？细乎？故少阴论中脉微欲绝，用通脉四逆主治，回阳之剂也；此之脉细欲绝，用当归四逆主治，补血之剂也。两脉阴阳各异，岂堪混释。

### 当归四逆汤方

**当归**三两　　**桂枝**去皮三两　　**芍药**三两　　**细辛**三两　　**大枣**二十五枚擘
**甘草**二两炙　　**通草**二两

上七味，以水八升，煮取三升，去滓，温服一升，日三服。

### 当归四逆加吴茱萸生姜汤方

**即前方加吴茱萸**半升　　**生姜**三两

以水六升、清酒六升，和煮取五升，去滓，分温五服。

王和安曰：厥阴经气来自足少阴经，宣于手太阴经，成循环不息之常度。若以血寒自郁于脏，脉象应有弦凝之征。今脉细欲绝，可知少阴经气来源先虚，及复本经受脏寒之感，则虚寒转甚，细而欲绝也。治以当归四逆汤，意在温肝通郁。而必以桂枝、白芍疏浚经气之源，细辛、通草畅达经气之流。内有凝寒，重加吴萸、生姜，温经通气，仍加入原方以全其用。解此，则治经气之定义可三反矣。

# 厥阴病白头翁汤证

《伤寒论》原文：热利下重者，白头翁汤主之。

### 白头翁汤方

**白头翁**二两　　**黄连、黄柏，秦皮**各三两

上四味，以水七升，煮取二升，去滓，温服一升。不愈，

更服一升。

陈古愚曰：下重者，即《内经》所谓"暴注下迫，皆属于热"之旨也。白头翁临风偏静，特立不挠，用以为君者，欲平走窍之火，必先定摇动之风也。秦皮浸水青蓝色，得厥阴风木之化，故用为臣；以黄连、黄柏为佐使者，其性寒能除热，其味苦又能坚也。总使风木遂其上行之性，则热利下重自除；风火不相煽而燎原，则热渴饮水自止。

《金鉴》注曰：三阴俱有下利证，自利不渴属太阴，自利渴属少阴。惟厥阴下利属寒者，厥而不渴，下利清谷；属热者消渴，下利后重，便利脓血。此热利下重，乃郁热奔逼广肠、魄门，重滞难出。初痢用此法以寒治热，久痢则宜用乌梅丸，随所利而从治之，调其气使之平也。

**按：**白头翁一名独摇草。后世本草谓其无风自摇，有风反安然不动。愚初甚疑之，草木之中，何曾见有有风不动，无风反自摇者乎？乃后登本邑古城址墓，见其背阴多长白头翁，细察其状，乃恍悟其亦名独摇草之所以然也：盖此物茎粗如箸，而高不盈尺。其茎四面生叶与艾叶相似，而其蒂则细而且软，微有风吹，他草未动而其叶已动，此其无风自摇也；若有大风，其茎因粗而且短，是以不动，而其叶因蒂细软，顺风溜于一边，无自反之力，亦似不动，此所谓有风不动也。事非亲见，又安知本草之误哉？

盖此物生冈阜之阴而性凉，原禀有阴性，而感初春少阳之气即突然发生，正与肝为厥阴，而具有升发之气者同也。为其与肝为同气，故能升达肝气，清散肝火，不使肝气挟热下迫以成下重也。且其头生白茸，叶上亦微有白毛，原兼禀西方之金气，故又善镇肝而不使肝木过于横恣也，至于又加连、柏、秦皮为之佐使，陈氏论中已详言其义，无庸愚之赘语也。

**又按：**白头翁汤所主之热利下重，当自少阴传来。不然，则为伏气化热窜入厥阴。其证虽热，而仍非外感大实热，故白头翁汤可以胜任。乃有病在阳明之时，其病一半入府，一半由经而传于少阳，即由少阳入厥阴而为腑脏之相传。则在厥阴者既可成厥阴热利之下重，而阳明府中稽留之热，更与之相助而为虐。此非但用白头翁汤所能胜任矣。愚遇此等证，恒将白头翁、秦皮加于白虎加人参汤中，则莫不随手奏效也。

曾治一中年妇人，于孟春感冒风寒，四五日间，延为诊治。其左脉弦而有力，右脉洪而有力，舌苔白而微黄，心中热而且渴，下利脓血相杂，里急后重，一昼夜二十余次。

即其左右之脉象论之，断为阳明厥阴合并病。有一医者在座，疑而问曰：凡病涉厥阴，手足多厥逆。此证则手足甚温何也？

答曰：此其所以与阳明并病也，阳明主肌肉，阳明府中有热，是以周身皆热，而四肢之厥逆自不能于周身皆热时外现也。况厥阴之病，即非杂以阳明，亦未必四肢皆厥逆乎！医者深韪愚言，与病家皆求速为疏方。遂为立方如下：

**生石膏**捣细三两　　**生杭芍**八钱　　**生怀山药**八钱　　**野台参**四钱　　**白头翁**八钱　　**秦皮**六钱　　**天花粉**八钱　　**甘草**三钱

上药八味，共煎三盅，分三次温饮下。

方中之义，是合白虎加人参汤与白头翁汤为一方，而又因证加他药也。

白虎汤中无知母者，方中芍药可代知母也。盖芍药既能若知母之退热滋阴，而又善治下痢者之后重也。

无粳米者，方中生山药可代粳米也。盖山药汁浆浓郁，既可代粳米和胃，而其温补之性，又能助人参固下也。

至于白头翁汤中无黄连、黄柏者，因与白虎汤并用，有石膏之寒凉，可省去连、柏也。又外加天花粉者，因其病兼渴，天花粉偕同人参最善生津止渴。

将此药三次服完，诸病皆减三分之二。再诊其脉，仍有实热未清。

遂于原方中加滑石五钱，利其小便，正所以止其大便。

俾仍如从前煎服。于服汤药之外，又用鲜白茅根半斤煎汤当茶，病遂痊愈。

# 不 分 经

## 不分经之病烧裈散证、理中丸证、竹叶石膏汤证

伤寒病六经分治之外，又有不分经之病，附载于伤寒分经之后者，又宜择其紧要者，详为诠解，而后学治伤寒者，自能应变无穷也。

《伤寒论》原文：伤寒阴阳易之为病，其人身体重，少气，少腹里急，或引阴中拘挛，热上冲胸，头重不欲举，眼中生花，膝胫拘急者，烧裈散主之。

## 烧裈散方

**妇人中裈近阴处，取烧作灰。**

上一味，水服方寸匕，日三服，小便即利，阴头微肿，此
为愈矣。妇人病，取男子裈，烧灰服。

张隐庵曰：裈裆，乃阴吹注精之的，盖取彼之余气，却彼
之余邪。邪毒原从阴入，复使之从阴以出。故曰：小便利，阴
头微肿即愈。

王和安曰：人身正阳充满，气血盈溢，对于外邪富有抵
抗力，诸邪莫入。交媾时冲任督三脉气血之一部顿虚，则有受
邪之余地矣。伤寒新瘥，人病菌在气血者，虽多从表里汗下除
去，而潜于骨髓者无由发泄。必俟正气充盈，以白血球捕菌之
力，久久搜捕而排泄之，菌邪乃尽。新瘥之人，骨髓中未泄之
菌欲泄不能，必乘交媾时以灵能作用，随精发泄。此时乘彼交
媾，人三脉顿虚，注射而入。其人虚气被郁，自身重少气。膜
中寒燥，自少腹里急，牵引阴筋为之拘挛。脉中郁热积盛上浮，
循冲由前上胸，为热上冲胸，循督由后上脑，为头重不举，眼
中生花。其循任脉由内上心为烦，上口为疮者较少。以任脉血
下行稍资敌御，不如冲督之精血上行之势顺也。但以邪集少腹，
郁阻任脉，血不能下行温足，必渐至膝胫拘急。

此时治法，应审三脉：菌集孰多，郁热孰甚。谅以鹿角治
督、黄柏治冲、龟板通任，阴挛加荔核、川楝，筋结加羚羊、
犀角，膝胫拘急、眼中生花加牛膝、杏仁。于清热解郁中，加
苁蓉、车前、土茯苓等利窍，引毒从前阴去。此云烧裈散主之，
以裈近阴处，常有余精流著，取之以烧灰入药，可引药力直达
精所，泄菌出自前阴，犹治血热用尿，可引药力直达血分，引

热泄于尿窍也。陈修园谓：治此证以大剂加入烧裈散易效，诚善读圣书也。

**按**：王氏之论甚精细，其论用药处亦佳。然愚对于此证，又另有作引之药，可与烧裈散并用。——其药非他，血余炭是也。盖血余原心血所生，为炭服之能自还原化。此证以之作引，有以心济肾之义也。且其性又善利小便，更可引阴中所受之邪自小便出也。

《伤寒论》原文：**大病瘥后，喜唾，久不了了，胸上有寒，当以丸药温之，宜理中丸。**

**理中丸方**

**人参、甘草**炙**、白术、干姜**各三两

上四味，捣筛，蜜和为丸，如鸡子黄许大，以沸汤数合和一丸，研碎，温服之，日三夜二服。腹中未热，益至三四丸。然不及汤。

汤法：以四物依两数切，用水八升，煮取三升，去滓，温服一升，日三服。

若脐上筑者，肾气动也，去术加桂四两。

吐多者，去术加生姜三两，下多者，还用术。

悸者，加茯苓二两。

渴欲饮水者，加术足前成四两半。

腹中痛者，加人参足前成四两半。

寒者，加干姜足前成四两半。

腹中满者，去术加附子一枚。

服汤后如食顷，饮热粥一升许。微自温，勿发揭衣被。

此病时服凉药太过，伤其胃中之阳，致胃阳虚损，不能运

化脾脏之湿，是以痰饮上溢而喜唾，久不了了也。

故方中用人参以回胃中之阳，其补益之力，且能助胃之蠕动加数，自能运化脾中之湿使之下行。而又辅以白术，能健脾又能渗湿。干姜以能暖胃又能助相火以生土。且又加甘草以调和诸药，使药力之猛者，得甘草之缓而猛力悉化；使药性之热者，得甘草之甘而热力愈长也。至于方后诸多加减，又皆各具精义。随诸证之变化，而遵其加减诸法，用之自能奏效无误也。

《伤寒论》原文：**伤寒解后，虚羸少气，气逆欲吐者，竹叶石膏汤主之。**

### 竹时石膏汤方

**竹叶**二把　**石膏**一斤　**半夏**半升洗　**麦门冬**一升去心　**人参**三两
**甘草**二两炙　**粳米**半升

上七味，以水一斗，煮取六升。去滓，纳粳米，煮米熟汤成。去米，温服一升，日三服。

前节是病时过用凉药、伤其阳分；此节是病时不能急用凉药以清外感之热，致耗阴分。且其大热虽退，仍有余热未清，是以虚羸少气、气逆欲吐。此乃阴虚不能恋阳之象，又兼有外感之余热为之助虐也。

故方中用竹叶、石膏以清外感之热，又加人参、麦冬协同石膏以滋阴分之亏。盖石膏与人参并用，原有化合之妙，能于余热未清之际立复真阴也。用半夏者，降逆气以止吐也。用甘草、粳米者，调和胃气以缓石药下侵也。自常情观之，伤寒解后之余热，何必重用石膏，以生地、玄参、天冬、麦冬诸药亦可胜任。然而甘寒留邪，可默酿劳瘵之基础，此又不可不知也。

# 附：温病遗方

《伤寒论》中原有温病，浑同于六经分篇之中，均名之为伤寒，未尝明指为温病也。况温病之原因各殊，或为风温，或为湿温，或为伏气成温，或为温热。受病之因既不同，治法即宜随证各异。有谓温病入手经不入足经者，有谓当分上、中、下三焦施治者，皆非确当之论。斟酌再四，惟仍按《伤寒论》六经分治乃为近是。

# 太 阳 经

有未觉感冒，身体忽然酸软，懒于动作，头不疼，肌肤不热，似稍畏风。舌似无苔而色白，脉象微浮，至数如常者。此乃受风甚轻，是以受时不觉也。宜用轻清辛凉之剂发之。

**处方**

**薄荷叶**三钱　　**连翘**三钱　　**大葱白**三寸

上药三味，共煎汤七八沸，取清汤一大盅，温服下，周身得汗即愈。

薄荷之成分，含有薄荷脑，辛凉芬芳，最善透窍，内而脏腑，外而皮毛，凡有风邪匿藏，皆能逐之外出。惟其性凉，故于感受温风者最宜。古原名苛，古人少用之，取其苛辣之味以调和菜蔬，是以当汉季时，犹不知以之入药，是以《伤寒论》

诸方未有用薄荷者，自后世视之，不知论世知人，转谓仲师方中不用薄荷，是薄荷原非紧要之药。不然则谓薄荷原系辛凉之品，宜于温病而不宜于伤寒者，皆非通论也。惟煮汤服之，宜取其轻清之气，不宜过煎（过煎即不能发汗）。是以以之煎汤，只宜七八沸，若与难煎之药同煎，后入可也。

连翘为轻清宣散之品，其发汗之力不及薄荷，然与薄荷同用，能使薄荷发汗之力悠长。

曾治一少年受感冒，俾单用连翘一两，煮汤服之，终宵微汗不竭，病遂愈。其发汗之力和缓兼悠长可知。

葱之形中空，其味微辣、微苦，原微具发表之性，以旋转于营卫之间，故最能助发表之药以调和营卫也。

有受风较重，不但酸软懒动，且觉头疼，周身骨节皆疼，肌肤热，不畏风，心中亦微觉发热。脉象浮数似有力，舌苔白厚。宜于前方中去葱白，加天花粉八钱以清热，加菊花二钱以治头疼。惟煎汤时薄荷宜后入。

有其人预有伏气化热，潜伏未动。后因薄受外感之触动，其伏气陡然勃发。一时表里俱热，其舌苔白厚，中心似干，脉象浮而有洪象。此其病虽连阳明而仍可由太阳汗解也。

## 处方

**生石膏**一两捣细　　**天花粉**一两　　**薄荷叶**钱半　　**连翘**钱半

上药四味，煎汤一大盅。温服，得汗即愈，薄荷叶煎时宜后入。

或问：此方重用石膏、花粉，少用薄荷、连翘，以为发表之剂，特恐石膏、花粉监制薄荷、连翘太过，服后不能作汗耳？

答曰：此方虽为发表之剂，实乃调剂阴阳，听其自汗，而非强发其汗也。盖此证原为伏气化热，偶为外感触动，遂欲达于表而外出。而重用凉药与之化合，犹如水沃冶红之铁，其蓬勃四达之热气原难遏抑。而复少用薄荷、连翘，为之解其外表之阻隔，则腹中所化之热气，自夺门而出，作汗而解矣。且此等汗，原不可设法为之息止，虽如水流漓而断无亡阴、亡阳之虞，亦断无汗后不解之虞。

此方原与《衷中参西录》寒解汤相似（寒解汤：生石膏一两，知母八钱，连翘、蝉蜕各钱半，今以知母多劣，故易以花粉，为蝉蜕发表之力稍弱，又易以薄荷叶）。二方任用其一，果能证脉无误，服后覆杯之顷，即可全身得汗。间有畏石膏之凉将其药先服一半者，服后亦可得汗，后再服其所余，则分毫无汗矣。因其热已化汗而出，所余之热无多也。即此之前后分服，或出汗或不出汗，可不深悟此药发汗之理乎？况石膏原硫氧氢钙化合，硫氧之原质，原具有发表之力也。

有其人身体酸懒，且甚觉沉重，头重懒抬，足重懒举，或周身肌肤重按移时、微似有痕，或小便不利，其舌苔白而发腻，微带灰白，其脉浮而濡，至数如常者，此湿温也。其人或久居潮湿之地，脏腑为湿气所侵；或值阴雨连旬，空气之中含水分过度；或因饮食不慎，伤其脾胃，湿郁中焦，又复感受风邪，遂成斯证，宜用药外解其表，内利其湿，则病愈矣。

### 处方

**薄荷叶**三钱　**连翘**三钱　**小苍术**三钱　**黄芩**三钱　**木通**二钱

上药五味，先将后四味水煎十余沸，再入薄荷煎七八沸，取清汤一大盅，温服之。

若小便不利者，于用药之外，用鲜白茅根六两，去皮切碎，水煎四五沸，取其清汤以之当茶，渴则饮之。

若其人肌肤发热，心中亦微觉热者，宜去苍术，加滑石八钱。

有温病初得作喘者，其肌肤不恶寒而发热，心中亦微觉发热，脉象浮而长者，此乃肺中先有痰火，又为风邪所袭也。宜用《伤寒论》麻杏甘石汤，而更定其分量之轻重。

### 更定麻杏甘石汤方

**生石膏**一两捣细　　**麻黄**一钱　　**杏仁**二钱去皮　　**甘草**钱半

上四味，共煎汤一大盅（不先煎麻黄吹去浮沫者，因所用只一钱，而又重用生石膏以监制之用）温服。若服后过点半钟，汗不出者，宜服西药阿斯必林一瓦，合中量二分六厘四毫，若不出汗，仍宜再服，以服至出汗为度。盖风邪由皮毛而入，仍使之由皮毛而出也。

有温病旬日不解，其舌苔仍白，脉仍浮者，此邪入太阳之府也，其小便必发黄。宜于发表清热药中，加清膀胱之药，此分解法也。今拟二方于下，以便用者相热之轻重而自斟酌用之。

### 处方

**滑石**一两　　**连翘**三钱　　**蝉蜕**去土足三钱　　**地肤子**三钱　　**甘草**二钱
上药五味，共煎一大盅，温服。

### 又方：

**生石膏**捣细一两　　**滑石**八钱　　**连翘**三钱　　**蝉蜕**去土足三钱　　**地肤**

子<sub>三钱</sub>　甘草<sub>二钱</sub>

上药六味，共煎汤一大盅，温服。

有温病至七八日，六经已周。其脉忽然浮起，至数不数，且有大意者，宜用辛凉之剂助之达表而汗解：

**处方**

玄参<sub>一两</sub>　寸麦冬<sub>带心五钱</sub>　连翘<sub>二钱</sub>　菊花<sub>二钱</sub>　蝉退<sub>去土足二钱</sub>

上药五味，共煎汤一大盅，温服。用玄参者，恐温病日久伤阴分也。

有温病多日，六经已周。脉象浮数而细，关前之浮尤甚。其头目昏沉，恒作谵语，四肢且有扰动不安之意。此乃外感重还太阳，欲作汗也。其所欲汗而不汗者，因阴分太亏，不能上济以应阳也。此证若因脉浮而强发其汗，必凶危立见。宜用大滋真阴之品，连服数剂，俾脉之数者渐缓，脉之细者渐大。迨阴气充长，能上升以应其阳，则汗自出矣。

**处方**

生地黄<sub>一两</sub>　生怀山药<sub>一两</sub>　玄参<sub>一两</sub>　大甘枸杞<sub>一两</sub>　生净萸肉<sub>六钱</sub>　柏子仁<sub>六钱</sub>　生枣仁<sub>六钱捣碎</sub>　甘草<sub>三钱</sub>

上药八味，水煎一大碗。候五分钟，调入生鸡子黄二枚，徐徐温饮之。饮完一剂，再煎一剂，使昼夜药力相继不断。三剂之后，当能自汗。若至其时，汗仍不出者，其脉不似从前之数细，可仍煎此药，送服西药阿斯必林一瓦，其汗即出矣。

或问：山萸肉原具酸敛之性，先生所定来复汤，尝重用之以治汗出不止。此方原欲病者服之易于出汗，何方中亦用之乎？

答曰：此中理甚精微，当详细言之。萸肉为养肝熄风之要药。此证四肢之骚扰不安，其肝风固已动也，此方中用萸肉之本意也。若虑用之有妨于出汗，是犹未知萸肉之性。盖萸肉之味至酸，原得木气最全，是以酸敛之中，大具条畅之性。《本经》谓其逐寒湿痹，是明征也。为其味酸敛也，故遇元气不能固摄者，用之原可止汗；为其性条畅也，遇肝虚不能疏泄者，用之又善出汗。如此以用萸肉，是皆得之临证实验之余，非但凭诸理想而云然也。若果服药数剂后，其脉渐有起色，四肢不复扰动，即去萸肉亦无妨。其开始服药时，萸肉则断不能去也。

有未病之先，心中常常发热。后为外感触发，则其热益甚。五心烦躁，头目昏沉，其舌苔白厚，且生芒刺，其口中似有辣味，其脉浮数有力者。此伏气化热，已入心包，而又为外感束其外表，则内蕴之热益甚，是以舌有芒刺且觉发辣也。宜用凉润清散之剂，内清外解。遍体得透汗，则愈矣。

### 处方

鲜地黄一两　玄参一两　天花粉一两　知母五钱　寸麦冬带心五钱　西药阿斯必林两瓦

上药先煎前五味，取清汤两大盅。先温服一大盅，送服阿斯必林一瓦。若服一次后汗未出，热亦未消者，可再温服一盅，送服阿斯必林一瓦。若汗已出热未尽消者，药汤可如前服法，阿斯必林宜斟酌少服。

# 伤寒温病讨论记

（此标题为整理者所加）

此卷论伤寒、温病、温疹及伤暑、疟疾。伤寒治法以《伤寒论》为主，而于论中紧要之方多所发明。温病则于叶、吴诸家之外另有见解，实由熟读《伤寒论》悟出。暑、疟二证各录一则，亦皆得诸实验。

## 论伤寒脉紧及用麻黄汤之变通法

《伤寒论》之开卷，谓伤风脉浮，伤寒脉紧。夫脉浮易辨矣，惟脉紧则殊难形容。论者多谓形如转索，而转索之形指下又如何摸寻也。盖此脉但凭空形容，学者卒无由会解。惟讲明其所以紧之理，自能由理想而得紧脉之实际矣。

凡脉之紧者必有力。夫脉之跳动，心脏主之。而其跳动之有力，不但心主之也，诸脏腑有热皆可助脉之跳动有力，营卫中有热亦可助脉之跳动有力。特是脉之有力者，恒若水之有浪，大有起伏之势。而紧脉虽有力，转若无所起伏。诚以严寒束其外表，其收缩之力能逼营卫之热内陷与脉相并，以助其有力；而其收缩之力又能遏抑脉之跳动，使无起伏。是紧脉之真相，原于平行中见其有力也。至于紧脉或左右弹者，亦蓄极而旁溢之象也。

仲师治以麻黄汤，所以解外表所束之寒也。特是用麻黄汤以解其外寒，服后遍体汗出，恶寒既愈，有其病从此遂愈者；间有从此仍不愈，后浸发热而转为阳明证者，其故何也？愚初为人诊病时，亦未解其故。后乃知服麻黄汤汗出后，其营卫内陷之热，若还表随汗消散，则其病既愈。若其热不复还表而内陷益深，其热必将日增，此即太阳转阳明之病也。

悟得此理后，再用麻黄汤时，必加知母数钱以解其内陷之热，服后未有不愈者矣。三期五卷伤寒门中载有麻黄加知母汤，方后另有发明，可参观也。上所论者，麻黄汤原宜加知母矣。而间有不宜加者，此又不得不斟酌也。

己巳腊底，曾治天津鼓楼东万德永面庄理事张金铎，年近四旬，先得伤寒证，延医治愈。继出门作事，又冒寒，其表里俱觉寒凉，头疼，气息微喘，身体微形寒战。诊其脉，六部皆无，不禁愕然。问其心中，犹平稳。

知犹可治。盖此证属重感，气体虚弱，寒邪侵入甚深，阻其经络之流通，故六脉皆闭也。

投以麻黄汤加生黄芪一两，服后周身得汗，其脉即出，病亦遂愈。

又曾治一人，年过三旬，身形素羸弱，又喜吸鸦片，于冬令得伤寒证。

因粗通医学，自服麻黄汤，分毫无汗，求为诊视。脉甚微细，无紧象。

遂即所用原方，为加生黄芪五钱，服后得汗而愈。

此二证皆用麻黄汤是不宜加知母，宜加黄芪者也。

又尝治一少年，于季冬得伤寒证。其人阴分素亏，脉近六至，且甚弦细。身冷恶寒，舌苔淡白。

延医诊观，医者谓脉数而弱，伤寒虽在初得，恐不可用麻黄强发其汗。

此时愚应其近邻之聘，因邀愚至其家，与所延之医相商。愚曰："麻黄发汗之力虽猛，然少用则无妨，再辅之补正之品，自能稳妥奏功矣。"遂为疏方：

**麻黄**钱半　　**桂枝尖**一钱　　**杏仁、甘草**各钱半

又为加生怀山药、北沙参各六钱。嘱其煎汤服后，若至两点钟不出汗，宜服西药阿斯必林二分许，以助其出汗。后果如法服之，周身得汗而愈矣。

又曾治邻村李姓少年，得伤寒证。已过旬日，表证未罢，时或恶寒，头犹微疼，舌苔犹白，心中微觉发热，小便色黄，脉象浮弦，重按似有力。

此热入太阳之府（膀胱）也。

投以麻黄汤，为加知母八钱，滑石六钱。服后一汗而愈。

**按**：此证虽在太阳之表与府，实已连阳明矣。故方中重用知母以清阳明之热，而仍用麻黄解其表，俾其余热之未尽清者，仍可由汗而消散。此所以一汗而愈也。

至于《伤寒论》中载有其病重还太阳者，仍宜以麻黄汤治之，而愚遇此证，若用麻黄汤时亦必重加知母也。

至于麻黄当用之分量，又宜随地点而为之轻重。愚在籍时，

用麻黄发表至多不过四钱。后南游至汉皋，用麻黄不过二钱。迨
戊午北至奉天，用麻黄发表恒有用至六钱始能出汗者。此宜分其
地点之寒热，视其身体之强弱，尤宜论其人或在风尘劳苦，或在
屋内营生，随地随人斟酌，定其所用之多寡，临证自无差谬也。

# 论大青龙汤中之麻黄当以薄荷代之

古时药品少，后世药品多。如薄荷之辛凉解肌，原为治外
感有热者之要药。而《神农本经》未载，《名医别录》亦未载。
是以《伤寒论》诸方原有当用薄荷，而仲师不用者，因当时名
薄荷为苛，间有取其苛辣之味，少用之以调和食品，犹未尝用
之入药也。

曾治邻村武生夏彭龄，年过三旬，冬令感冒风寒，周身恶
寒无汗，胸中则甚觉烦躁。

原是大青龙汤证。医者误投以麻黄汤，服后汗无分毫，而
烦躁益甚，几至疯狂。其脉洪滑而浮。

投以大青龙汤，以薄荷叶代麻黄。且因曾误服麻黄汤方中
原有桂枝，并桂枝亦权为减去。

煎服后，覆杯之顷，汗出如洗，病若失。

**按**：此证当系先有蕴热，因为外寒所束，则蕴热益深，是
以烦躁。

方中重用石膏以化其蕴热，其热化而欲散，自有外越之机，
再用辛凉解肌之薄荷以利导之，是以汗出至易也。若从前未误
服麻黄汤者，用此方时不去桂枝亦可，盖大青龙之原方所用桂

枝原无多也。

# 用小青龙汤治外感痰喘之经过及变通之法

伤寒、温病心下蓄有水饮作喘者，后世名之为外感痰喘。此外感中极危险之证也。医者若诊治此等证自逞其私智，无论如何利痰、如何定喘，遇此证之轻者或可幸愈，至遇此证之剧者皆分毫无效。惟投以《伤寒论》小青龙汤则必效。

特是小青龙汤两见于《伤寒论》太阳篇，其所主之证为"表不解，心下有水气，干呕，发热而咳"。其兼证有六，亦皆小青龙汤加减主之，而喘证附于其末。因此，阅者多忽不加察。

又医者治外感之喘，多以麻黄为要药，五味子为忌药。小青龙汤中麻黄、五味并用，喘者转去麻黄加杏仁，而不忌五味之敛住外邪。此尤其心疑之点，而不敢轻用。即愚初为人诊病时，亦不知用也。


犹忆岁在乙酉，邻村武生李杏春，年三十余，得外感痰喘证，求为诊治。其人体丰，素有痰饮，偶因感冒风寒，遂致喘促不休。表里俱无大热，而精神不振，略一合目即昏昏如睡。胸膈又似满闷，不能饮食。舌苔白腻，其脉滑而濡，至数如常。

投以散风清火利痰之剂，数次无效。继延他医数人诊治，皆无效。迁延日久，势渐危险，复商治于愚。愚谂一老医皮隆伯先生，年近八旬，隐居渤海之滨，为之介绍延至。

诊视毕，曰："此易治，小青龙汤证也。"遂开小青龙汤原方，加杏仁三钱，仍用麻黄一钱。

一剂喘定。继用苓桂术甘汤加天冬、厚朴，服两剂全愈。

愚从此知小青龙汤之神妙。

自咎看书未到，遂广阅《伤寒论》诸家注疏。至喻嘉言《尚论篇》论小青龙汤处，不觉狂喜起舞。因叹曰："使愚早见此名论，何至不知用小青龙汤也。"从此以后，凡遇外感喘证可治以小青龙汤者，莫不投以小青龙汤。而临证细心品验，知外感痰喘之挟热者，其肺必胀，当仿《金匮》用小青龙汤之加石膏，且必重加生石膏方效。

迨至癸巳，李杏春又患外感痰喘，复求愚为诊治。其证脉大略如前，而较前热盛。

投以小青龙汤去麻黄，加杏仁三钱。为其有热，又加生石膏一两。

服后其喘立止。药力歇后而喘仍如故，连服两剂皆然。此时皮姓老医已没，无人可以质正。愚方竭力筹思，将为变通其方，其岳家沧州为送医至，愚即告退。

后经医数人，皆延自远方，服药月余，竟至不起。

愚因反复研究：此证非不可治，特用药未能吻合，是以服药终不见效。徐灵胎谓"龙骨之性，敛正气而不敛邪气"，故《伤寒论》方中，仲景于邪气未尽者，亦用之。外感喘证服小青龙汤愈而仍反复者，正气之不敛也。

遂预拟一方：用龙骨、牡蛎（皆不煅）各一两以敛正气，苏子、清半夏各五钱以降气利痰，名之曰从龙汤，谓可用于小青龙汤之后。

甫拟成，适有愚外祖家近族舅母刘媪得外感痰喘证，迎为诊治。

投以小青龙汤去麻黄、加杏仁，为脉象有热又加生石膏一两，其喘立愈。翌日，喘又反复，而较前稍轻。

又投以原方，其喘止后迟四五点钟，遂将从龙汤煎服一剂。其喘即不反复，而脱然全愈矣。

因将其方向医界同人述之。

有毛仙阁者，邑中宿医，与愚最相契，闻愚言医学，莫不确信。闻此方后，旋为邑中卢姓延去。其处为疫气传染，患痰喘者四人已死其三，卢叟年过六旬，得病两日，其喘甚剧。

仙阁投以小青龙汤去麻黄，加杏仁、生石膏，服后喘定。

迨药力歇后，似又欲作喘，急将从龙汤煎服，其病遂愈。

由斯用二方治外感痰喘，诚觉确有把握。而临证品验既久，益知从龙汤方若遇脉虚弱者，宜加净萸肉、生山药，或更加人参、赭石；其脉有热者，宜加生石膏、知母；若热而且虚者，更宜将人参、生石膏并加于方中。或于服小青龙汤之先，即将诸药备用，以防服小青龙汤喘止后转现虚脱之象，或汗出不止，或息微欲无，或脉形散乱如水上浮麻，莫辨至数（若此者皆愚临证经验所遇，不早备药恐取药无及）。至于小青龙汤除遵例加杏仁、石膏之外，若人参、萸肉诸补药之加于从龙汤者，犹不敢加于其中。诚以其时外感未净，里饮未清，不敢参以补药以留邪也。

孰意愚不敢用者，而阅历未深者转敢用之，为治斯证者别开捷径，亦云奇哉。爰详录之于下。

门人高如璧曾治一外感痰喘，其喘剧脉虚，医皆诿为不治。

如璧投以小青龙汤，去麻黄，加杏仁，又加生石膏一两，野台参五钱。一剂而喘定。

恐其反复，又继投以从龙汤，亦加人参与生石膏，其病霍然顿愈。

又长男荫潮治邻庄张马村曲姓叟，年六十余，外感痰喘，十余日不能卧。医者投以小青龙汤两剂，病益加剧（脉有热而不敢多加生石膏者其病必加剧）。荫潮视之，其脉搏一息六至，上焦烦躁，舌上白苔满布。每日大便两三次，然非滑泻。审证论脉，似难挽回。

而荫潮仍投以小青龙汤，去麻黄，加杏仁，又加野台参三钱，生龙骨、生牡蛎各五钱，生石膏一两半。一剂病愈强半，又服一剂全愈。

按：前案但加补气之药于小青龙汤中，后案并加敛气之药于小青龙汤中，似近于少年卤莽，而皆能挽回至险之证，亦可为用小青龙汤者多一变通之法矣。特是古今之分量不同，欲将古之分量变为今之分量，诸家之说各异。今将古小青龙汤之分量列于前，今人常用小青龙汤之分量列于后，以便人之采取。

### 小青龙汤原方

**麻黄**去节三两　**芍药**三两　**五味子**半升　**干姜**三两　**甘草**炙三两
**细辛**三两　**桂枝**去皮三两　**半夏**半升汤洗

上八味，以水一斗，先煮麻黄，减二升，去上沫，纳诸药，煮取三升，去滓，温服一升。

若微利者，去麻黄，加荛花如鸡子大，熬令赤色（熬即炒也，今无此药可代以滑石）。

若渴者，去半夏，加栝蒌根三两。

若噎者（即呃逆），去麻黄，加附子一枚炮。

若小便不利，少腹满，去麻黄，加茯苓四两。

喘者，去麻黄，加杏仁半升去皮。

## 小青龙汤后世所用分量

麻黄二钱　桂枝尖二钱　清半夏二钱　生杭芍三钱　甘草钱半

五味子钱半　干姜一钱　细辛一钱

此后世方书所载小青龙汤分量，而愚略为加减也。喘者原去麻黄，加杏仁。愚于喘证之证脉俱实者，又恒加杏仁三钱，而仍用麻黄一钱，则其效更捷。若证虽实而脉象虚弱者，麻黄即不宜用，或只用五分，再加生山药三钱以佐之亦可。惟方中若加生石膏者，仍可用麻黄一钱。为石膏能监制麻黄也。

《伤寒论》用小青龙汤无加石膏之例。而《金匮》有小青龙加石膏汤，治肺胀，咳而上气，烦躁而喘，脉浮者，心下有水。是以愚治外感痰喘之挟热者，必遵《金匮》之例，酌加生石膏数钱，其热甚者又常用至两余。

《伤寒论》小青龙汤治喘，去麻黄加杏仁者，因喘者多兼元气不能收摄，故不取麻黄之温散，而代以杏仁之苦降。至《金匮》小青龙加石膏汤，有石膏之寒凉镇重，自能监制麻黄，不使过于温散。故虽治喘而肺胀兼烦躁者，不妨仍用麻黄。为不去麻黄，所以不必加杏仁也。惟此汤与越婢加半夏汤，皆主肺胀作喘，而此汤所主之证又兼烦躁，似更热于越婢加半夏汤所主之证。乃越婢加半夏汤中石膏半斤；小青龙汤所加之石膏只二两，且又有桂枝、姜、辛诸药，为越婢加半夏汤中所无。平均其药性，虽加石膏二两，仍当以热论，又何以治肺胀烦躁作喘乎？由斯知其石膏之分量必有差误。是以愚用此方时，必使石膏之分量远过于诸药之分量，而后能胜热定喘。有用此汤者，尚其深思愚言哉。

外感之证多忌五味，而兼痰饮喘嗽者尤忌之。以其酸敛之力，能将外感之邪锢闭肺中，而终身成劳嗽也。惟与干姜并用，济之以至辛之味，则分毫无碍。按五行之理，辛能胜酸，《内经》原有明文。若不宜用干姜之热者，亦可代以生姜。《金匮》射干麻黄汤生姜与五味并用可知也。若恐五味酸敛过甚，可连核捣烂，取核味之辛以济皮味之酸，更稳妥。

喻嘉言曰："桂枝、麻黄汤无大小，而青龙汤有大小者，以桂枝、麻黄汤之变法多；大青龙汤之变法不过于麻桂二方内施其化裁，或增或去，或饶或减，其中神化，莫可端倪。又立小青龙一法，散邪之功兼乎涤饮。取义山泽小龙养成头角，乘雷雨而翻江搅海，直奔龙门之意，用以代大青龙而擅江河行水之力，立法诚大备也。因经叔和之编次，漫无统纪。昌于分篇之际，特以大青龙为纲，于中麻、桂诸法悉统于青龙项下，拟为龙背、龙腰、龙腹，然后以小青龙尾之。或飞，或潜，可弥、可伏，用大，用小，曲畅无遗，居然仲景通天手眼驭龙心法矣。昔有善画龙者，举笔凝思，而青天忽生风雨。吾不知仲景制方之时，其为龙乎，其为仲景乎。必有候焉雷雨满盈（大青龙汤），候焉密云不雨（桂枝二越婢一汤），候焉波浪奔腾（小青龙汤），候焉天日开朗（真武汤），以应其生心之化裁者，神哉青龙等方，即拟为九天龙经可也。"

又曰："娄东胡卣臣先生，昌所谓贤士大夫也。凤昔痰饮为恙。夏日地气上升，痰即内动。设有外感，膈间痰即不行，两三日瘥后，当胸尚结小痤。无医不询，无方不考，乃至梦寐恳求大士治疗。

因而闻疾思苦，深入三摩地位，荐分治病手眼，今且仁智兼成矣。

昌昔谓膀胱之气流行，地气不升，则天气常朗。其偶受外感，则仲景之小青龙汤一方，与大士水月光中大圆镜智无以异也。盖无形之感，挟有形之痰，互为胶漆。其当胸窟宅，适在太阳经位。

惟于麻、桂方中倍加五味、半夏以涤饮而收阴；加干姜、细辛以散结而分邪。合而用之，令药力适在痰饮绾结之处，攻击片时，则无形之感从肌肤出，有形之痰从水道出。顷刻分解无余，而膺胸空旷，不复丛生小痤矣。

若泥麻、桂甘温，减去不用，则不成为龙矣。将恃何物为翻波鼓浪之具乎？"

观喻氏二节之论，实能将小青龙汤之妙用尽行传出，其言词之妙，直胜于生公说法矣。

小青龙汤为治外感痰喘之神方。其人或素有他证，于小青龙汤不宜。而至于必须用小青龙汤时，宜将其方善为变通，与素有之证无妨，始能稳妥奏功。

徐灵胎曰："松江王孝贤夫人，素有血证，时发时止，发则微嗽。又因感冒，变成痰喘，不能着枕，日夜俯几而坐，竟不能支持矣。斯时有常州名医法丹书调治不效，延余至。

　　余曰：'此小青龙汤证也。'法曰：'我固知之，但体弱而素
有血证，麻、桂诸药可用乎？'

　　余曰：'急则治标。若更喘数日，殆矣。且治其新病，愈后
再治其本病可也。'

　　法曰：'诚然，病家焉能知之。如用麻、桂而本病复发，则
不咎病本无治，而恨用麻、桂误之矣。我乃行道人，不能任其
咎。君不以医名，我不与闻，君独任之可也。'

　　余曰：'然。服之有害，我自当之。但求先生不阻之耳。'

　　遂与服。饮毕而气平，终夕安然。后以消痰润肺养阴开胃
之方调之，体乃复旧。"

　　**按**：血证虽并忌麻、桂，然所甚忌者桂枝而不甚忌麻黄。
且有风热者误用桂枝则吐衄，徐氏曾于批叶天士医案中谆谆言
之。其对于素有血证者投以小青龙汤，必然有所加。特其《洄
溪医案》凡于用药之处皆浑括言之，略举大意。用古方纵有加
减，而亦略而不言也。——至愚若遇此证用小青龙汤时，则必
去桂枝，留麻黄，加龙骨、牡蛎（皆生用）各数钱。其有热者加知
母，热甚者加生石膏。则证之陈新皆顾，投之必效，而非孤注
之一掷矣。

　　小青龙汤虽善治外感作喘，而愚治外感作喘亦非概用小青
龙汤也。今即愚所经验者，缕析条分，胪列于下，以备治外感
作喘者之采用。

　　一、气逆迫促，喘且呻，或兼肩息者，宜小青龙汤减麻黄
之半，加杏仁。热者加生石膏。

　　二、喘状如前，而脉象无力者，宜小青龙汤去麻黄，加杏
仁，再加人参、生石膏。若其脉虚而兼数者，宜再加知母。

三、喘不至呻，亦不肩息。惟吸难呼易，苦上气。其脉虚而无力或兼数者，宜拙拟滋阴清燥汤（方载三期第五卷）。

四、喘不甚剧，呼吸无声，其脉实而至数不数者，宜小青龙汤原方加生石膏。若脉数者，宜减麻黄之半，加生石膏、知母。

五、喘不甚剧，脉洪滑而浮，舌苔白厚，胸中烦热者，宜拙拟寒解汤（方载三期第五卷）。服后自然汗出，其喘即愈。

六、喘不甚剧，脉象滑实，舌苔白厚，或微兼黄者，宜白虎汤少加薄荷叶。

七、喘而发热，脉象洪滑而实，舌苔白或兼黄者，宜白虎汤加瓜蒌仁。

八、喘而发热，其脉象确有实热，至数兼数，重按无力者，宜白虎加人参，再加川贝、苏子。若虚甚者，宜以生山药代粳米。

九、喘而结胸者，宜酌其轻重，用《伤寒论》中诸陷胸汤丸，或拙拟荡胸汤（方载三期第六卷）以开其结。其喘自愈。

十、喘而烦躁，胸中满闷，不至结胸者，宜越婢加半夏汤，再加瓜蒌仁。若在暑热之时，宜以薄荷叶代方中麻黄。

至于麻黄汤证恒兼有微喘者，服麻黄汤原方即愈。业医者大抵皆知，似无庸愚之赘言。然服药后喘虽能愈，不能必其不传阳明。惟于方中加知母数钱，则喘愈而病亦必愈。

平均小青龙汤之药性，当以热论。而外感痰喘之证又有热者十之八九。是以愚用小青龙汤三十余年，未尝一次不加生石膏。即所遇之证分毫不觉热，亦必加生石膏五六钱，使药性之凉热归于平均。若遇证之觉热，或脉象有热者，则必加生石膏两许或一两强。若因其脉虚用人参于汤中者，即其脉分毫无热，亦必加生石膏两许以辅之，始能受人参温补之力。至其证之或兼烦躁，或表里壮热者，又宜加生石膏至两半或至二两，方能有效。

曾有问治外感痰喘于愚者，语以当用小青龙汤及如何加减之法，切嘱其必多加生石膏然后有效。后其人因外感病发，自治不愈，势极危殆，仓惶迎愚。

既至，知其自服小青龙汤两剂，每剂加生石膏三钱，服后其喘不止，转加烦躁，惴惴惟恐不愈。

乃仍为开小青龙汤，去麻黄，加杏仁，又加生石膏一两。一剂喘止，烦躁亦愈十之八九。

又用生龙骨、生牡蛎各一两，苏子、半夏、牛蒡子各三钱，生杭芍五钱（此方系后定之从龙汤）。为其仍有烦躁之意，又加生石膏一两，服后霍然全愈。

此证因不敢重用生石膏，几至病危不起。彼但知用小青龙汤以治外感痰喘，而不重用生石膏以清热者，尚其以兹为鉴哉。

# 论白虎汤及白虎加人参汤之用法

白虎汤方三见于《伤寒论》。一在太阳篇，治脉浮滑；一在阳明篇，治三阳合病，自汗出者；一在厥阴篇，治脉滑而厥。注家于阳明条下谓：苟非自汗，恐表邪抑塞，亦不敢卤莽而轻用白虎汤。自此说出，医者遇白虎汤证，恒因其不自汗出即不敢用，此误人不浅也。

盖寒温之证，邪愈深入则愈险。当其由表入里，阳明之府渐实，急投以大剂白虎汤，皆可保完全无虞。设当用而不用，由胃实以至肠实而必须降下者，已不敢保其完全无虞也。况"自汗出"之文惟阳明篇有之，而太阳篇但言脉浮滑，厥阴篇但言脉滑而厥，皆未言自汗出也。由是知：其脉但见滑象，无论其滑而兼浮、滑而兼厥，皆可投以白虎汤，经义昭然。何医者不知尊经，而拘于注家之谬说也？

特是白虎汤证，太阳、厥阴篇皆言其脉，而阳明篇未尝言其脉象何如。然以太阳篇之浮滑、厥阴篇之滑而厥比例以定其脉，当为洪滑无疑。夫白虎汤证之脉象既不同，至用白虎汤时即不妨因脉象之各异而稍为变通。

是以其脉果为洪滑也，知系阳明府实，投以大剂白虎汤原方，其病必立愈。其脉为浮滑也，知其病犹连表，于方中加薄荷叶一钱，或加连翘、蝉退各一钱。服后须臾，即可由汗解而愈（此理参看三期第五卷寒解汤下诠解自明）。其脉为滑而厥也，可用白茅根煮汤以之煎药，服后须臾厥回，其病亦遂愈。此愚生平经验有得，故敢确实言之也。

至白虎加人参汤，两见于《伤寒论》：一在太阳上篇，当发汗之后；一在太阳下篇，当吐下之后。其证皆有白虎汤证之实热，而又兼渴。此因汗、吐、下后伤其阴分也。为其阴分有伤，是以太阳上篇论其脉处，但言洪大，而未言滑。洪大而不滑，其伤阴分可知也。至太阳下篇，未尝言脉。其脉与上篇同，又可知也。于斯加人参于大队寒润之中，能济肾中真阴上升，协同白虎以化燥热，即以生津止渴。渴解热消，其病自愈矣。

独是白虎加人参汤宜用于汗、吐、下后，证兼渴者。亦有非当汗、吐、下后，其证亦非兼渴，而用白虎汤时亦有宜加人参者。其人或年过五旬，或气血素亏，或劳心劳力过度，或阳明府热虽实而脉象无力，或脉搏过数，或脉虽有力而不数，仍无滑象，又其脉或结代者，用白虎汤时皆宜加人参。至于妇人产后患寒温者，果系阳明胃腑热实，亦可治以白虎汤。无论其脉象何如，用时皆宜加人参。而愚又恒以玄参代知母，生山药代粳米，用之尤为稳妥。诚以产后肾虚，生山药之和胃不让粳米，而汁浆稠黏兼能补肾；玄参之清热不让知母，而滋阴生水亦善补肾也。况石膏、玄参，《本经》原谓其可用于产乳之后。至知母，则未尝明言。愚是以谨遵《本经》而为之变通。盖胆大心小，医者之责。凡遇险证之犹可挽救者，固宜毅然任之不疑；而又必熟筹完全，不敢轻视人命，为孤注之一掷也。至方中所用之人参，当以山西之野党参为正。药房名为狮头党参，亦名野党参。生苗处状若狮头，皮上皆横纹。吉林亦有此参，形状相似，亦可用。至若高丽参、石柱参（亦名别直参），性皆燥热，不可用于此汤之中。

**按**：白虎汤、白虎加人参汤皆治阳明胃实之药，大、小承气汤皆治阳明肠实之药。而愚治寒温之证，于阳明肠实、大便燥结者，恒投以大剂白虎汤，或白虎加人参汤，往往大便得通而愈，且无下后不解之虞。间有服药之后大便未即通下者，而少投以降下之品，或用玄明粉二三钱和蜜冲服，或用西药旃那叶钱半，开水浸服，其大便即可通下。盖因服白虎汤及服白虎加人参汤后，壮热已消，燥结已润，自易通下也。

# 论大承气汤厚朴分量似差及变通法

伤寒之证，初得易治，以其在表也。迨由表而里，其传递渐深，即病候浸险。为其险也，所用之方必与病候息息吻合，始能化险为夷，以挽回生命。有如大承气汤一方，《伤寒论》中紧要之方也：阳明热实，大便燥结，及阳明热实，汗多者用之；少阴热实，下利清水，色纯青，心下痛者用之。其方：

**大黄**四两　　**厚朴**半斤　　**枳实**五枚　　**芒硝**三合

上四味，以水一斗，先煮厚朴、枳实，取五升。去滓，纳大黄，煮二升。纳芒硝，更上微火煮一两沸。分温再服。

**按**：此方分两次服，则大黄二两当为今之六钱（古一两为今之三钱），厚朴四两为当今之一两二钱。夫阳明病用此方者，乃急下之以清阳明之燥热也；少阴病用此方者，急下之以存少阴之真阴也。清热存阴，不宜再用燥热之药。明矣。

厚朴虽温而非热，因其有燥性，温燥相合即能化热。方中竟重用之使倍于大黄，混同煎汤，硝、黄亦不觉其凉矣。况厚朴味辛，又具有透表之力，与阳明病汗多者不宜。诚恐汗多耗津，将燥热益甚也。以愚意揣之：厚朴之分量，其为传写之误无疑也。且小承气汤，厚朴仅为大黄之半；调胃承气汤，更减去厚朴不用。是知承气之注重药在大黄，不在厚朴。比例以观，益知厚朴之分量有差误也。

再者，大承气汤方载于阳明篇第三十节后。此节之文，原以"阳明病，脉迟"五字开端，所谓脉迟者，言其脉象虽热而至数不加数也（非谓其迟于平脉）。此乃病者身体素壮，阴分尤充足之脉。病候至用大承气汤时，果能有如此脉象，投以大承气汤原方，亦可随手奏效。而今之大承气汤证如此脉象者，实不多见也。此乃半关天时、半关人事，实为古今不同之点。即厚朴之分量原本如是，医者亦当随时制宜，为之通变化裁，方可为善师仲景之人。

非然者，其脉或不迟而数，但用硝、黄降之，犹恐降后不解。因阴虚不能胜其燥热也。况更重用厚朴，以益其燥热乎！又或其脉纵不数，而热实脉虚。但用硝、黄降之，犹恐降后下脱。因其气分原亏，不堪硝、黄之推荡也。况敢重用厚朴同枳实以破其气乎！

昔叶香岩用药催生，曾加梧桐叶一片作引，有效之者，转为香岩所笑。或问其故。香岩谓："余用梧桐叶一片时，其日为立秋，取梧桐一叶落也。非其时，将用梧桐叶何为？"由斯知：名医之治病，莫不因时制宜，原非胶柱鼓瑟也。

是以愚用承气汤时，大黄、芒硝恒皆用至七八钱，厚朴、枳实不过用二钱。或仿调胃承气汤之义，皆减去不用，外加生赭石细末五六钱。其攻下之力不减大承气原方，而较诸原方用之实为稳妥也。至其脉象数者，及脉象虽热而重按无力者，又恒先投以大剂白虎加人参汤，煎汤一大碗，分数次温饮下，以化胃中燥热。而由胃及肠，即可润其燥结。往往有服未终剂，大便即通下者。且下后又无虞其不解，更无虑其下脱也。其间有大便未即通下者，可用玄明粉三钱，或西药硫苦四钱，调以蜂蜜，开水冲服；或外治用猪胆汁导法，或用食盐（若用熬火硝所出之盐更佳）融水灌肠，皆可通下。至通下之后，亦无不愈者。《衷中参西录》第六卷所载治愈寒温诸案可考也。

# 《伤寒论》大承气汤病脉迟之研究及
# 脉不迟转数者之变通下法

（附：白虎承气汤）

尝读《伤寒论》大承气汤证，其首句为"阳明病，脉迟"，此见"阳明病，脉迟"为当下之第一明征也。而愚初度此句之义，以为凡伤寒阳明之当下看，若其脉数，下后恒至不解。此言脉迟，未必迟于常脉，特表明其脉不数，无虑其下后不解耳。迨至阅历既久，乃知阳明病当下之脉原有迟者。然其脉非为迟缓之象，竟若蓄极而通，有迟而突出之象。盖其脉之迟，因肠

中有阻塞也；其迟而转能突出者，因阳明火盛，脉原有力，有
阻其脉之力而使之迟者，正所以激其脉之力而使有跳跃之势也。
如此以解脉迟，则脉迟之当下之理自明也。

　　然愚临证实验以来，知阳明病既当下，其脉迟者固可下，
即其脉不迟而亦不数者亦可下。惟脉数及六至则不可下。即强
下之，病必不解，或病更加剧。而愚对于此等证，原有变通之
下法：即白虎加人参汤，将石膏不煎入汤中，而以所煎之汤将
石膏送服者是也。愚因屡次用此方奏效，遂名之为**白虎承气汤**。
爰详录之于下，以备医界采用：

　　**生石膏**八钱捣细　　**大潞党参**三钱　　**知母**八钱　　**甘草**二钱　　**粳米**二钱

　　药共五味。将后四味煎汤一盅半，分两次将生石膏细末用
温药汤送下。

　　服初次药后，迟两点钟，若腹中不见行动，再服第二次。
若腹中已见行动，再迟点半钟大便已下者，停后服。若仍未下
者，再将第二次药服下。

　　至若其脉虽数而洪滑有力者，用此方时亦可不加党参。

　　愚从前遇寒温证之当下，而脉象数者，恒投以大剂白虎汤，
或白虎加人参汤，其大便亦可通下。然生石膏必须用至四五两，
煎一大碗，分数次温服，大便始可通下。间有服数剂后大便仍
不通下者，其人亦恒脉净身凉，少用玄明粉二三钱和蜜冲服，
大便即可通下。然终不若白虎承气汤用之较便也。

　　**按**：生石膏若服其研细之末，其退热之力一钱可抵煎汤者
半两。若以之通其大便，一钱可抵煎汤者一两。是以方中只用
生石膏八钱，而又慎重用之。必分两次服下也。

寒温阳明病，其热甚盛者，投以大剂白虎汤，其热稍退。翌日，恒病仍如故。如此反复数次，病家遂疑药不对证，而转延他医，因致病不起者多矣。愚后拟得此方，凡遇投以白虎汤见效旋又反复者，再为治时即用石膏为末送服。其汤剂中用五六两者，送服其末不过一两，至多至两半，其热即可全消失。

# 论《伤寒论》大柴胡汤原当有大黄无枳实

《伤寒论》大柴胡汤，少阳兼阳明之方也。阳明胃腑有热，少阳之邪又复挟之上升，是以呕不止，心下急，郁郁微烦。欲用小柴胡汤提出少阳之邪，使之透膈上出，恐其补胃助热而减去人参，更加大黄以降其热。步伍分明，出奇致胜，此所以为百战百胜之师也。

乃后世畏大黄之猛，遂易以枳实。迨用其方不效，不得不仍加大黄，而竟忘去枳实。此大柴胡一方，或有大黄或无大黄之所由来也。此何以知之？因此方所主之病宜用大黄，不宜用枳实而知之。

盖方中以柴胡为主药，原欲升提少阳之邪、透膈上出。又恐力弱不能直达，故小柴胡汤中以人参助之。今因证兼阳明，故不敢复用人参以助热，而更加大黄以引阳明之热下行，此阳明与少阳并治也。然方名大柴胡，原以治少阳为主。而方中既无人参之助，若复大黄、枳实并用，以大施其开破之力，柴胡犹能引邪透膈乎？此大柴胡汤中断无大黄、枳实并用之理也。至此方若不用枳实而大黄犹可用者，因其入血分，不入气分，能降火，不至伤气，故犹不妨柴胡之上升也。

# 答徐韵英"阳旦汤"之商榷

阳旦汤即桂枝加桂汤再加附子。

诚如君所言者，盖此系他医所治之案。其失处在证原有热，因脚挛误认为寒，竟于桂枝中增桂加附，以致汗出亡阳，遂至厥逆。

仲景因门人之问，重申之而明其所以厥逆之故，实因汗出亡阳。

若欲挽回此证，使至夜半可愈，宜先急用甘草干姜汤以回其阳。虽因汗多损液以致咽干，且液伤而大便燥结成阳明之谵语，亦不暇顾。

迨夜半阳回脚伸，惟胫上微拘急，此非阳之未回，实因液伤不能濡筋也。故继服芍药甘草汤以复其津液，则胫上拘急与咽喉作干皆愈。

更用承气汤以通其大便，则谵语亦遂愈也。

所用之药息息与病机相赴，故病虽危险可挽回也。

## 论少阴伤寒病有寒有热之原因及<br>无论凉热脉皆微细之原因

伤寒以六经分篇，惟少阴之病最难洞悉。因其寒热错杂，注疏家又皆有讲解而莫衷一是。

有谓伤寒直中真阴则为寒证，若自三阳经传来则为热证者。而何以少阴病初得即有宜用黄连阿胶汤及宜用大承气汤者？有谓从足少阴水化则为寒，从手少阴火化则为热者。然少阴之病，病在肾，而非病在心也；且少阴病既分寒热，其脉象当迥有判别，何以无论寒热其脉皆微细也？盖寒气侵人之重者，可直达少阴，而为直中真阴之伤寒；寒气侵入之轻者，不能直达少阴，伏于包肾脂膜之中，暗阻气化之升降，其处气化因阻塞而生热，致所伏之气亦随之化热而窜入少阴，此少阴伤寒初得即发热者也。为其窜入少阴，能遏抑肾气不能上升与心气相济。是以其证虽热，而其脉亦微细无力也。

愚曾拟有坎离互根汤（在后鼠疫门），可用之以代黄连阿胶汤。初服一剂，其脉之微细者即可变为洪实，再服一剂，其脉之洪实者又复归于和平，其病亦遂愈矣。参看鼠疫中用此方之发明，应无不明彻之理矣。

**或问：**《内经》谓"冬伤于寒，春必温病"，此言伏气可随春阳化热为温病也。然其伏气化热之后，恒窜入少阳阳明诸经。何冬令伏气之化热者独入少阴，以成少阴之伤寒乎？

**答曰：**善哉问也。此中理之精微，正可为研究医学之资藉也。盖春主升发，冬主闭藏。伏气在春令而化热，可随春气之升发而上升；若在冬令化热，即随冬气之闭藏而下降。为其下降故陷入少阴，而为少阴伤寒也。此时令之证，原恒随时令之气化为转移也。

## 《伤寒论》少阴篇"桃花汤"是治少阴寒痢非治少阴热痢解

少阴之病，寒者居多。故少阴篇之方亦多用热药。其中桃花汤治少阴病下痢脓血，又治少阴病三四日至四五日，腹痛，小便不利，下脓血者。

**按**：此二节之文，未尝言寒，亦未尝言热。然桃花汤之药，则纯系热药无疑也。乃释此二节者，疑下利脓血与小便不利必皆属热，遂强解桃花汤中药性。谓：石脂性凉，而重用一斤；干姜虽热，而只用一两。合用之，仍当以凉论者。然试取石脂一两六钱、干姜一钱煎服，或凉或热必能自觉。药性岂可重误乎！

有谓此证乃大肠因热腐烂致成溃疡，故下脓血。《本经》谓石脂能消肿去瘀，故重用一斤以治溃疡。复少用干姜之辛烈，以消溃疡中之毒菌。然愚闻之，毒菌生于热者，惟凉药可以消之，黄连、苦参之类是也；生于凉者，惟热药可以消之，干姜、川椒之类是也。桃花汤所主之下脓血果系热毒，何以不用黄连、苦参佐石脂，而以干姜佐石脂乎？虽干姜只用一两，亦可折为今之三钱，虽分三次服下，而病未愈者约必当日服尽。夫一日之间服干姜三钱，其热力不为小矣。而以施之热痢下脓血者，有不加剧者乎？盖下利脓血，原有寒证。即小便不利，亦有寒者。注疏诸家疑便脓血及小便不利皆为热证之发现，遂不得不于方中药品强为之解。斯非其智有不逮，实因临证未多耳。今特录向所治之验案二则以征之。

奉天陆军连长何阁臣，年三十许，因初夏在郑州驻防多受潮湿，患痢数月不愈。至季秋还奉，病益加剧：多下紫血，杂以脂膜，腹疼下坠。

或授以龙眼肉包鸦胆子吞服方，服后下痢与腹疼益剧，来院求为诊治。其脉微弱而沉，左脉几不见。

俾用生硫黄细末挼熟面少许为小丸，又重用生山药、熟地黄、龙眼肉煎浓汤送服。连服十余剂，共服生硫黄二两半，其痢始愈。

**按：**此证脉微弱而沉，少阴之脉也。下紫血脂膜（初下脓血，久则变为紫血脂膜），较下脓血为尤甚矣。因其为日甚久，左脉欲无，寒而且弱，病势极危，非径用桃花汤所能胜任。故师其义而变通之，用生山药、熟地黄、龙眼肉以代石脂、粳米，用生硫黄以代干姜。数月沉疴，竟能随手奏效。设此证初起时投以桃花汤，亦必能奏效也。

奉天省公署护兵石玉和，忽然小便不通。入西医院治疗。西医治以引溺管，小便通出。有顷，小便复存蓄若干。西医又纳以橡皮管，使久在其中，有溺即通出。乃初虽稍利，继则小便仍不能出，遂来院求为诊治。其脉弦迟细弱。自言下焦疼甚且凉甚。

知其小便因凉而凝滞也。

为拟方，用人参、椒目、怀牛膝各五钱，附子、肉桂、当归各三钱，干姜、小茴香、威灵仙、甘草、没药各二钱。连服三剂，腹疼及便闭皆愈。

遂停汤药，俾日用生硫黄细末钱许，分两次服下，以善其后。

方中之义：人参、灵仙并用，可治气虚小便不利；椒目、桂、附、干姜并用，可治因寒小便不利；又佐以当归、牛膝、茴香、没药、甘草诸药，或润而滑之，或引而下之，或馨香以通窍，或温通以开瘀，或和中以止疼。众药相济为功，所以奏效甚速也。

观此二案，知桃花汤所主之下利脓血、小便不利，皆为寒证，非热证也明矣。

# 答人问《伤寒论》以六经分篇、未言手经足经，及后世论温病者言"入手经不入足经"且谓"温病不宜发汗"之义

《内经》之论手足各经也，凡言手经，必名之为手某经；至言足经，恒但名为某经，而不明指为足某经。故凡《内经》浑曰某经，而未明言其为手经、足经者，皆足经也。仲师《伤寒论》以六经分篇，其为足经、手经亦皆未明言，而以《内经》之例推之，其确为足经，无庸再议。诚以人之足经长、手经短，足经原可以统贯全身。但言足经，手经亦即寓其中矣。

至其既以足六经分篇而不明言足六经者，在仲师虽循《内经》定例，而实又别具深心也。夫伤寒之证固属于足经者多，而由足经以及手经者亦时有之。诚以人之手、足十二经，原无处不相贯通。是以六经分篇之中，每篇所列之证皆有连及手经之病。若于分篇之际显以足某经名之，将有时兼有手经之病人亦误认为足经矣。惟浑之曰某经，是原以足经为主，实即容纳手经于足经之中。

此著书者提纲挈领之法，不欲头绪纷繁，令人难于领略也。后世未窥仲师之深意，竟有谓伤寒入足经不入手经者。而麻黄汤中麻黄与杏仁同用，非因其所治之证于手太阴有涉乎？承气汤中大黄与朴硝同用，非因其所治之证于手阳明有涉乎？知此二方，余可类推也。

至谓温病入手经不入足经者，其说尤为不经。何以言之？《伤寒论》第六节曰："太阳病，发热而渴、不恶寒者为温病。"此太阳为手太阳乎？抑为足太阳乎？此固无容置辩者也。盖温

病以风温为正，亦以风温为多，故本节继曰"若发汗已，身灼热者，名曰风温"云云。夫温以风成，必足太阳先受之，此一定之理也。

惟患风温之人多系脏腑间先有蕴热，因其冬日薄受外感，未能遽发。所感之邪伏于三焦脂膜之中，随春阳而化热。继又薄受外感，所化之热邪受激动而骤发。初则外表略有拘束。历数小时，即表里俱壮热。此近代论温病者多忌用药汗解，而惟投以清解之剂，若银翘散、桑菊饮诸方是也。然此等方在大江以南用之，原多效验。因其地暖气和，人之肌肤松浅，温邪易解散也。而北人之用其方者，恒于温病初得不能解散，致温病传经深入，浸成危险之证。愚目睹心伤，因自拟治温病初得三方：

**一为清解汤，方系：**
薄荷叶三钱　　蝉蜕三钱　　生石膏六钱　　甘草钱半

**一为凉解汤，方系：**
薄荷叶三钱　　蝉蜕二钱　　生石膏一两　　甘草钱半

**一为寒解汤，方系：**
生石膏一两　　知母三钱　　连翘钱半　　蝉蜕钱半

三方皆以汗解为目的，视表邪内热之轻重为分途施治：其表邪重、内热轻者，用第一方；表邪内热平均者，用第二方；表邪轻、内热重者，用第三方。方证吻合，服之皆一汗而愈。

后南游至汉皋，用此三方以治温病之初得者，亦莫不随手奏效。由斯知：南方于温病之初得，亦非不可发汗，特视所用发汗之药何如耳。且其方不独治春温有效也。拙著《衷中参西录》初出版于奉天。戊午仲秋，奉天温病盛行。统户口全数计之，病者约有三分之一。其病状又皆相似，是温而兼疫矣。有天地新学社友人刘子修者，在奉北开原行医，彼见《衷中参西录》载此三方，遂斟酌用之，救愈之人不胜计。一方惊为神医，为之建立医院于开原车站。由斯知春温、秋温及温而兼疫者，其初得之时皆可汗解也。

至于伏气成温，毫无新受之外感者，似不可发汗矣。然伏气之伏藏皆在三焦脂膜之中，其化热后乘时萌动，若有向外之机。正可因其势而利导之，俾所用之药与内蕴之热化合而为汗（凉润与燥热化合即可作汗），拙拟之三方仍可随证施用也。若其伏气内传阳明之府而变为大渴大热之证，此宜投以白虎汤或白虎加人参汤，为伤寒、温病之所同。固不独温病至此不宜发汗也。且既为医者，亦皆知此证不可发汗也。然服药后而能自汗者固屡见耳。

至其人因冬不藏精而病温，伏气之邪或乘肾虚下陷而成少阴之证者，其蕴热至深，脉象沉细。当其初得固不可发汗，亦非银翘、桑菊等方清解所能愈也。愚师仲师之意，恒将《伤寒论》中**白虎加人参汤与黄连阿胶汤并为一方**。为有石膏，可省去芩、连、芍药，而用鲜白茅根汤煎，恒随手奏效。盖此证因下陷之热邪伤其肾阴，致肾气不能上潮于心，其阴阳之气不相接续，是以脉之跳动无力。用阿胶、鸡子黄以滋补肾阴，白虎汤以清肃内热，即用人参以助肾气上升，茅根以透内邪外出，服后则脉之沉细者自变为缓和，复其常度。脉能复常，病已消归无有矣。

夫伤寒、温病，西人之所短，实即吾人之所长也。惟即所长者而益加精研，庶于医学沦胥之秋而有立定脚跟之一日。此愚所以不避好辩之名，虽与前哲意见有所龃龉而亦不暇顾也。

# 温病之治法详于《伤寒论》解

伤寒、温病之治法，始异而终同。至其病之所受，则皆在于足经而兼及于手经。乃今之论寒温者，恒谓伤寒入足经不入手经，温病入手经不入足经。夫人之手足十二经原相贯通，谓伤寒入足经不入手经者，固为差谬；至谓温病入手经不入足经者，尤属荒唐。何以言之？《伤寒论》之开始也，其第一节浑言"太阳之为病"，此"太阳"实总括中风、伤寒、温病在内。故其下将太阳病平分为三项。其第二节论太阳中风；第三节论太阳伤寒（四节五节亦论伤寒，当归纳于第三节中）；第六节论太阳温病。故每节之首皆冠以太阳病三字。此太阳为手太阳乎？抑为足太阳乎？此固无容置辩者也。

由斯知：中风、伤寒、温病，皆可以伤寒统之（《难经》谓伤寒有五，中风、温病皆在其中）。而其病之初得，皆在足太阳经，又可浑以太阳病统之也。盖所谓太阳之为病者，若在中风、伤寒，其头痛、项强、恶寒三证可以并见；若在温病，但微恶寒即可为太阳病（此所谓证不必具，但见一证，即可定为某经病也），然恶寒须臾即变为热耳。

曾治一人，于季春夜眠之时因衾薄冻醒，遂觉周身恶寒。至前午十句钟，表里皆觉大热，脉象浮洪。投以拙拟凉解汤，一汗而愈。

又尝治一人，于初夏晨出被雨，遂觉头疼、周身恶寒。至下午一句钟，即变为大热，渴嗜饮水，脉象洪滑。

投以拙拟寒解汤，亦一汗而愈。

至如此凉药而所以能发汗者，为其内蕴之燥热与凉润之药化合，自然能发汗；又少用达表之品以为之引导，故其得汗甚速，汗后热亦尽消也。

此二则皆温病也。以其初得犹须臾恶寒，故仍可以太阳病统之。即其化热之后病兼阳明，然亦必先入足阳明。迨至由胃及肠，大便燥结，而后传入手阳明。安得谓温病入手经不入足经乎！

由斯知《伤寒论》一书，原以中风、伤寒、温病平分三项，特于太阳首篇详悉言之，以示人以入手之正路。至后论治法之处，则三项中一切诸证皆可浑统于六经。但言某经所现之某种病宜治以某方，不复别其为中风、伤寒、温病。此乃纳繁于简之法，亦即提纲挈领之法也。

所尤当知者，诸节中偶明言中风者，是确指中风而言。若明言为伤寒者，又恒统中风、温病而言，以伤寒二字为三项之总称，其或为中风，或为伤寒，或为温病，恒于论脉之处有所区别也。至于六经分编之中，其方之宜于温病者不胜举。今将其显然可见者约略陈之于下。

**一为麻杏甘石汤**。其方原治"汗出而喘，无大热者"。以治温病，不必有汗与喘之兼证也。但其外表未解，内有蕴热者即可用。然用时须斟酌其热之轻重：热之轻者，麻黄宜用钱半，石膏宜用六钱（石膏必须生用，若煅之则闭人血脉，断不可用）；若热之重者，麻黄宜用一钱，石膏宜用一两。至愚用此方时，又恒以薄荷叶代麻黄（薄荷叶代麻黄时其分量宜加倍），服后得微汗，其病即愈。盖薄荷叶原为温病解表最良之药，而当仲师时犹未列于药品，故当日不用也。

**一为大青龙汤**。《伤寒论》中用大青龙汤者有二节：一为第三十七节。其节明言太阳中风，脉浮紧。夫《伤寒论》首节论太阳之脉曰浮，原统中风、伤寒而言。至第二节则言脉缓者为中风，是其脉为浮中之缓也。第三节则言脉阴阳俱紧者为伤寒，是其脉为浮中之紧也。今既明言中风，其脉不为浮缓而为浮紧，是中风病中现有伤寒之脉。其所中者当为栗烈之寒风，而于温病无涉也。一为第三十八节。细审本节之文，知其确系温病。何以言之？以脉浮缓，身不疼但重，无少阴证也。盖此节开端虽明言伤寒，仍是以伤寒二字为中风、伤寒、温病之总称。是以伤寒初得脉浮紧；温病初得脉浮缓。伤寒初得身多疼；温病初得身恒不疼而但重（《伤寒论》第六节温病提纲中原明言身重）。伤寒初得恒有少阴证；温病则始终无少阴证（少阴证有寒有热，此指少阴之寒证言，为无少阴寒证，所以敢用大青龙汤，若少阴热证温病中恒有之，正不妨用大青龙汤矣）。此数者皆为温病之明征也。况其病乍有轻时。若在伤寒，必不复重用石膏；惟系温病，则仍可重用石膏如鸡子大；约有今之四两。因温病当以清燥热、救真阴为急务也。至愚用此方时，又恒以连翘代桂枝。虽桂枝、连翘均能逐肌肉之外感，而一则性热，一则性凉。温病宜凉不宜热，故用桂枝不如用连翘。而当日仲师不用者，亦因其未列入药品也（《伤寒论》方中所用之连翘是连翘根，能利水不能发汗）。况大青龙汤中桂枝之分量，仅为麻黄三分之一。仲师原因其性热不欲多用也。

**一为小青龙汤**。其方外能解表，内能涤饮，以治外感痰喘诚有奇效，中风、伤寒、温病皆可用。然宜酌加生石膏，以调麻、桂、姜、辛之热方效。是以《伤寒论》小青龙汤无加石膏之例，而《金匮》有小青龙加石膏汤，所以补《伤寒论》之未备也。至愚用此汤时，遇挟有实热者，又恒加生石膏至一两强也。

**一为小柴胡汤。**其方中风、伤寒病皆可用。而温病中小柴胡汤证，多兼呕吐黏涎，此少阳之火与太阴之湿化合而成也（少阳传经之去路为太阴）。宜于方中酌加生石膏数钱或两许，以清少阳之火。其黏涎自能化水从小便中出。大柴胡既能引邪上出，石膏更能逐热下降，如此上下分消，故服药后无事汗解，即霍然痊愈也。

以上所述诸方，大抵宜于温病初得者也。至温病传经已深，苦清燥热之白虎汤、白虎加人参汤，通肠结之大、小承气汤，开胸结之大、小陷胸汤，治下利之白头翁汤、黄芩汤，治发黄之茵陈、栀子檗皮等汤，及一切凉润清火、育阴安神之剂，皆可用于温病者，又无庸愚之赘语也。

至于伏气之成温者，若《内经》所谓"冬伤于寒，春必病温"；"冬不藏精，春必病温"之类，《伤寒论》中非无其证。特其证现于某经，即与某经之本病无所区别。仲师未尝显为指示，在后世原难明辨。且其治法与各经之本病无异，亦无需乎明辨也。惟其病在少阴则辨之甚易。何者？因少阴之病，寒热迥分两途，其寒者为少阴伤寒之本病；其热者大抵为伏气化热之温病也。若谓系伤寒入少阴久而化热，何以少阴病两三日，即用宜黄连阿胶汤、大承气汤者？盖伏气皆伏于三焦脂膜之中，与手、足诸经皆有贯通之路。其当春阳化热而萌动，恒视脏腑虚弱之处以为趋向，所谓"邪之所凑，其处必虚"也。其人或因冬不藏精，少阴之脏必虚，而伏气之化热者即乘虚而入，遏抑其肾气不能上升与心气相接续，致心脏跳动无力，遂现少阴微细之脉。故其脉愈微细，而所蕴之燥热愈甚。用黄连以清少阴之热，阿胶、鸡子黄以增少阴之液，即以助少阴肾气之上达。惮其阴阳之气相接续，脉象必骤有起色，而内陷之邪热亦随之外透矣。至愚遇此等证时，又恒师仲师之意而为之变通。单用鲜白茅根四两，切碎，慢火煎两三沸，视茅根皆沉水底，其汤即成。去渣，取清汤一大碗，顿服下。其脉之微细者，必遽变为洪大有力之象。再用大剂白虎加人参汤，煎汤三茶杯，分三次温饮下，每服一次调入生鸡子黄一枚，其病必脱然全愈。用古不必泥古。仲师有知，亦当不吾嗔也。

**按**：西人新生理学家谓副肾髓质之分泌素减少，则脉之跳动必无力。所谓副肾髓质者，指两肾之间命门而言也。盖命门为督脉入脊之门，因督脉含有脊髓，故曰副肾髓质。其处为肾系之根蒂，脂膜相连，共为坎卦，原与两肾同为少阴之脏。其中分泌素减少，脉即跳动无力，此即少阴病脉微细之理。

西人又谓鸡子黄中含有副肾碱。副肾碱者，即所谓副肾髓质之分泌素也。此即黄连阿胶汤中用鸡子黄以滋肾之理。且鸡子黄既含有副肾髓质之分泌素，是其性能直接补肾。此又黄连阿胶汤中鸡子黄生用之理。以西人费尽研究工夫所得至精至奥之新生理，竟不能出《伤寒论》之范围。谁谓吾中华医学陈腐哉？

# 《伤寒论》中有治温病初得方
# 用时宜稍变通说

（应汉皋冉雪峰君征稿）

伤寒与温病，始异而终同。故论者谓:《伤寒论》病入阳明以后诸方，皆可用之于温病；而未传阳明以前诸方，实与温病不宜。斯说也，善则善矣。然细阅《伤寒论》诸方，愚又别有会心也。

《伤寒论》谓："太阳病，发热而渴，不恶寒者，为温病；若发汗已，身灼热者，名风温；风温之为病，脉阴阳俱浮，自汗出，身重，多眠睡，息必鼾，言语难出。"此仲景论温病之提纲也。乃提纲详矣，而其后未明言治温病之方，后世以为憾事。及反复详细观之，乃知《伤寒论》中原有治温病之方。汇通参观，经义自明。

其第六十一节云："发汗后，不可更行桂枝汤。汗出而喘，无大热者，可与麻杏甘石汤。"夫此节之所谓发汗后，即提纲之所谓若发汗也；此节之所谓喘，即提纲之所谓息必鼾也。由口息而喘者，由鼻息即鼾矣；此节之所谓无大热，即提纲之所谓身灼热也。为其但身灼热，是其热犹在表，心中仍无大热。两两比较，此节原与提纲之文大略相同，而皆为温病无疑也。

其所以汗后不解而有诸病者，必其用温热之药强发其汗，以致汗出之后，病转加剧。仲景恐人见其有汗，误认为桂枝汤证，而再投以桂枝汤。故特戒之曰：不可更行桂枝汤，宜治以麻杏甘石汤。则麻杏甘石汤实为温病表证之的方，虽经误治之后，其表证犹在者，仍可用之以解表也。盖古人立言简贵，多有互文以见义者。为此节所言之病状即温病提纲所言之病状，故此节不再申明其为温病；为提纲未言治法，而此节特言明治法，以补提纲所未备。此将二节相并读之，无待诠解自明也。

然此所论者，风温初得之治法（提纲明言风温之为病）。至若冬伤于寒及冬不藏精，至春乃发之温病，或至夏秋乃发之温病，恒有初发之时即于表证无涉者，又不必定用麻杏甘石汤也。

**或问**：此节经文，注疏家有疑其有差误者。以为既言汗出，何以复用麻黄？既无大热，何以重用石膏？此诚可疑之点，敢以相质。

**答曰**：此方之用麻黄者，原藉以治喘，兼以助石膏之力使达于表也。用石膏者，虽藉以清热，亦以调麻黄之性使不过发也。盖此证之热，在胃者少，在胸者多。胸居上焦，仍为太阳部位，即此证仍属表证。方中麻黄、石膏并用，石膏得麻黄则凉不留中，麻黄得石膏则发有监制。服后药力息息上达，旋转于膺胸之间，将外感邪热徐徐由皮毛透出，而喘与汗遂因之自愈。仲景制方之妙，实具有化机，而又何疑乎！且石膏性微寒，原非大寒，《本经》载有明文。是以白虎汤用之以清阳明之大热，必佐以知母而后能建奇功。为此证无大热，所以不用知母也。况此节之文两见于《伤寒论》。所微异者：一在发汗后，一在下后也。岂一节之文差，而两节之文皆差乎？特是此节经文虽无差误，而愚用麻杏甘石汤时，于麻黄、石膏之分量恒有变通。原方分量，石膏为麻黄之两倍。而愚遇此证热之剧者，必将麻黄减轻，石膏加重，石膏恒为麻黄之十倍；即其热非剧，石膏之分量亦必五倍于麻黄也。

**或问**：麻杏甘石汤既可为温病表证之的方，何以《衷中参西录》治温病初得诸方，薄荷、连翘、蝉蜕诸药与石膏并用，而不以麻黄与石膏并用乎？

**答曰**：此当论世知人，而后可与论古人之方。仲景用药多遵《本经》，薄荷古原名苛，《本经》不载，《别录》亦不载，当仲景时犹未列于药品可知；蚱蝉虽载于《本经》，然古人只知用蝉，不知用蜕。较之蝉蜕，皮以达皮者，实远不如。故仲景亦不用。至连翘古惟用根，即麻黄连轺赤小豆汤之连轺也。其发表之力，亦不如连翘也。故身发黄病者，仲景用之以宣通内热、利水去湿，非用以发表也。为此三种药当仲景时皆未尝发明，故于温病之初候原宜辛凉解肌者，亦以麻黄发之；且防麻黄之热，而以石膏佐之也。若仲景生当今日，则必不用麻黄而用薄荷、连翘、蝉蜕诸药矣。即初起之证兼喘者，似必赖麻黄之泻肺定喘，而代以薄荷亦可奏效（观小青龙汤证兼喘者，去麻黄加杏仁是治外感之喘不必定用麻黄）。盖此节所言之病状，若在伤寒，原宜麻黄与石膏并用；而在温病，即宜薄荷与石膏并用。若其喘甚轻者，在温病中更宜以牛蒡代杏仁也。

**按**：麻杏甘石汤，柯韵伯亦谓系治温病之方。而愚作此说时犹未见柯氏之说也。为拙说复于柯氏说外另有发明，故仍录之。

## 论伤寒、温病神昏谵语之原因及治法

伤寒、温病，皆有谵语神昏之证。论者责之阳明胃实。然又当详辨其脉象之虚实，热度之高下，时日之浅深，非可概以阳明胃实论也。

其脉象果洪而有力，按之甚实者，可按阳明胃实治之。盖胃腑之热上蒸，则脑中之元神、心中之识神皆受其累。是以神昏谵语，不省人事，或更大便燥结。不但胃实，且又肠实，阻塞肾气，不能上交于心，则亢阳无制，心神恍惚，亦多谵妄，或精神不支，昏愦似睡。若斯者，可投以大剂白虎汤，遵《伤寒论》一煎三服之法，煎汤三盅，分三次温饮下。其大便燥结之甚者，可酌用大、小承气汤（若大便燥结不甚者，但投以大剂白虎汤，大便即可通下），其神昏谵语自愈也。

有脉象确有实热，其人神昏谵语，似可用白虎汤矣，而其脉或兼弦、兼数，或重按仍不甚实者，宜治以白虎加人参汤。

曾治一农家童子，劳力过度，因得温病。脉象弦而有力，数近六至。谵语不休。所言皆劳力之事。

本拟治以白虎加人参汤，因时当仲夏，且又童年少阳之体，遂先与以白虎汤。

服后脉搏力减，而谵语益甚。幸其大便犹未通下，急改用白虎加人参汤。将方中人参加倍，煎汤三茶杯，分三次温饮下。尽剂而愈。

盖脉象弦数，真阴必然亏损。白虎加人参汤能于邪热炽盛之中滋其真阴，即以退其邪热。

盖当邪热正炽时，但用玄参、沙参、生地诸药不能滋阴，因其不能胜邪热，阴分即无由滋长也。惟治以白虎加人参汤，则滋阴退热一举两得，且能起下焦真阴，与上焦亢甚之阳相济。是以投之有捷效也。

其证若在汗、吐、下后，脉虽洪实，用白虎汤时宜加人参。

曾治一县署科长，温病之热传入阳明，脉象洪实有力，谵语昏瞀。

投以大剂白虎汤，热退强半，脉力亦减，而其至数转数，一息六至，谵语更甚。

细询其病之经过，言数日前因有梅毒，服降药两次。

遂急改用白虎加人参汤，亦倍用人参（此两案中用白虎加人参汤，皆将人参倍加者，因从前误用白虎汤也，若开首即用白虎加人参汤，则人参无事加倍矣）。煎汤三杯，分三次温饮下。亦尽剂而愈。

有伏气为病，因肾虚窜入少阴，遏抑肾气不能上升与心相济，致心脉跳动无力；燥热郁中，不能外透，闭目昏昏似睡，间作谵语。此在冬为少阴伤寒之热证，在春为少阴温病。宜治以大剂白虎加人参汤，用鲜白茅根煮水以之煎药，取汤三盅，分数次饮下自愈。

有患寒温者，周身壮热，脉象洪实，神昏不语。迨用凉药清之，热退，脉近和平，而仍然神昏或谵语者，必兼有脑髓神经病。当继用治脑髓神经之药。

曾治一学校学生，温病热入阳明，脉象甚实，神昏不语，卧床并不知转侧。

用白虎汤清之。服两剂后，热退十之七八，脉象之洪实亦减去强半，自知转侧，而精神仍不明了。

当系温病之热上蒸，致其脑膜生炎而累及神经也。

遂改用小剂白虎加人参汤，又加羚羊角二钱（另煎兑服），一剂而愈。

又治一幼童，得温病三日，热不甚剧，脉似有力，亦非洪实，而精神竟昏昏似睡、不能言语。

此亦温病兼脑膜炎也。因其温病甚轻，俾但用羚羊角钱半煎汤服之，其病霍然顿愈。

盖羚羊角中天生木胎，性善解热而兼有条达上升之性。况其角生于头，原与脑部相连。故善入人之脑中以清热也。

有寒温之病，传经已遍，将欲作汗。其下焦阴分虚损，不能与上焦之阳分相济以化汗，而神昏谵语者。

曾治一壮年，仲夏长途劳役，因受温病。已过旬日，精神昏愦，谵语，不省人事，且两手乱动不休。其脉弦而浮，一息近六至，不任循按，两尺尤甚。

投以大滋真阴之品，若玄参、生地黄、生山药、甘枸杞、天门冬之类，共为一大剂煎服。一日连进二剂，当日得汗而愈。

有寒温之病服开破降下之药太过，伤其胸中大气。迨其大热已退，而仍然神昏或谵语者。

曾治一壮年得温病，延医服药二十余日，外感之热尽退，精神转益昏沉。及愚视之，周身皆凉，奄奄一息，呼之不应，舌干如错，毫无舌苔，其脉象微弱而迟，不足四至，五六呼吸之顷必长出气一次。

此必因服开降之药太过，伤其胸中大气也。盖胸中大气因受伤下陷，不能达于脑中则神昏；不能上潮于舌本则舌干；其周身皆凉者，大气因受伤不能宣布于营卫也；其五六呼吸之顷必长出气一次者，因大气伤后不能畅舒，故太息以舒其气也。

遂用野台参一两，柴胡一钱，煎汤灌之。连服两剂，痊愈。

又治一少年，于初春得伤寒，先经他医治愈，后因饮食过度，病又反复。

投以白虎汤治愈。隔三日，陡然反复甚剧，精神恍惚，肢体颤动，口中喃喃不成语。诊其脉，右部寸关皆无力而关脉尤不任循按。

愚曰：此非病又反复，必因前次之过食病复，而此次又戒饮食过度也。饱食即可愈矣。

其家人果谓有鉴前失，数日所与饮食甚少，然其精神昏愦若斯，恐其不能饮食。

愚曰：果系因饿而成之病，与之食必然能食。然仍须撙节与之，多食几次可也。

其家人果依愚言，十小时中连与饮食三次。病若失。

盖人胸中大气，原藉水谷之气以为培养。病后气虚，又乏水谷之气以培养之，是以胸中大气虚损而现种种病状也。

然前案因服开降之药伤其大气，故以补气兼升气之药治之。后案因水谷之气缺乏、虚其大气，故以饮食治之。斯在临证者精心体验，息息与病机相符耳。

有温而兼疹，其毒热内攻、瞀乱其神明者。

曾治一少年，温病热入阳明，连次用凉药清之，大热已退强半，而心神骚扰不安，合目恒作谵语。其脉有余热，似兼紧象。

因其脉象热而兼紧，疑其伏有疹毒未出。

遂投以小剂白虎汤，送服羚羊角细末一钱，西药阿斯必林二分。表出痧粒满身而愈。

又治一幼女患温疹，其疹出次日即靥，精神昏昏似睡，时有惊悸，脉象数而有力。

投以白虎汤加羚羊角钱半（另煎兑服），用鲜芦根三两煮水以之煎药，取汤两茶盅，分三次温饮下。其疹得出，病亦遂愈。

有其人素多痰饮，其寒温之热炽盛，与痰饮互相胶漆以乱其神明者。《药物学·瓜蒌解》下附有治验之案可参观。

曾治一童子，得温病三四日，忽觉痰涎结胸。其剧时痰涎上壅，即昏不知人。脉象滑而有力。

遂单用新炒瓜蒌仁四两，捣碎，煎汤一大茶盅，服之顿愈。

又治一童子，证脉皆如前。用蒌仁三两，苏子五钱，煎汤亦服之顿愈。

有温疫传染之邪由口鼻传入，自肺传心，其人恒无故自笑，精神恍惚，言语错乱，妄言妄见者。

曾治一媪患此证，脉象有力，关前摇摇而动。

投以拙拟护心至宝丹（方载三期七卷，系生石膏一两，潞党参、犀角、羚羊角各二钱，朱砂三分，东牛黄一分，将前四味煎汤送服后两味），一剂而愈。

以上所谓寒温诸证，其精神昏愦谵语之原因及治法大略已备。至于变通化裁，相机制宜，又在临证者之精心研究也。

# 伤寒、风温始终皆宜汗解说

伤寒初得，宜用热药发其汗，麻黄、桂枝诸汤是也。
风温初得，宜用凉药发其汗，薄荷、连翘、蝉蜕诸药是也。
至传经已深，阳明热实，无论伤寒、风温，皆宜治以白虎汤。

而愚用白虎汤时，恒加薄荷少许，或连翘、蝉蜕少许。往往服后即可得汗。即但用白虎汤，亦恒有服后即汗者。因方中石膏原有解肌发表之力（因含有硫氧氢原质），故其方不但治阳明府病，兼能治阳明经病。况又少加辛凉之品引之，以由经达表，其得汗自易易也。

曾治邻村夏姓，年三十余，于冬令感冒风寒，周身恶寒无汗，胸间烦躁。

原是大青龙汤证。医者投以麻黄汤，服后分毫无汗，而烦躁益甚，几至疯狂。其脉洪滑异常，两寸皆浮，而右寸尤甚。

投以拙拟寒解汤（方载三期五卷），覆杯之顷，汗出如洗而愈。

又治邑北境常庄于姓，年四旬，为风寒所束，不得汗，胸间烦热，又兼喘促。

医者治以苏子降气汤兼散风清火之品。数剂，病益进。诊其脉，洪滑而浮。

投以寒解汤。须臾，上半身即汗。又须臾，觉药力下行，其下焦及腿亦皆出汗，病若失。

又治邑中故县李姓少年，得温病，延医治不效，迁延旬余。诊其脉，洪而实，仍兼浮象。问其头疼乎？曰：然。渴欲饮凉水乎？曰：有时亦饮凉水，然不至燥渴耳。

知其为日虽多，阳明之热犹未甚实，表证尤未尽罢也。

投以寒解汤。病人畏服药，先饮一半，即汗出而愈。仍俾服余一半以清未净之热。然其大热已消，再服时亦不出汗矣。

又治一妊妇，伤寒三日，脉洪滑异常，右脉关前兼浮，舌苔白厚。精神昏愦，间作谵语。

为开寒解汤方。有一医者在座，问方中之意何居？

答曰："欲汗解耳。"问此方能得汗乎？曰："此方用于此等证脉，必能得汗。若泛作汗解之药服之，不能汗也。"

饮下须臾，汗出而愈。

医者讶为奇异。愚因晓之曰："此方在拙著《衷中参西录》，原治寒温证周身壮热，心中热而且渴，舌苔白而欲黄，其脉洪滑或兼浮，或头犹觉疼，或周身犹有拘束之意者。果如方下所注证脉，服之覆杯可汗，勿庸虑其不效也。

盖脉象洪滑，阳明府热已实，原是白虎汤证。至洪滑兼浮，舌苔犹白，是仍有些表证未罢。故方中重用石膏、知母以清胃腑之热；复少用连翘、蝉蜕之善达表者，引胃中化而欲散之热仍还于表，作汗而解。斯乃调剂阴阳，听其自汗，非强发其汗也。"医者闻之甚悦服。

至其人气体弱者，可用补气之药助之出汗。

曾治本村刘叟，年七旬，素有劳疾。薄受外感，即发喘逆。投以小青龙汤去麻黄加杏仁、生石膏辄愈。

上元节后，因外感甚重，旧病复发。五六日间，热入阳明之府，脉象弦长浮数，按之有力，却无洪滑之象（此外感兼内伤之脉）。

投以寒解汤，加潞参三钱。一剂汗出而喘愈。再诊其脉，余热犹炽。

继投以白虎加人参汤，以生山药代粳米。煎一大剂，分三次温饮下，尽剂而愈。

**若阴分虚损者，可用滋阴之药助之出汗。**

曾治邻村高姓少年，因孟夏长途劳役得温病，医治半月无效。其两目清白，竟无所见，两手循衣摸床，乱动不休，谵语不省人事。其大便从前滑泻，此时虽不滑泻，每日仍溏便一两次。脉象浮数，右寸之浮尤甚，两尺按之即无。

因思此证目清白无见者，肾阴将竭也；手循衣摸床者，肝风已动也。病热已危至极点。幸喜脉浮为病有还表之机，右寸浮尤甚，为将汗之势。

其所以将汗而不汗者，人身之有汗如天地之有雨，天地阴阳和而后雨，人身亦阴阳和而后汗。此证尺脉甚弱，阳升而阴不应，汗何由作？

当用大润之剂峻补真阴，济阴以应其阳，必能自汗。

遂用熟地、玄参、生山药、枸杞之类约六七两，煎汤一大碗，徐徐温饮下。一日连进二剂，即日大汗而愈。

**至其人阳分、阴分俱虚，又宜并补其阴阳以助之出汗。**

张景岳曾治一叟得伤寒证，战而不汗。

于其望日发战之时，投以大剂八味地黄汤。

须臾，战而得汗。继因汗多亡阳，身冷，汗犹不止。

仍投以原汤。汗止，病亦遂愈。

用其药发汗，即用其药止汗，是能运用古方入于化境者也。

至少阳证为寒热往来，其证介于表里之间，宜和解不宜发汗矣。然愚对于此证，其**热盛于寒者**，多因证兼阳明，恒于小柴胡汤中加玄参八钱，以润阳明之燥热。其阳明之燥热化而欲散，自能还于太阳而作汗。少阳之邪亦可随汗而解。其**寒盛于热者**，或因误服降下药虚其气分，或因其气分本素虚，虽服小柴胡汤不能提其邪透膈上出。又恒于小柴胡汤中加薄荷叶二钱，由足少阳引入手少阳，借径于游部（手足少阳合为游部）作汗而解。——此即《伤寒论》所谓"柴胡证具，而以他药下之，柴胡证仍在者，复与小柴胡汤，必蒸蒸而振，却发热汗出而解也"。然助以薄荷则出汗较易。即由汗解不必蒸蒸而振，致有战汗之状也。

至于当用承气之证，却非可发汗之证矣。然愚临证经验以来，恒有投以三承气汤，大便犹未降下而即得汗者。盖因胃腑之实热既为承气冲开，其病机自外越也。若降之前未尝得汗，既降之后，亦必于饮食之时屡次些些得汗，始能脉净身凉。若降后分毫无汗，其热必不能尽消。又宜投以竹叶石膏汤，或白虎加人参汤，将其余热消解将尽，其人亦必些些汗出也。此所谓伤寒、风温始终皆宜汗解也。

# 答徐韵英读《伤寒论》质疑四则

古人之书不可不信，又不可尽信。孟子曰："吾于武成，取二三册而已矣。"夫孟子为周人，武成为其当代之书，而犹云然。况其为上下数千年，中间更历十余代，又几经变乱之余，且成于后世之编辑，如仲景之《伤寒论》者乎！愚不揣固陋，敢将徐君所疑《伤寒论》四则，反复陈之。

**第一疑**：在太阳下篇第二十节。其节为病在太阳之表，而不知汗解，反用凉水噀之、灌之，其外感之寒已变热者，经内外之凉水排挤，不能出入，郁于肉中而烦热起粟。然其热在肌肉，不在胃腑，故意欲饮水而不渴，治宜文蛤散。夫文蛤散乃蛤粉之未经煅炼者也。服之，其质不化，药力难出。且虽为蛤壳，而实则介虫之甲，其性沉降，达表之力原甚微，藉以消肉上之起粟似难奏功。故继曰："若不瘥者，与五苓散。"其方取其能利湿兼能透表，又能健运脾胃以助利湿透表之原动力。其病当瘥矣。然又可虑者，所灌之凉水过多，与上焦外感之邪互相胶漆而成寒实结胸，则非前二方所能治疗矣。故宜用三物小陷胸汤或白散。夫白散之辛温开通，用于此证当矣。至于三物小陷胸汤，若即系小陷胸汤用于此证，以寒治寒，亦当乎？注家谓此系反治之法。夫反治者，以热治寒，恐其扞格，而少用凉药为引，以为热药之反佐，非纯以凉药治寒也。盖注者震摄于古人之隆名，即遇古书有舛错遗失之处，亦必曲为原护，不知此正所以误古人而更贻误后人也。是以拙著《衷中参西录》，于古方之可确信者，恒为之极力表彰，或更通变化裁，推行尽致，以穷其妙用；于其难确信者，则恒姑为悬疑，以待识者之论断。盖欲为医学力求进化，不得不如斯也。

**按**：此节中三物小陷胸汤，唐容川疑其另为一方，非即小陷胸汤。然伤寒太阳病实鲜有用水噀、水灌之事。愚疑此节非仲景原文也。

**第二疑**：在太阳下篇三十二节。其节为："太阳病，医发汗，遂发热恶寒。因复下之，心下痞，表里俱虚，阴阳并竭。无阳则阴独，复加烧针，因胸烦，面色青黄，肤润者，难治。今色微黄，手足温者，易治。"按此节文义，必有讹遗之字。阴阳气并竭句，陈氏释为阴阳气不交，甚当。至"无阳则阴独"句，鄙意以为"独"下当有"结"字。盖言误汗、误下，上焦阳气衰微，不能宣通，故阴气独结于心下而为痞也。夫郭公夏五三豕渡河之类，古经迭见。若必句句按文解释，不亦难乎！

**第三疑：** 在太阳下篇五十四节。其节为伤寒脉浮滑。夫滑则热入里矣。乃滑而兼浮，是其热未尽入里，半在阳明之府，半在阳明之经也。在经为表，在府为里。故曰：表有热，里有寒。《内经》谓："热病者，皆伤寒之类也。"又谓："人之伤于寒也，则为病热。"此所谓里有寒者，盖谓伤寒之热邪已入里也。陈氏之解原如斯，愚则亦以为然。至他注疏家，有谓此寒热二字宜上下互易，当作"外有寒、里有热"者。然其脉象既现浮滑，其外表断不至恶寒也。有谓此"寒"字当系"痰"之误，因痰、寒二音相近，且脉滑亦为有痰之证也。然在寒温，其脉有滑象，原主阳明之热已实，且足征病者气血素充，治亦易愈。若因其脉滑而以为有痰，则白虎汤岂为治痰之剂乎？

**第四疑：** 在阳明篇第七十六节。其节为病人无表里证。盖言无头痛项强恶寒之表证，又无腹满便硬之里证也。继谓：发热七八日，虽脉浮数者，可下之。此数语殊令人诧异。夫脉浮宜汗，脉数忌下，人人皆知。况其脉浮数并见而竟下之，其病不愈而脉更加数也必矣。故继言"假令已下，脉数不解"云云。后则因消谷善饥，久不大便而复以抵当汤下之。夫寒温之证，脉数者，必不思饮食，未见有消谷善饥者。且即消谷善饥，不大便，何以见其必有瘀血，而轻投以抵当汤乎？继则又言"若脉数仍不解，而下不止"云云。是因一下再下，而其人已下脱也。夫用药以解其脉数，其脉数未解，而转致其下脱，此其用药诚为节节失宜，而犹可信为仲景之原文乎？试观阳明篇第三十一节，仲景对于下证如何郑重。将两节文对观，则此节为伪作昭然矣。夫古经之中，犹不免伪作（如《尚书》之今文），至方术之书，其有伪作也原无足深讶。所望注疏家审为辨别而批判之，不致贻误于医界，则幸甚矣。

## 答王景文问《神州医药学报》何以用"真武汤"治其热日夜无休止立效

《伤寒论》真武汤乃仲景救误治之方。其人本少阴烦躁，医者误认为太阳烦躁而投以大青龙汤。清之、散之太过，遂至其人真阳欲脱，而急用真武汤以收回其欲脱之元阳，此真武汤之正用也。

观《神州医药学报》所述之案，原系外感在半表半里，中无大热。故寒热往来，脉象濡缓，而投以湿温之剂。若清之、散之太过，证可变为里寒外热（即真寒假热），其元阳不固较少阴之烦躁益甚。是以其热虽日夜无休止，口唇焦而舌苔黄腻，其脉反细数微浮而濡也。

若疑脉数为有热，而数脉与细浮濡三脉并见，实为元阳摇摇欲脱之候，犹火之垂垂欲灭也。急用真武汤以迎回元阳，俾复本位，则内不凉而外不热矣。是投以真武汤原是正治之法，故能立建奇功。——此中原无疑义也。特其语气激昂，务令笔锋摇曳生姿。于病情之变更，用药之精义皆未发明，是以阅者未能了然也。

# 论吴又可 "达原饮" 不可以治温病

北方医者治温病，恒用吴又可达原饮。此大谬也。吴氏谓崇祯辛巳，疫气流行，山东、浙江南北两道感者尤多，遂著《温疫论》一书。首载达原饮，为治瘟疫初得之方，原非治温病之方也。疫者，天地戾气。其中含有毒菌，遍境传染，若役使然。故名为疫。因疫多病热，故名为瘟疫（病寒者名为寒疫）。瘟即温也。是以方中以逐不正之气为主。至于温病，乃感时序之温气；或素感外寒，伏于膜原，久而化热，乘时发动。其中原无毒菌，不相传染。治之者，惟务清解其热，病即可愈。

若于此鉴别未精，本系温病而误投以达原饮，其方中槟榔开破之力既能引温气内陷，而厚朴、草果之辛温开散大能耗阴助热，尤非病温者所宜（病温者多阴虚，尤忌耗阴之药）。虽有知母、芍药、黄芩各一钱，其凉力甚轻。是以用此方治温病者，未有见其能愈者也。且不惟不能愈，更有于初病时服之即陡然变成危险之证者。此非愚之凭空拟议，诚有所见而云然也。

愚初习医时，曾见一媪，年过六旬，因伤心过度，积有劳疾，于仲春得温病。

医者投以达原饮，将方中草果改用一钱，谓得汗则愈。乃服后汗未出而病似加重，医者遂将草果加倍，谓服后必然得汗。果服后头面汗出如洗，喘息大作，须臾即脱。

或疑此证之偾事，当在服达原饮将草果加重；若按其原方分量，草果只用五分，即连服数剂亦应不至汗脱也。答曰：草果性甚猛烈，即五分亦不为少。

愚尝治脾虚泄泻服药不效，因思四神丸治五更泻甚效，中有肉果，本草谓其能健脾涩肠，遂用健补脾胃之药煎汤送服肉果末五分。

须臾觉心中不稳，六脉皆无。迟半点钟，其脉始见。恍悟：病人身体虚弱，不胜肉果辛散之力也。

草果与肉果性原相近，而其辛散之力更烈于肉果。虽方中止用五分，而与槟榔、厚朴并用，其猛烈之力固非小矣。由斯观之，达原饮可轻用哉？

# 论吴氏《温病条辨》二甲复脉、
# 三甲复脉二汤

《金匮》疟病门有鳖甲煎丸，治疟病以月一日发，当十五日愈；设不愈，当月尽解。

如其不瘥，结为癥瘕，名曰疟母，此丸主之。夫鳖甲煎丸既以鳖甲为主药，是其破癥瘕之力多赖鳖甲，则鳖甲具有开破猛烈之性明矣。

愚曾治久疟不愈，单用鳖甲细末四钱，水送服。服后片时，觉心中怔忡殊甚，移时始愈。

夫疟当未发之先，其人原似无病，而犹不受鳖甲之开破。况当病剧之候，邪实正虚，几不能支，而犹可漫投以鳖甲，且重用鳖甲乎？

审斯则可进而与论吴氏《温病条辨》中二甲复脉及三甲复脉二汤矣。

吴氏二甲复脉汤所主之证，为"热邪深入下焦，脉沉数，舌干齿黑，手指但觉蠕动。急防痉厥，二甲复脉汤主之"。其方中重用鳖甲八钱。夫温病之邪下陷，大抵皆体弱之人。为其体弱，又经外感之邪热多日铄耗，则损之又损，以致气血两亏，肝风欲动。其治法当用白虎加人参汤，再加生龙骨、生牡蛎各八钱。方中之义：以人参补其虚，白虎汤解其热，龙骨、牡蛎以镇肝熄风。此用白虎加人参汤兼取柴胡加龙骨牡蛎汤之义。以熟筹完全，自能随手奏效也。

其三甲复脉汤，于二甲复脉汤中再加龟板一两，所主之证亦"热邪深入下焦，热深厥甚，脉细促，心中憺憺大动，甚则心中痛者，三甲复脉汤主之"。

**按**：此证邪益盛，正益虚，肝风已动，乃肝经虚极将脱之候。鳖甲色青入肝，其开破之力注重于肝，尤所当忌。宜治以前方，以生山药八钱代方中粳米（生山药能代粳米和胃，兼能滋真阴固气化），再用所煎药汤送服朱砂细末五分，亦可奏效。

**或问**：吴氏为近代名医，何以治此二证不能拟方尽善？

**答曰**：吴氏诚为近代名医，此非虚誉。然十全之医，世所罕觏。吴氏所短者，不善用白虎汤，而多所禁忌。是以书中谓脉浮而弦细者，不可用白虎汤；脉沉者，不可用白虎汤；汗不出者，不可用白虎汤；不渴者，不可用白虎汤。今观其二甲、三甲所主之证，一则脉沉数，一则脉细促，而皆不见有汗，皆未言渴，是皆在其禁用白虎例中。是以对于此二证不用白虎汤加减，而用复脉汤加减也。独不思龟板在《本经》亦主癥瘕，药房又皆用醋炙。其开破之力，亦非轻也。

特是吴氏禁用白虎诸条，有可信者，有显与经旨背者，此尤不可不知。吴氏谓脉浮弦而细者禁用白虎，此诚不可用矣。至其谓脉沉者、汗不出者、不渴者皆禁用白虎，则非是。即愚素所经验者言之：其脉沉而有力软，当系热邪深陷，其气分素有伤损，不能托邪外出。治以白虎加人参汤，补气即以清热。服后其脉之沉者即起，而有力者亦化为和平矣。其脉或沉而微细软，若确审其蕴有实热，此少阴肾虚，伏气化热乘之，致肾气不能上潮以济心脉之跳动，是以其脉若与证相反，亦可治以白虎加人参汤，用鲜茅根二三两煮水以煎药（若无鲜茅根，干茅根亦可用）。其性能发伏热外出，更能引药力自下上达，服后则脉之沉者即起，而微细者亦自复其常度矣。其汗不出者，若内蕴有实热，正可助以白虎汤以宣布其热外达。是以恒有病热无汗，服后即汗出而愈者。其有不能服即得汗，而其外达之力，亦能引内蕴之热息息自皮肤透出，使内热暗消于无形。且吴氏原谓白虎汤为达热出表之剂，何以又谓无汗者禁用白虎乎？

再者，白虎汤所主之证，两见于《伤寒论》，一在太阳篇，一在阳明篇。太阳篇提纲中，未言出汗；至阳明篇提纲中，始有自汗出之文。由斯知外感之热，深入已实，无论有汗无汗，皆可投之。此为用白虎汤之定法。岂吴氏但记阳明篇用白虎汤之法，而忘太阳篇用白虎汤之法乎？

又，《伤寒论》用白虎汤之例：渴者加人参。其不渴而有实热者，单用白虎汤可知矣。吴氏则谓：不渴者不用白虎汤。是渴者可但用白虎汤无须加人参也。由斯而论：吴氏不知白虎汤用法，并不知白虎加人参汤用法矣。夫白虎汤与白虎加人参汤，原为治温病最紧要之方。吴氏欲辨明温病治法，而对于此二方竟混淆其用法如此，使欲用二方者至望其所设禁忌而却步，何以挽回温病中危险之证乎？

愚素于吴氏所著医案原多推许，恒于医界力为提倡，以广其传。而兹则直揭其短者：为救人计，不敢为前贤讳过也。

尝考吴氏医案，作于《温病条辨》之后。其作《温病条辨》时，似犹未深知石膏之性。故于白虎汤多所禁忌而不敢轻用，其方中生石膏分量只一两，又必煎汤三杯，分三次饮下。至其医案中所载之案，若中风、痿痹、痰饮、手足拘挛诸证，凡其脉洪实者，莫不重用生石膏：或数两，或至半斤，且恒连服。若此有胆有识，诚能深知石膏之性也。善哉！吴氏之医学可谓与年俱进矣。

# 论"冬伤于寒，春必温病"及"冬不藏精，春必温病"治法

尝读《内经》，有"冬伤于寒，春必温病"之语。此中原有深义，非浅学者所易窥测也。乃笃信西说者，据病菌潜伏各有定期之说，谓病菌传于人身，未有至一月而始发动者，况数月乎。因此一倡百和，遂谓《内经》皆荒渺之谈，分毫不足凭信。不知毒气之传染有菌，而冬令严寒之气，为寒水司天之正气。特其气严寒过甚，或人之居处衣服欠暖，或冒霜雪而出外营生，即不能御此气耳。是以寒气之中人也，其重者即时成病，即冬令之伤寒也。其轻者微受寒侵，不能即病，由皮肤内侵，潜伏于三焦脂膜之中，阻塞气化之升降流通，即能暗生内热。迨至内热积而益深，又兼春回阳生，触发其热；或更薄受外感，以激发其热，是以其热自内暴发而成温病，即后世方书所谓伏气

成温也。

至于治之之法，有清一代名医多有谓此证不宜发汗者。然仍宜即脉证之现象而详为区别。若其脉象虽有实热，而仍在浮分，且头疼、舌苔犹白者，仍当投以汗解之剂。然宜以辛凉发汗，若薄荷叶、连翘、蝉蜕诸药，且更以清热之药佐之。若拙拟之清解汤、凉解汤、寒解汤三方，斟酌病之轻重，皆可选用也。此乃先有伏气，又薄受外感之温病也。

若其病初得即表里壮热，脉象洪实，其舌苔或白而欲黄者，宜投以白虎汤，再加宣散之品，若连翘、茅根诸药。如此治法，非取汗解。然恒服药后竟自汗而解。即或服药后不见汗，其病亦解。因大队寒凉之品与清轻宣散之品相并，自能排逐内蕴之热，息息自腠理达于皮毛以透出也（此乃伏气暴发，自内达外之温病，春夏之交多有之）。盖此等证皆以先有伏气，至春深萌动欲发，而又或因暴怒，或因劳心劳力过度，或因作苦于烈日之中，或因酣眠于暖室内，是以一发表里即壮热。治之者，只可宣散清解，而不宜发汗也。此"冬伤于寒，春必温病"之大略治法也。

《内经》又谓："冬不藏精，春必病温。"此二语不但为西医所指摘，即中医对此节经文亦恒有疑意，谓：冬不藏精之人，若因肾虚而寒入肾中，当即成少阴伤寒，为直中真阴之剧证，何能迟至春令而始成温病？不知此二句经文原有两解，其所成之温病亦有两种。至其治法又皆与寻常治法不同。今试析言之，并详其治法。

冬不藏精之人，其所患之温病，有因猝然感冒而成者。大凡病温之人，多系内有蕴热。至春阳萌动之时，又薄受外感拘束，其热即陡发而成温。冬不藏精之人，必有阴虚。所生之热，积于脏腑，而其为外感所拘束而发动，与内蕴实热者同也。其发动之后，脉象多数，息多微喘，舌上微有白苔，津液短少，后或干黄，或舌苔渐黑，状如斑点（为舌苔甚薄，若有若无，故见舌皮变黑），或频饮水不能解渴，或时入阴分益加潮热。此证初得，其舌苔白时，亦可汗解，然须以大滋真阴之药辅之。愚治此证，恒用连翘、薄荷叶各三钱，玄参、生地黄各一两。煎汤服之，得汗即愈。若服药后，汗欲出仍不能出，可用白糖水送服西药阿斯必林二分许，其汗即出。或单将玄参、生地黄煎汤，送服阿斯必林一瓦，亦能得汗。若至热已传里，舌苔欲黄，或至黄而兼黑，脉象数而有力，然按之弦硬，非若阳明有实热者之洪滑。此阴虚热实之象，宜治以白虎加人参汤，更以生地黄代知母，生山药代粳米。煎一大剂，取汤一大碗，分多次温饮下。拙著《衷中参西录》三期六卷载有此方，附载治愈之案若干，可参观也。

又有因伏气所化之热，先伏藏于三焦脂膜之中，迫至感春阳萌动而触发。其发动之后，恒因冬不藏精者其肾脏虚损，伏气乘虚而窜入少阴。其为病状：精神短少，喜偃卧，昏昏似睡，舌皮干，亮无苔，小便短赤，其热郁于中而肌肤却无甚热。其在冬令，为少阴伤寒，即少阴证。初得宜治以黄连阿胶汤者也。在春令，即为少阴温病。而愚治此证，恒用白虎加人参汤，以生地黄代知母，生怀山药代粳米，更先用鲜白茅根三两煎汤，以之代水煎药。将药煎一大剂，取汤一大碗，分三次温饮下。每饮一次，调入生鸡子黄一枚。初饮一次后，其脉当见大，或变为洪大；饮至三次后，其脉又复和平，而病则愈矣。此即"冬不藏精，春必温病"者之大略治法也。

上所论各种温病治法，原非凭空拟议也。实临证屡用有效，而后敢公诸医界同人也。

有温病初得，即表里大热，宜治以白虎汤或白虎加人参汤者。其证发现恒在长夏，或在秋夏之交。而愚生平所遇此等证，大抵在烈日之中，或田间作苦，或长途劳役，此《伤寒论》所谓暍病也，亦可谓之暑温也。其脉洪滑有力者，宜用白虎汤。若脉虽洪大而按之不实者，宜用白虎加人参汤。又皆宜煎一大剂，分数次温饮下，皆可随手奏效。

## 论伏气化热未显然成温病者之治法

《内经》谓"冬伤于寒，春必温病"，此言伏气化热成温病也。究之，伏气化热成温病者，大抵因复略有感冒，而后其所化之热可陡然成温，表里俱觉壮热。不然者，虽伏气所化之热深入阳明之府，而无外感束其表，究不能激发其肌肉之热。是以治之者恒不知其为伏气化热，放胆投以治温病之重剂。是以其热遂永留胃腑，致生他病。今试举一案以明之。

天津建设厅科长刘敫陈君，愚在奉时之旧友也。于壬申正月上旬，觉心中时时发热，而周身又甚畏冷。

时愚回籍，因延他医诊治。服药二十余剂，病转增剧，二便皆闭。再服他药，亦皆吐出。少进饮食，亦恒吐出。

此际愚适来津。诊其脉，弦长有余，然在沉分。

知其有伏气化热，其热不能外达于表，是以心中热而外畏冷，此亦热深厥深之象也。

俾先用鲜茅根半斤切碎，水煮三四沸，视茅根皆沉水底，其汤即成。取清汤三杯，分三次服。每服一次，将土狗三个捣为末，生赭石三钱亦为细末，以茅根汤送下。若服过两次未吐，至三次赭石可以不用。

乃将药服后，呕吐即止，小便继亦通下。再诊其脉，变为洪长有力，其心中仍觉发热，外表则不畏冷矣。其大便到此已半月未通下。

遂俾用大潞参五钱煎汤，送服生石膏细末一两。翌晨大便下燥粪数枚，黑而且硬。再诊其脉，力稍缓，知心中犹觉发热。

又俾用潞党参四钱煎汤，送服生石膏细末八钱。翌晨，又下燥粪二十余枚，仍未见溏粪。其心中不甚觉热，脉象仍似有力。

又俾用潞党参三钱煎汤，送服生石膏细末六钱。又下燥粪十余枚，后则继为溏粪，病亦从此痊愈矣。

盖凡伏气化热窜入胃腑，非重用石膏不解。《伤寒论》白虎汤原为治此证之的方也，然用白虎汤之例：汗、吐、下后皆加人参，以其虚也。

而此证病已数旬，且频呕吐，其元气之虚可知，故以人参煎汤送石膏，此亦仿白虎加人参汤之义也。

至石膏必为末送服者，以其凉而重坠之性善通大便，且较水煮但饮其清汤者，其退热之力又增数倍也。

是以凡伏气化热，其积久所生之病，有成肺病者，有成喉病者，有生眼疾者，有患齿疼者，有病下痢者，有病腹疼者（即盲肠炎），其种种病因若皆由于伏气化热，恒有用一切凉药其病皆不能愈，而投以白虎汤或投以白虎加人参汤，再因证加减，辅以各病当用之药，未有不随手奏效者，此治伏气化热之大略也。至于拙著全书中，所载伏气化热之病甚多，其治法亦各稍有不同，皆可参观。

# 详论猩红热治法

自入夏以来，各处发生猩红热，互相传染。天气炎热而病益加多、加剧。治不如法，恒全不救。夫猩红热非他，即痧疹而兼温病也。尝实验痧疹之证，如不兼温病，其将出未出之先，不过微有寒热，或头微疼，或眼胞微肿，或肢体微酸懒，或食欲不振。其疹既出之后，其表里虽俱觉发热，而实无炽盛之剧热。——治之者始终投以清表（痧疹始终宜用表药，然宜表以辛凉不宜表以温热）解毒之剂，无不愈者。即或始终不服药，听其自出自靥，在一星期间亦可自愈。此以其但有疹毒之热，而无温病之热相助为虐，故其病易愈耳。

至于疹而兼温者，则与斯迥异。其初病之时，疹犹未出，即表里壮热，因疹毒之热尚未萌芽，而温病之热已炽盛也。——治之者宜将薄荷、连翘、蝉蜕诸托表之药，与玄参、沙参、天花粉诸清里之药并用。其连翘可用三钱，薄荷叶、蝉蜕可各用钱半，玄参、沙参、花粉可各用五钱，再少加金银花、甘草解毒。若虑其痧疹不能透达，可用鲜茅根二两（如无可代以鲜芦根）水煮数沸，取清汤数盅，以之代水煎药。煎汤一大盅，温服。其疹必完全透出矣。或以外更用鲜茅根数两，煎四五沸，以其汤代茶更佳。

若其痧疹虽皆透发于外，而火犹炽盛，且深入阳明之府。其舌从前白者，至此则渐黄。心中烦热异常。或气粗微喘，鼻翅扇动。或神昏谵语，脑膜生炎。其大便干燥，小便赤涩。此乃阳明胃腑大实之候。而欲治阳明胃腑之实热，《伤寒论》白虎汤原为千古不祧之良方。为其兼有疹毒，可于方中加连翘二钱，羚羊角一钱（另煎兑服，或锉细末送服，无力之家可以金银花二钱代之），再用鲜茅根或鲜芦根煮汤，以之代水煎药。方中若用生石膏二两，可煎汤两盅，分两次温服；若用生石膏三两，可煎汤三盅，分三次温服。一剂热未清者，可服至数剂。以服后热退，大便仍不滑泻为度。

若其胃腑虽有大热，因小便不利而大便滑泻者，白虎汤又不可骤服。宜先用滑石、生怀山药各一两，生杭芍八钱，连翘、蝉蜕各钱半，甘草三钱（此方即拙拟滋阴宣解汤），煎汤一大盅服之。其滑泻当即止。泻止之后，热犹不退者，宜于初次方中加滑石六钱，服之以退其热。仍宜煎汤数盅，徐徐温服。至于大热已退，疹已见靥，而其余热犹盛者，宜再治以滋阴清热解毒之剂，而仍少加托表之药佐之。方用玄参八钱，沙参、花粉各五钱，连翘、金银花、鲜芦根各三钱，甘草二钱。可连服数剂。其热递减，药剂亦宜随之递减。迨服至其热全消停服。以上诸方，若遇证兼喉痧者，宜于方中加射干、生蒲黄各三钱。惟治大便滑泻，方中不宜加。可外用硼砂、生寒水石各二钱，梅片、薄荷冰各一分，共研细吹喉中。

**按：**猩红热本非危险之证，而所以多危险者，以其证现白虎汤证时，医者不敢放胆用白虎汤治之也。至愚治此证时，不但胃腑大实之候可放胆投以大剂白虎汤，即当其疹初见点，其人表里壮热，脉象浮洪，但问其大便实者；恒用生石膏一两或两半煎汤，送服西药阿斯必林二分，周身得微汗，其疹全发出，而热亦退矣。

曾治一六七岁幼女，病温半月不愈。其脉象数而有力，肌肤热而干涩，其心甚烦躁，辗转床上不能安卧。

疑其病久阴亏，不堪外感之灼热，或其瘀疹之毒伏藏未能透出，是以其病之现状若斯。

问其大便，三日未行。

投以大剂白虎加人参汤，以生山药代粳米。又为加连翘二钱，蝉蜕一钱。煎汤两盅，分数次温饮下。

连服二剂，大便通下，大热已退，心中仍骚扰不安。再诊其脉，已还浮分。

疑其余热可作汗解。

遂用阿斯必林一瓦和白糖冲水服之，周身得微汗，透出白疹若干，病遂愈。

由斯知阿斯必林原可为诱发瘀疹之无上妙药。而石膏质重气轻，原亦具透表之性。又伍以最善发表之阿斯必林，其凉散之力尽透于外，化作汗液而不复留中（石膏煮水毫无汁浆是以不复留中），是以胃腑之热未实而亦可用也。愚临证五十年，治此证者不知凡几，其始终皆经愚一人治者，约皆能力之治愈也。

愚初来津时，原在陆军为医正，未尝挂牌行医。时有中学教员宋志良君，其两儿一女皆患猩红热，延医治疗无效。因其素阅拙著《衷中参西录》，遂造寓恳求为之诊治。

即按以上诸法为之次第治愈。其女年方九岁，受病极重，周身肌肤皆红。细审之，为所出之疹密布，不分个数。医者见之，谓凡出疹若斯者，皆在不治之例。志良亦深恐其不治。

愚曰："此勿忧，放胆听吾用药，必能挽救，不过所用之白虎汤中分量加重耳。"

　　方中所用之生石膏自三两渐加至六两（皆一剂分作数次服），始完全将病治愈（凡如此连次重用生石膏，皆其大便甚实也，若大便不实者，不能如此重用）。

　　志良喜甚，遂多刷广告数千张，言明其事，以遍布于津沽。且从此授课之余，勤苦习医，今已医术精通，救人伙矣。

　　**按：** 白虎汤方原以石膏为主药，其原质系硫氧氢钙化合而成，宜生用，最忌煅用。生用之则其硫氧氢之性凉，而能散。以治外感有实热者，直胜金丹。若煅之，则其所含之硫氧氢皆飞去。所余之钙，经煅即成洋灰（洋灰原料石膏居多），能在水中结合，点豆腐者用之以代卤水。若误服之，能将人之血脉凝结，痰水锢闭。故煅石膏用至七八钱，即足误人性命。迨至偾事之后，犹不知其误在煅，不在石膏。转以为石膏煅用之其猛烈犹足伤人，而不煅者更可知矣。于斯一倡百和，皆视用石膏为畏途。是以《伤寒论》白虎汤原可为治猩红热有一无二之良方，而医者遇当用之时，竟不敢放胆一用。即或有用者，纵不至误用煅石膏，而终以生石膏之性为大寒，重用不过三四钱。不知石膏性本微寒，明载于《神农本经》。且质又甚重，三四钱不过一小撮耳，以微寒之药欲只用一小撮，以救炽盛之毒热，杯水车薪，用之果何益乎？是以愚十余年来，对于各省医学志报莫不提倡重用生石膏，深戒误用煅石膏。而河北全省虽设有医会，实无志报宣传。纵欲革此积弊，恒苦无所凭藉，殊难徒口为之呼吁。今因论猩红热治法论及石膏，实不觉心长词费也。

　　**或问：** 诸家本草皆谓石膏煅用之则不寒胃。今谓若用煅石膏，至七八钱即足误人性命。是诸家本草之说皆不可信软？

　　**答曰：** 本草当以《本经》为主，其石膏条下未言煅用。至

《名医别录》原附《本经》而行者，于石膏亦未言煅用。至到宋时雷氏本草炮制书出，对于各药之制法论之最详，于石膏亦未言煅用。迨有明李氏《纲目》出始载："近人因其性寒，火煅过，用之，不伤脾胃。"夫曰近人不过流俗之传说耳。从此以后之撰本草者，载其语而并将"近人"二字节去，似谓石膏之制法亘古如斯，不复研究其可否。此诚所谓人云亦云，以讹传讹者也。且即用古人成方，原宜恪遵古人规矩。《伤寒论》白虎汤石膏下，只注打碎绵裹，未尝言煅，其径用生者可知。且煅者煮汤，可代卤水点豆腐，是其性与卤水同也。友人桑素村（唐山人）曾言其姊曾饮卤水一两，殉夫尽节。是卤水不可服明矣。岂性同卤水之煅石膏独可服乎？

**或问：**硫氧之性原热。石膏中既含有硫氧，何以其性转凉乎？

**答曰：**硫氧之性虽热，而参之以氢与氧化合，即为水素。水之性，原凉也。且硫氧相合即为西药硫酸，原与盐酸、硝酸同列于解热药中。既能解热，其性不当以凉论乎？不但此也，又如西药阿斯必林，最能解热者也，其原料为杨柳皮液加硫酸制成也。西药规尼涅，亦解热药也，其原料为鸡纳霜加硫酸制成（名硫酸规尼涅），或加盐酸制成（名盐酸规尼涅）也。又如犀角性凉，为中西所共认，而化学家实验此物之原质，为石灰质少含硫质。既含有硫质，又何以凉乎？而强为之解者，有谓硫氧之性少用则凉，多用则热者；有谓众原质相合可以化热为凉者。究之，天之生物，凡具有特异之性者，其功效恒出于原质之外也。此乃物性之良能，关于气化之精微，而不可徒即形迹之粗以推测也。

**附案：**

天津许姓学生，年八岁，于庚申仲春出疹，初见点，两日即靥。家人初未介意。迟数日，忽又发热。

其父原知医，意其疹毒未透，自用药表之不效。延他医治疗亦无效，偶于其友处见拙著《衷中参西录》，遂延为诊视。

其脉象细数有力，肌肤甚热。问其心中，亦甚热。气息微喘，干咳无痰。其咽喉觉疼，其外咽喉两旁各起疙瘩大如桃核之巨者，抚之则疼。

此亦疹毒未透之所致也。

且视其舌苔已黄，大便数日未行。知其阳明腑热已实，必须清热与表散之药并用，方能有效。

遂为疏方：鲜茅根半斤（切碎），生石膏二两（捣细），西药阿斯必林一瓦半。先将茅根、石膏水煮四五沸，视茅根皆沉水底，其汤即成。取清汤一大碗，分三次温饮下，每饮一次，送服阿斯必林半瓦。初次饮后，迟两点钟再饮第二次。若初服后即出汗，后二次阿斯必林宜少用。

如法将药服完。翌日视之，上半身微见红点，热退强半，脉亦较前平和，喉疼亦稍轻，其大便仍未通下。

遂将原方茅根改用五两，石膏改用两半，阿斯必林改用一瓦，仍将前二味煎汤分三次送服阿斯必林。

服后疹出见多，大便通下，表里之热已退十之八九，咽喉之疼又轻，惟外边疙瘩则仍旧。

愚恐其所出之疹仍如从前之靥，急俾每日用鲜茅根四两以之煮汤当茶外，又用金银花六钱，甘草三钱，煎汤一大杯，分三次温服。每次送梅花点舌丹一丸（若在大人可作两次服，每次送服二丸）。如此四日，疙瘩亦消无芥蒂矣。

**按**：此证脉仅细数有力，原非洪大有力，似石膏可以少用。而方中犹用生石膏二两及两半者，因与若干之茅根同煮，而茅根之渣可以减去石膏之力也。

**又按**：此证若于方中多用羚羊角数钱，另煎汤兑药中服之，亦可再将疹表出。而其价此时太昂，无力之家实办不到。是以愚拟得茅根、石膏、阿斯必林并用以代之。凡证之宜用羚羊角者，可将此三味为方治之也。且此三味并用，又有胜于但用羚羊角之时也。第二卷《羚羊角辨》后附有治愈之案，可参观。

# 论天水散（即六一散）治中暑宜于南方，北方用之宜稍变通

（附：加味天水散）

河间天水散，为清暑之妙药。究之，南方用之最为适宜，若北方用之，原宜稍为变通。盖南方之暑多挟湿，故宜重用滑石，利湿即以泻热。若在北方，病暑者多不挟湿，或更挟有燥气。若亦重用滑石以利其湿，将湿去而燥愈甚，暑热转不易消也。

愚因是拟得一方，用滑石四两，生石膏四两，粉甘草二两，朱砂一两，薄荷冰一钱，共为细末，每服二钱，名之曰**加味天水散**。以治北方之暑病固效，以治南方之暑病，亦无不效也。

方中之义：用滑石、生石膏以解暑病之热；而石膏解热兼能透表，有薄荷冰以助之，热可自肌肤散出；滑石解热，兼能利水，有甘草以和之（生干草为末服之，最善利水且水利而不伤阴），热可自小便泻出；又恐暑气内侵，心经为热所伤，故仿益元散之义加朱砂（天水散加朱砂名益元散）以凉心血，即以镇安神明，使不致

· 214 ·

怔忡瞀乱也。

又，人受暑热，未必即病。亦恒如冬令伏气伏于膜原，至秋深感凉气激薄而陡然暴发，腹疼作泻。其泻也，暴注下迫，恒一点钟泻十余次，亦有吐泻交作者。其甚者，或两腿转筋。然身不凉，脉不闭，心中惟觉热甚，急欲饮凉食冰者。此仍系暑热为病，实与霍乱不同。

丁卯季夏，暑热异常。中秋节后，发现此等证甚多。
重用生石膏煎汤送服益元散，其病即愈。

腹中疼甚者，可用白芍、甘草（益元散中甘草甚少故加之）与石膏同煎汤，送服益元散。

若泻甚者，可用生山药、甘草与石膏同煎汤，送服益元散，或用拙拟滋阴润燥汤（方在三期五卷，系滑石、生山药各一两，生杭芍六钱，甘草三钱）加生石膏两余或二两，同煎服，病亦可愈。

其欲食冰者，可即与之以冰；欲饮井泉凉水者，可即与之以井泉水，听其尽量食之、饮之，无碍也。

且凡吐不止者，若欲食冰，听其尽量食之，其吐即可止，腹疼下泻亦可并愈。其间有不并愈者，而其吐既止，亦易用药为之调治也。

# 论伏暑成疟治法

方书谓冬冷多温病，夏热多疟病。此言冬日过冷，人身有伏寒，至春，随春阳化热，即多成温病；夏口过热，人身有伏暑，至秋为薄寒所激发，即多生疟疾也。

丁卯季夏，暑热异常。京津一带因热而死者甚多。至秋，果多疟疾。

服西药金鸡纳霜亦可愈，而愈后恒屡次反复。

姻家王姓少年，寄居津门，服金鸡纳霜愈疟三次后，又反复。连服前药数次，竟毫无效验。诊其脉，左右皆弦长有力。

夫弦为疟脉，其长而有力者，显系有伏暑之热也。

为开白虎汤方，重用生石膏二两，又加柴胡、何首乌各二钱，一剂而疟愈。

恐未除根，即原方又服一剂。从此而病不反复矣。

此方用白虎汤以解伏暑，而又加柴胡、何首乌者，凡外感之证其脉有弦象者，必兼有少阳之病，宜用柴胡清之；而外邪久在少阳，其经必虚，又宜用何首乌补之。二药并用，一扶正，一逐邪也。少阳与阳明并治，是以伏暑愈而疟亦随愈也。

后旬日，病者至寓致谢。言从前服西药愈后，仍觉头昏、神瞀、心中烦躁。自服大剂石膏后，顿觉精神清爽。俯仰之间，似别有天地。石膏之功用，何其弘哉！

愚曰："石膏为药品中第一良药，真有起死回生之功。然只宜生用，而不可煅用。余屡次登各处医学志报论之详矣。彼西人谓其不堪列于药品者，原其初次未定之论（近今西人，已知石膏有大用，详于二卷石膏煅用即同卤水说篇）。而崇西法者，至今犹盛传其说，何其大梦犹未醒也！"

# 后人搜录张锡纯遗稿

## 诊余随笔

西人谓胆汁渗入十二指肠，能助小肠消化食物。此理《内经》未尝言之，似为中医疏忽之处，不知后世名医曾言之矣。

吴鞠通《医医病书》曰："胆无出路，借小肠以为出路。"此非谓胆汁能入小肠乎？

至于胆汁能化食之说，中医书中亦早寓其理。《神农本经》之论柴胡也，谓"能去肠胃中结气，饮食积聚，寒热邪气，推陈致新。"夫柴胡为少阳胆经之主药，而其功效多用于肠胃者，为其善理肝胆，使胆汁流通无滞，自能入于肠中，消化食物积聚，以成推陈致新之功也。

至于徐灵胎注《本经》，则以"木能疏土"解之。是谓肝胆属木，脾胃属土。徐氏既云"木能疏土"，是明谓肝胆能助肠胃化食。而胆汁能助小肠化食之理，即在其中矣。

或问：太阳病，发热恶寒，热多寒少，脉微弱者，此无阳也，不可发汗，宜桂枝二越婢一汤。夫既曰无阳，何以复用石膏？既曰不可发汗，何以复用麻黄？

**答曰**：人之血分属阴，气分属阳。无阳从脉微弱看出，是言其气分不足也。

盖证既热多寒少，其脉原当有力。若脉果有力时，可直投以越婢汤矣，或麻杏甘石汤。今因其气分虚而脉象微弱，故用桂枝助其脉（凡脉之微弱者，服桂枝则脉大），以托肌肉中外感之邪外出，随麻黄以达于皮毛也。

其云"不可发汗"者，盖证只宜解肌。麻黄发汗之力虽猛，然所用甚少，且有石膏凉之、芍药敛之，是以服药之后，止为解肌之小汗，而不至于为淋漓之大汗也。

肺脏下无透窍，而吸入之氧气，实能隔肺胞息息透过，以养胸中大气，由胸中大气以敷布于全身。

而其吸入之气，又自喉管分支下达于心，由心及肝，由肝至冲任交会之处，以及于肾。故肝肾之气化收敛，自能容纳下达之气，且能导引使之归根。

有时肝肾阴虚，其气化不能固摄，则肝气忿急，可透膈以干大气；肾气膨胀，可挟冲气上冲。则肝气可挟所寄之相火上逆；肾气可挟副肾脏之冲气上逆。

于是，逆气上干，排挤胸中、喉中皆不能容受外气，则喘作矣。

肺劳咳嗽，最为难治之证。

愚向治此证，惟用生怀山药（切片者，皆经水泡，不如用条），轧细过罗，每用两许，煮作茶汤，调以糖，令适口，以之送服川贝细末。每日两次，当点心服之。

若其脾胃消化不良或服后微觉满闷者，可将黄色生鸡内金轧成细末，每用二三分与川贝同送服。

若觉热时，可嚼服天冬。

此方曾治愈肺劳作喘者若干人，且能令人胖壮，能享大年。

## 离中丹

治肺病发热，咳吐脓血。兼治暴发眼疾，红肿作痛，头痛齿痛，一切上焦实热之症。

**生石膏**细末二两　　**甘草**细末六钱　　**朱砂末**一钱半

共和匀，每服一钱，日再服，白水送。

热甚者，一次可服钱半。

咳嗽甚者，方中加川贝五钱。

咳血多者，加三七四钱。

大便不实者，将石膏去一两，加滑石一两，用生山药面熬粥，送服此丹。

若阴虚作喘者，亦宜山药粥送服。

至于山药面熬粥，自五钱可至一两。

下焦寒凉泄泻及五更泻者，皆系命门相火虚衰。

确能补助相火之药，莫如硫黄，且更莫如生硫黄。为其为石质之药，沉重下达耳。不经水煮火烁，而其热力全也（硫黄无毒，其毒即其热，故可生用）。

然愚向用硫黄治寒泻证，效者固多。兼有服之泻更甚者，因本草原谓其大便润、小便长。岂以其能润大便即可作泻乎？

后阅西人药性书，硫黄原列于轻泻药中。乃知其服后间作泻者，无足怪也。且其所谓轻泻者，与中医说所谓大便润者，原相通也。

于斯再用硫黄时，于石质药中，择一性温且饶有收涩之力者佐之，即无斯弊。且但热下焦而性不僭上，胜于但知用桂、附者远矣。

若于方中再少加辛香之品，引其温暖之力以入奇经，更可治女子血海虚寒不孕。

## 坎中丹

**硫黄**用纯黄者一两　　**赤石脂**一两

共为细末和匀。每服五分，食前服，一日两次。

不知，则渐渐加多，以服后移时，微觉温暖为度。

若以治女子血海虚寒不孕者，宜于方中加炒熟小茴香末二钱。

**或问**：五更泻证，虽一日大便只此一次，久则身体必然虚弱。其故何也？

**答曰**：人身之气化与天地同。一日之阳气生于子时，是以人当夜半之时，身中之阳气即由肾徐徐上升；五更寅时，乃三阳出土之时，肾中上升之阳已达中焦。

乃因阳微力弱，不能透过中焦，遂复转而下降，以成五更泄泻。

夫人身之气化，原朝升暮降，以随天地气化之自然，而后脏腑始调和无病。非然者，则脏腑中之气化，上下不能相济，其人将何以堪乎？

是知五更泄泻，原为紧要之证，不可不急为治愈也。

## 逐风通痹汤

治风袭肌肉经络，初则麻木不仁，浸至肢体关节不利。

**生箭芪**六钱　　**麻黄**三钱　　**全当归**五钱　　**丹参**三钱　　**乳香**三钱　　**没药**三钱　　**全蝎**二钱

脉象迟弱无力，恶寒者，将黄芪重用一两，再照加乌头二三钱。

脉象有力恶热者，以薄荷易麻黄，再加天花粉一两。

初服以遍体皆得微汗为佳；至汗后再服，宜将麻黄减半，或只用一钱；筋骨软弱者，加明天麻三钱；口眼歪斜者，加蜈蚣二条，其病剧者，可加三条。

此风中身之外廓，未入于脏腑也。是以心中无病，而病在于肌肉、肢体、经络、关节之处。

《内经·风论》篇谓："风气与太阳俱入，行诸脉俞，散于分肉之间，与卫气相干，其道不利，故使肌肉愤䐜而有疡，卫气有所凝而不行，故其肉有不仁也。"又，《内经·痹论》曰："风寒湿三气杂至，合而为痹也。其风气胜者为行痹，寒气胜者为痛痹，湿气胜者为着痹。"——据《内经》二节之文观之，则风袭人之肌肉经络，可使麻木不仁，浸至肢体关节不利可知也。

是以方中以黄芪为主药，取其能升补胸中大气以通于卫气，自能逐风外出。故《本经》谓：黄芪能主大风。而又以最善发表之麻黄辅之，一则扶正以祛邪，一则发汗以透邪。二药相济为用，其逐风之力虽猛，而实不至伤正气也。

至当归、丹参、乳没、全蝎诸药，或活血以祛风，或通络以祛风，皆所以赞助黄芪、麻黄以成功也。

至于病偏凉者加乌头，更将黄芪增重；病偏热者加花粉，更以薄荷易麻黄。

此随病机之所宜，以细为调剂，不使服药后有觉凉、觉热之龃龉也。

筋骨软弱者加明天麻，取其能壮筋骨兼能祛风也；口眼歪斜者加蜈蚣，取其善理脑髓神经，而有牵正口眼之力也。

曾治一人，夏月开轩当窗而寝，为风所袭，其左半身即觉麻木，肌肉渐形消瘦，左手足渐觉不遂。

为拟此方。其病偏于左，又加鹿角胶二钱作引（若偏于右，用虎骨胶作引，理详活络效灵丹后）。

一剂周身得汗，病愈强半。即方略为加减，又服二剂痊愈。后屡试其方，莫不随手奏效。

近闻京中会议，上峰偏重西医之说，欲废中医中药。此特因诸位上峰，非医界中人，不知中医之实际也。

即近时观之，都会商埠之处，病家延西医服西药者，不过十中之一。其余各处延西医服西药者，实百中无一二也。夫西医入中国已多年矣，使果远胜中医，何信之者如此寥寥？此明征也。

且中医创自农轩，保我民族，即遇有疠疫流行，亦皆有妙方挽救。是以我国民族之生齿，实甲于他国之人。

今若将中医中药一旦废却，此于国计民生大有关系。且近时日本人亦深悟明治专尚西医之非。其医学博士如朝比奈泰彦及近藤平三郎等七十余人，创立皇汉医学会，又有贵族议员中村纯九郎、高桥源太郎、陆军大学教授安井小太郎、陆军大将立花小一郎等为之赞助。此载于各处报章，彰彰可考者也。奈何竟欲蹈明治之覆辙也？

如谓中医不善防疫，西医能明于毒菌之学，故善防疫，此为中医不及西医之处欤？则时贤刘蔚楚所著《遇安斋证治丛录》，载有香港防疫一案，可为中西医比较之确证也。今试录其原文于下：

《证治丛录》原文：前约二十年（即清朝末季），香港鼠疫流行，沿门阖户，死人如麻。香港西医谓中医不识治疫，请港政府禁绝中医。各中医求东华院绅，联谒港督华民政务司，请选西绅院绅十人为监督，以病疫者分授中西医各半，表列成绩，不尚空谈。

一考，中医治效超过之，西医不服。二考，平均以百分计，西医得三十余分，中医竟超过六十分，中医赖此以保存。

当时华督一为韦宝珊姻兄，一为余友古君辉山经理其事，而粤人又多有能言者。即此观之，西医之于治疫，果精焉否乎？

吾中华医学，始于黄帝。当其临朝致治，他务未遑，首先与其臣岐伯、伯高、雷公诸臣问答，以成《内经》一书。其书诚能博济群生以利万世也。

后因此书师弟相传，皆以口授，至周末始笔之于书。其数千年累相授受之际，必多有附《内经》并传之语。是以内兼有失于夸张，有类战国策士语气者。然其精到之处，恒数语包括万有，能令熟读深思者，得医学无限法门。——是以读《内经》之法：其于可宝贵之处，当竭力研究，于其不可尽信之处，置而不论可也。

乃今之信西学者谓：《内经》多言阴阳五行，不可入于科学。然西人科学中非不言阴阳也？如电学家以磁石养针，其针即能收摄电气，然其所收摄之电，必一端是阴电，一端是阳电，欲其针相粘连，必阳端与阴端相对，阴端与阳端相接，始能吸引不脱。按此理以通于医学，此中原有无穷妙用，此医家所以谈阴阳也。——乃同一阴阳，在西人谈之，即为科学；在中人谈之，即为荒渺。此果平情之论乎？

又，西医谓《内经》多谈十二经，按解剖实验，实无形迹可指。然精于针灸者，按十二经以刺疔疮，若疔生于经之起处，刺经之止处可愈；疔生于经之止处，针经之起处可愈；若生于经之中间，并刺其本经起止之处皆可愈。此虽无形迹可凭，实有气化可通也。

盖有形迹可凭者，譬之有线电也。无形迹可凭而仍有气化相通者，譬之无线电也。西人窥天地气化之精微以创无线电，可列于科学；古圣能窥人身之气化精微，以定十二经，而目之为荒渺。此又平情之论乎？且针灸详于《内经》，外国此时，不亦有习此为专科者乎？

尝阅沪上诸医报，中、西势若冰炭。甚至互相谩骂，此诚医界之大耻也。究之，平情而论：中医尚理想、不尚实验，故精于人身之气化，而略于人身之组织；西医尚实验、不尚理想，故精于人身之组织，而略于人身之气也。是以区区意见，以为当今之世，欲求医学登峰造极，诚非沟通中西不可也。

是以因《益世报》有医学一栏，拟得"中西医理异同论"一篇，历举《内经》之文，以发明中医之理，多同于西医者，实于西医未尝少有疵瑕。一以有鉴于沪上中西医之争，一以仆之亲朋多有业西医者，如此立说，可告无罪于西医矣。乃不谓有某君者，仇视中医，并仇视《内经》，至谓《内经》谈生理处，无一是处。

如某君驳拙论云："神明之体藏于脑，神明之用发于心，这一种说法，可谓极周纳之能事。这明是不肯承认《内经》神明在心之非，又难以否认现代医学神明在脑的事实。于无可如何之中，采取了这个骑墙式的说法。"按某君如此驳辩，是谓《内经》"头者精明之府"句，说得浑含不足征，不知《内经》早知神明在脑之理。是以其驳语中，并未提着《内经》此句，而惟单提"心者君主之官，神明出焉"两句，是又变"出"字为"在"字，可为巧于立言矣。

究之，《内经》"头者精明之府"句，如日丽中天，终不可掩。而后人因读《内经》，悟得神明在脑者，已不乏人。今略举数条以证明之：

古文思字作恖。《说文》解之云："囟，顶骨空处，思字从囟从心"者，言自脑至心，如丝相贯，非心与脑相辅而成思乎？若脑无神明，何以与心相辅而成思也？且人头颡之颡字，其左旁即古思字。则脑藏神明而能思，自苍颉造字之时，已显露其端倪矣。

又，明季文豪嘉鱼金正希曰：人之记性，皆在于脑中。小儿善忘者，脑未满也；老人健忘者，脑渐空也。凡人外见一物，必留一形影于脑中。

又，李时珍曰：肺气通于鼻，阳明胃脉，环鼻上行于脑。脑为元神之府，鼻为命门之窍。人之中气不足，清阳不升，则头为之倾，九窍为之不利。

又，自古养生之家（即今所谓哲学家），皆以脑中之神为元神，心中之神为识神，元神者无思无虑，自然虚灵也；识神者有思有虑，灵而不虚也。然其所注重者在脑中元神，不在心中识神。是以有"学道之人不识真，只为从前认识神"之语（见《慧命经》）。其以脑中之知觉为神明之正宗，尤可知矣。

又，古《六书精蕴》云：元神何宅，心为之宅；元神何门，囟之为门（见《康熙字典》）。

以上所引诸端，亦可谓其不知神明在脑乎？夫我亿万同胞，黄帝之子孙也。《内经》一书，乃黄帝留以保护后世子孙者也。纵其书有大醇小疵，而但于其大醇之处，通变化裁，自能普济群生；其小疵之处，置而不论可也。此尊祖敬宗之义也，亦保存国粹之义也。仆愿某君再三深思之，且至清夜时思之。

# 胡莱菔英

胡莱菔英能解砒石毒。

邑东褚王庄，诸姓，因夫妻反目，其妻怒吞砒石。其夫出门赌搏未归。夜间砒毒发作，觉心中热渴异常。

其锅中有泡干胡莱菔英之水若干，犹微温，遂尽量饮之，热渴顿止。迨其夫归，犹未知也。

隔旬，其夫之妹，在婆家亦吞砒石，急遣人来送信。其夫仓猝将往视之。

其妻谓：将干胡莱菔英携一筐去，开水浸透，多饮其水必愈，万无一失。其夫问：何以知之？其妻始明言前事。

其夫果亦用此方，将其妹救愈。

然所用者，是秋末所晒之干胡莱菔英，在房顶迭次经霜。其能解砒毒或亦借严霜之力欤？至鲜胡莱菔英亦能解砒毒否？则犹未知也。

# 麦 苗

麦苗善治黄疸。

内子王氏，生平不能服药，即分毫无味之药亦不能服。于乙丑季秋，得黄疸证。

为开好服之药数味，煎汤，强令服之。下咽即呕吐大作，将药尽行吐出。

友人张某谓：可用鲜麦苗煎汤服之。

遂采鲜麦苗一握，又为之加滑石五钱。

服后，病即轻减。又服一剂，痊愈。

盖以麦苗之性，能疏通肝胆，兼能清肝胆之热，犹能消胆管之炎，导胆汁归小肠也。

因悟得此理后，凡遇黄疸证，必加生麦芽数钱于药中，亦奏效颇著。然药铺中麦芽皆干者。若能得鲜麦芽，且长至寸余用之，当更佳。或当有麦苗时，于服药之外，以麦苗煎汤当茶饮之亦可。

## 答受业高崇勋质疑

（一）问：讲义对于脉法浮、沉、迟、数、缓、紧、代、促、结真象，发挥尽致，其余各脉，尚未阐发，如芤、滑、涩、革、牢等脉形状，均难揣摩，请示其端？

**答曰：**芤觉脉中无物充实其中也。盖脉管中有气有血，至血去而气独留，是以脉虽不至微细，而充实则有欠也。

滑为气血有余之象。指下觉气血充足而兼流走也，其跳动似数而非数也。

涩为气血不足之象。指下觉气血而近模糊也，其跳动似迟而非迟也。

革者浮弦兼大硬也。

牢者沉弦有力，而无过度流走之势也。

滑主热，滑而有力者，或至血热妄行。

涩而无力者，主有瘀血，或血脉不通。

革主病有变革，且主阴阳将离。

牢为腹内有坚结之病，牢守其处而不动。

（二）问:《伤寒论》讲义，何不依照原论，逐节发挥?

**答曰:**《伤寒论》一书，若如数皆为解释，须得四年工夫。此限于时间，有不得不然者。但即余所发明者熟习而汇通之，医治伤寒，自无难也。

（三）两寸微弱，关尺弦硬。认为其人平素气虚，骤为肝胆之火激动，挟血上冲，将成脑充血证。

宜于建瓴汤中加野台参三钱以补其气，再加天花粉四钱以解参之热，生赭石又宜改用一两，黄芪仍以不用为是。

盖参、赭并用，其补益之力，可下行达于涌泉。补其下即所以益其上也。

（四）升陷汤证，有兼肝胆之火上冲，并冲气亦上冲者，加龙骨、牡蛎、芡实，甚为适宜。因三药皆敛药，而非降药。是以升陷汤后之注语，原有加萸肉之说。萸肉亦与芡实诸药同性也。

（五）湿气之为病，当用薏米。炒至焦黄色，轧成细末过罗，随意服之。所炒之薏米，不可过多，取其焦香之气，五日一炒可也。此是谷食，不论多食久食，皆无弊也。

（六）患伤寒，其府无内伤，即不现其经之病。如少阳传太阴，太阴传少阴，病恒有先见少阳，后无腹胀病，忽见少阴病者。是因脾土强壮而不现其经之病也。

（七）无论何经，皆可直中。然直中之理，固因其经府空虚，此中亦有岁运相关。如去岁壬申少阳相火司天，厥阴风木在泉。故凡病者多连少阳，寒热往来或作呕吐。

（八）外感自后受者，易入太阳；自前受者，易入阳明；自侧受者，易入少阳。

（九）脉搏以一息四至为准。但人之呼吸长短非一定，闻以太息则五至。太息者其呼吸之气较长也，是以五至。以余生平体验，大抵一息四至半为准。

（十）瘀血新得者，可治其血。虽瘀久而身形壮者犹可治。惟其人瘀血既久，身形又弱，若用药降下其瘀断不可。盖常见病瘀血之人，其病革时，瘀血自下。然至此时，神丹亦难挽回矣。

非在于用桃仁也，桃仁为破血中和平之药，拙著中曾引徐氏之说，可参观也。

是以用桃核承气汤时，恐其人素有瘀血，诊脉时未能诊出，不妨预告病家：若下紫黑之血，是从前之瘀，为不治之证；即不下之，亦为不治之证。以自留站脚之地也。

（十一）问：《衷中参西录》五期大青龙汤论中，可以薄荷代麻黄；讲义大青龙汤则以薄荷代桂枝，未知孰是？

**答曰**：讲义与参西录各自为书。其有矛盾之处，当以讲义为是，以其书后出也。

大青龙汤无论温病、伤寒，皆宜以薄荷代桂枝；而麻黄勿庸代，然宜少用，当为石膏十分之二。以治温病，麻黄尤宜少用。盖有薄荷叶代之，发表原可少用也。

至桂枝原与烦躁不相宜，是以原方分量止为麻黄之半。

观此，则仲景制方之时，原有嫌桂枝性热之意。特当时无薄荷，又无相当之药以代之耳。

# 答受业林世铭质疑

（一）心下之水气，有何形象？

**答曰：**凡言水气，皆指稀痰。

（二）古之一升，合今量一两。

（三）麻沸汤，即煮水虽开，而不致翻花者。

（四）桃仁之皮尖原无毒，非杏仁可比。经方云云，乃古人误处。

（五）阳明、少阴二经之证，皆与津液有关系。

（六）内烦、虚烦之别，如吐后不至于虚，谓之内烦；下后则气虚，谓之虚烦。

（七）芒硝、大黄皆为攻下品。妊妇独禁芒硝，而不禁大黄者，因芒硝有下死胎之力，故当忌；至大黄则力较和平耳。

（八）太阳伤寒入府，外不解者，宜麻黄汤加滑石。

（九）人之素有痰饮者，感受风寒，其见症必有胸中胀满作痛。盖因风寒外来，胸中大气与痰饮冲激也。

（十）三种承气汤，主病上、中、下，意谓胃承气汤治上、小承气汤治中、大承气汤治下。然否？

**答曰：**此说是。

（十一）桔梗一药，有苦甜二种。入药以苦者为佳。惜今苦者少耳。

（十二）肝热，所以能致里急后重之痢者，因肾为二便之关，肝行肾之气。肝热下迫，故里急后重而作痢。

（十三）少阳行身之侧，是否指板油而言？

**答曰：**然。少阳之府是胆，少阳经是板油，原居身之侧也。

（十四）少阳之邪，透膈上出之途径，是随少阳之气，透膈膜上之微丝血管而上出。

（十五）疟母，结于胁下膜油中。久发疟，则胁下实，即脾胀也。

（十六）胞室之形象，两膜相合为扁形，中为夹室。其功用则男以化精，女以系胎。

（十七）副肾髓质，即肾脉中所含之骨髓，俗名脊髓袋。

（十八）气血因寒而瘀者，其变化，瘀久变热，可化脓血。

# 答葛介人相质一则

（论隐曲）

尝考《内经》文同而义异者，实确有其处。

如《热论》篇有"大气皆去"之语，所谓大邪之气也。至《五味》篇又有"大气之搏而不行者，积于胸中"之语。

若先生所言《内经》之文同者，其义必同。将《五味》篇之所谓大气，亦与《热论》篇之所谓大气同一解乎？岂五味可以养人，而五味所化之气，乃大邪之气乎？

由此推之："隐曲"二字，虽《内经》数见，多作房事解，安知此处不可作心思不遂解乎？且所谓心思不遂者，非必皆如阁下所言"相思病"也。凡拂情不能自由之事，皆在其中。

且《内经》谓此证传为风消，传为息贲，即在不治之例，而愚苦心思索，拟得资生汤一方，救人多矣。医界同人用此方救人而寄函相告者亦多矣。

夫医者以活人为主。苟其方能活人，即与经旨少有差池，犹当曲谅，况与经旨未必有差池乎？且愚因才识庸碌，生平不敢讲薄前人，故方后自注有云"吾不敢谓从前解者皆谬，然由拙解以释经文，自觉经文别有意味，且有实用也"云云。

此欲然不满之心，不敢自居于必是也，先生阅拙著至此数语，亦可宽愚妄论之罪矣。

# 答汪景文质疑

详观病案，知系"心肾不交"病。

人禀太和之气以生，上阳下阴，互相维系。

阳之性亲上，而有下焦之阴吸之，则不至上脱；阴之性亲下，而有上焦之阳吸之，则不至下脱。

此临证者所以上病取诸下，下病取诸上也。

某少年涉足花丛，既伤于色，致肾阴亏损，不能上吸心阳，上焦阳分先有浮越之势。——加以拂郁以激动肝火，纵酒以昏迷脑筋，多言不寐，以耗散气血，是以忽然昏厥。此扁鹊所谓"上有绝阳之络，下有破阴之纽"也。

此证若非大便溏泻或犹可治。当峻补真阴以助之上升，收敛元阳以引之下降，镇敛肝气肝火，以熄内风，自然阴阳维系，火降痰消，而精神复初矣。

乃此证溏泻数旬，且又阳缩，少阴之根基已陷，用药纵对证，又何益哉？

再者，此又似夹杂外感，自太阳陷入少阴，故形似有火而脉沉也。内伤已在不治，况又加之以外感乎？

胃之大络名"虚里"，贯膈络肺，出于左乳下。夫"虚里"之络，即胃输水谷之气于胸中，以积成大气之道路。所以名"虚里"者，因其贯膈络肺，游行于胸中空虚之处也。

# 答柴德新疑问

万物未有之先，皆赖天地之气化以生之。人禀天地之气化以生，人身亦小天地也。是以人之身内可寄生蛔虫，身外可寄生虮虱。

友人田聘卿，曾治一人，腹中生虫。用药下之，长尺余，形若蛇，系其尾倒悬之，滴血数日，系一带根长发。古人谓"带根之发，误食之可化为蛇"，信不误也。——由此推之，蛇之精遗于谷菜之上，人食之可成蛟龙病，又何异乎？且蛟龙病，史书亦恒载之，不但如田君所引征也。

《后汉书》载："华元化见一人病噎食，不得下，令取饼店家蒜齑（捣烂之蒜汁），大可二升，饮之，立吐一蛇。病者悬蛇于车，造陀家，壁上悬蛇数十，乃知其奇。"

又《唐书·方伎传》："有宦者奉使岭南，还，奏事。适有太医过其前曰，此人腹中有蛟龙。上问之，对曰，曾在岭南骑马行烈日中，渴甚，饮涧水数口，自此常常腹痛。上命太医治之，投以雄黄末，吐出一物，长数寸，有鳞甲，疼遂愈。"

**按：** 此条记不甚清，因客中无书可查，遂约略录之。

**又按：** 医者一见其人，即知其为蛟龙病者，必因其头面有光也。夏子益《奇疾方》云："人头面上有光，他人手近之如火炽者，此中蛊也。用蒜汁半两和酒服之，当吐出如蛇状。"

# 答刘希文问七伤

### 一、大饱伤脾

因脾主运化饮食，饮食太饱，脾之运化力不足以胜之，是以受伤。

其作噫者，因脾不运化，气郁中焦，其气郁极欲通，故噫以通之。

其欲卧者，因脾主四肢，脾伤四肢酸懒，是以欲卧。

其色黄者，因脾属土，土色黄。——凡人之五脏，何脏有病，即现何脏所属之本色。此四诊之中，所以望居首也。

### 二、大怒气逆伤肝

因肝属木，木之条上达，木之根下达。

为肝气能上达，故能助心气之宣通（肝系下连气海，上连心，故能接引气海中元气上达于心）；为肝气能下达，故能助肾气之疏泄（肾主闭藏，有肝气以疏泄之，二便始能通顺）。

大怒，其气有升无降，甚而至于横行，其中所藏之相火，亦遂因之暴动（相火生于命门，寄于肝胆，游行于三焦），耗其血液，所以伤肝而血即少。

肝开窍于目，目得血而能视。肝伤血少，所以其目暗也。

### 三、形寒饮冷伤肺

因肺为娇脏，冷热皆足以伤之也。

盖肺主皮毛，形寒则皮毛闭塞，肺气不能宣通，遂郁而生热，此肺之因热而伤也。

饮冷则胃有寒饮留滞，变为饮邪，上逆于肺而为悬饮，此肺之因冷而伤也。

肺主气，开窍于鼻，有病则咳。肺伤所以气少、咳嗽、鼻鸣也。

## 四、忧愁思虑伤心

因人之神明藏于脑，故脑为精明之府（《内经》脉要精微论）；而发出在心，故心为君主之官（《内经》灵兰秘典）。

神明属阳，阳者主热。忧愁思虑者，神明常常由心发露，心血必因热而耗，是以伤心也。心伤，上之不能充量输血于脑，下之不能充量输血于肝。脑中之神失其凭借，故苦惊喜忘；肝中之魂，失其护卫，故夜不能寐。且肝中血少，必生燥热，故又多怒也。

## 五、强力入房、坐卧湿地伤肾

因肾有两枚，皆属于水。中藏相火，为真阴中之真阳，共为坎卦，以统摄下焦真阴、真阳之气。

强力入房则伤阴，久坐湿地则伤阳，肾之真阴、真阳俱伤，所以伤肾。

肾伤则呼吸之时，不能纳气归根，所以短气。

腰者肾之府，肾伤所以腰疼。

骨者肾所主，肾伤所以脚骨作疼。

至于厥逆下冷，亦肾中水火之气，不能敷布之故也。

## 六、风雨寒暑伤形

因风雨寒暑原天地之气化，虽非若疠疫不正之气，而当其来时或过于猛烈，即与人身之气化有不宜。

是以上栋下宇，以御风雨；夏葛冬裘，以节寒暑，卫生之道，自古然也。乃有时为时势所迫，或自不经意，被风雨寒暑之气侵，其身体气弱，不能捍御，则伤形矣。

形伤则发落，肌肤枯槁，此犹木伤其本，而害及枝叶也。

### 七、大恐惧不节伤志

因志者为心之所主，必以中正之官辅之，此志始百折不回。

中正之官者，胆也，若过恐惧，则胆失其司，即不能辅心以成志，所以伤志。

志伤，则心有所图而畏首畏尾，所以恍惚不乐也。

# 答胡剑华疑问二则

五运六气之说，似乎无凭，然亦非尽无凭。

以六气配一岁：初之气风木，二之气君火，三之气相火，四之气湿土，五之气燥金，六之气寒水，每气各生六十日强。

而人生之病，即多随各气之主令而现症，此静而有常之主气也。

又有每年转换之气。如：子午年，初之气寒水；丑未年，初之气风木；寅申年，初之气君火；卯酉年，初之气湿土；辰戌年，初之气相火；巳亥年，初之气燥金。此动而不常之客气也。

主气有权，客气无权。故人之生病，恒随主气为转移，不随客气为转移。

愚以为：主气者，乃天地自然之气，圣人因而表彰之。至客气，或为后人附会之说耳。

五运之说，因甲己化土，故为土运；乙庚化金，故为金运；丙辛化水，故为水运；丁壬化木，故为木运；戊癸化火，故为火运。然必二干相合，始能相化。若但以岁干逢甲，即为土运，逢乙即为金运，此理原来牵强。

然甲干主岁，其岁支或又属土；乙干主岁，其岁支或又属金之类。天干地支，合为一气。以之断病，恒有验时。即如陈修园集中所载，戊午年两遇奇恒痢证。夫该证为非常之火毒，业医者恒终身不一见，而修园于戊午年两遇之者，诚以戊为火运，而岁支午又属火。火气太甚，故迭见此证。并云二证之危，皆至七日。因七者，火之成数也。由是观之，五运之说，非尽无凭也。

《内经》诊脉之法，原是三部九候。三部者，分上、中、下；九候者，每部之中又分三部以候脉也。

是故上三部在头，以候头面、耳目、口齿之疾；中三部在手，以候手经诸脏腑之疾；下三部在足，以候足经诸脏腑之疾。

盖动脉虽皆出于心，而其分支别派，实贯串于各脏腑。其由某脏腑贯而来者，即可以候某脏腑。此《内经》所以有三部九候也。

至秦越人《难经》，但取手太阴之动脉处寸口，以为诊病之准则。此仅为中三部中之一部，是取肺能终始诸脉之义（即西人由肺吐出碳气、换氧气之理），其法原不完备，故仲景《平脉》篇论脉，多手足并举。其《伤寒论》序中，又讥"按手不及足"者。

由是而论，若遵《内经》及仲景之诊脉，固确有可凭也。

# 答徐韵英疑问

《内经》《灵枢·五味》篇曰："谷始入于胃，其精微者，先出于胃之两焦，以溉五脏。"所谓精微者，津液血液也（血虽成于小肠中乳糜汁，而其本原实由于胃，故《内经》有"中焦受气，取汁，变化而赤是为血"之语）。盖此精微，胃中无时不生出，即无时不灌溉五脏，而毫无停滞也。

至其人有病，将胃中所化之精微凝滞而为痰，有如经络瘀血，疮疡溃脓一般，岂可惜之以为胃中之滋养乎？至礞石滚痰丸之力虽猛，然病急治标。诚有顽痰充塞过甚，又当为探本穷源之治，使脏腑调和而痰自不生。此贵临证制宜，随时化裁。

若浑而言之曰痰，而以为何方可用，何方不可用，原非精当之论也。

癥瘕二字，虽并举而虚实有分。

癥者，有实可征：无论痰积、食积、血积，皆确有其物，其中原无气也；

瘕者，有象可假，无论痰积、食积、血积，皆忽聚忽散，其中原杂以气也。

即但以癥论，其当初病因，亦多由于气分不顺而病及于血。由是而论"气裹血"之语，虽出之俗医，未尝见于古籍，似亦未可厚非也。

# 诊余随笔

各处庭院中，多有络石与蘡薁。此二种皆木本藤蔓类，而皆可入药。

络石蔓粗而长，叶若红薯，其节间出须，须端作爪形，经雨露濡湿，其爪遂粘于砖石壁上，俗呼为爬山虎。即药房中之络石藤也。本草又名为石龙藤。

其性善治喉痹肿塞。用鲜者两半，煎汤一盅，细细呷乏；少顷即通。

其性又善通经络。同续断、菟丝子煮酒（须用酿酒，不宜用灼酒）

日日饮之，或单用络石煮酒饮之，善治周身拘挛，肢体作痛。若与狗脊、猴姜煮酒饮之，善治腰疼。若兼腿疼者，宜加牛膝。

《名医别录》又谓，此物久服能轻身、明目、润泽、好颜色、不老。诚如《别录》之所云云，则每日以之煮汤当茶饮之，其为益不亦多乎？

蘡薁蔓类络石而稍细，花叶若鸡爪形，又多分歧，以其须缠于高树之枝柯上。其藤中多通气细孔，截断吹之有浆出。可擦疮疡肿毒，其性亦善治淋。煎汤当茶，最善止渴。取其叶捣汁饮之，善治呕哕。其所结之实，大如广红豆，形圆色红而亮，中有浆微甘、微酸。其功用能止渴，益气力，悦颜色。——俗传有谓其善解砒石毒者，然未见其出载，此则待质高明也。

# 答王肖舫质疑

犀黄，诚如兄言为西黄之误。

盖牛黄之好看，出于高丽。因高丽之牛大，故所出之黄亦最美（从前高丽清心丸甚佳，以其有牛黄也），特别之曰：东牛黄，而其价亦较昂。

青海、西藏之地，亦多出牛黄，其成色亚于东牛黄。故又别之曰：西牛黄。而其地原有犀，遂又误西为犀也。

紫石英，弟恒用之，治女子不育甚效。其未经煅者，其色紫而透彻，大小皆作五棱者佳。

盖白石英属阴，紫石英属阳，阴者宜六棱，阳者宜五棱。

至钟乳石、蛇含石，皆未用过，不敢置论。

# 答沈仲圭问学医当读何书为要

鄙人于医学，原系门外汉，而再三殷殷下问，不得不略陈管见以质高明。

尝思人以类聚，物以种分。西人之说，由渐进化，故凡有创造，皆谓后来居上。至中华黄族，乃神明之胄。故远溯占昔，吾开天辟地之远祖，实皆经天纬地之圣神也。所以其所创造留贻，以佑启我后人者，无论后世如何变通尽妙，如何鼓舞尽神，皆不能出其范围，而至于医学力尤甚。

是以有志医学者，当以农轩之书为根本焉。《神农本经》三百六十五味，每味皆有主治之要点。其所主治者，乃其本品独具之良能，恒有不可由气味推测者。后世本草对于此等处，恒疑而删去。及取其药实试之，其效验恒与经文若合符节。是《本经》胜于后世本草远矣。

至后世注《本经》者，若张隐庵、叶天士、陈修园，皆有新颖可取之处，然皆不如徐灵胎所注《本经百种录》之灵妙也。虽所注者仅百种，而寻常日用之药亦大约皆备。

他如《本草纲目》，本草原始诸书，亦可参观以广见闻。惟《本草雷氏炮制》，不宜涉猎。因此书原系刘宋时雷敩所著，非上古雷公之书，无论何药皆炮制，失其本性，大为医学之累也。

至《内经》，从前注者只注《素问》，至清初张隐庵始将《素问》《灵枢》皆详细诠解，较前人为优，然亦多有谬处。又宜兼看徐灵胎、陈修园节选《内经》之注（此书皆在其本集中）。至经文幽深难解之处，经诸家注疏而仍难解者，亦可以不求深解，盖益我神智、瀹我性灵之处，恒在一目了然之处也。

至《脉诀》《内经》开其始，扁鹊（《难经》）、仲景（《伤寒》《金匮》）衍其绪，叔和竟其委。然王氏书穿凿，不可尽信。须兼看李士材、李濒湖、徐灵胎、陈修园诸家脉诀，方能得其要领。而数家之中，尤以徐氏《脉诀启悟》《洄溪脉学》为最。

至诸方书，《伤寒论》《金匮》尚矣。然亦有不可尽信处（拙著书中，曾确为指明，兹不赘）。盖年远代湮，中有差讹也。

他如《千金》《外台》皆可取，而《千金》之制方，有甚奇特处，可法也。

汉、唐而后，诸家著作，无甚可取。

迨至张、刘、李、朱四家出，所谓宋、元、明四大家也。而细阅其书，仍未能尽惬人意，如子和重用汗、吐、下三法，可谓有胆有识，而于扶正以胜邪之理，犹欠发挥。东垣善理脾胃，然知脾多阳虚，而不知胃多阴虚，且止知升脾，而不知降胃；丹溪注重滋阴，喜用熟地、龟板、知、柏诸药，果系阳火偏胜，铄其真阴，致不足者用之，恒多效验。若非阳有余而阴实不足，其方断不可用。当调其脾胃，俾多进饮食，自能生津养血，而真阴自足也。至河间主火立论，亦或间有偏欹，而以辛凉治外感，实为后世治温者开不二法门，可崇拜也。

至明季南昌喻氏出，本源《内经》，率由仲景，生平著作，大致纯粹，而其《寓意草》二卷，及《尚论篇》中真武、大小青龙诸汤后之论，尤愚所生平快读者也。

此外徐氏《洄溪医案》亦甚佳，愚遵用其法，恒多获效。

至若陈修园、黄坤载二家，用药恒偏于热。然其义论精到处，亦多可采取。而黄氏肝脾宜升、胆胃宜降之论（在其本草半夏、干姜之下），尤为的确。

后此则唐氏容川又为表表杰出，其发明三焦之体质，及其功用，诚突过唐、宋也。

上所论者，管见如此，未知尊意以为何如？未知质诸众大雅以为何如？

特是事贵师古，尤贵与古为新，方能使医学日有进步。愚愿有志学医者，既于古人著作精心研究，更当举古人著作而扩充之，引申触长之。使古人可作，应叹谓后生可畏，然后可为医学嫡派之真种子，而远绍农轩之传也。

此敬复。

# 答周小农问鱼肚

前蒙问奉天之鱼肚，出于何鱼，即作鱼肚之法。

今特即所知者略为陈之。

**按**：鱼肚色黄，故名黄鱼肚，非出自鳇函也。肴品中之鱼骨，出自鳇鱼，而不出鱼肚。

出鱼肚之鱼，奉天谓之鲈。以其巨口细鳞状如松花江之鲈也。

至敝邑海中亦出鱼肚。其鱼如鲫，大十余斤，俗呼为大鱼，鱼肚乃其胞也。

其性温而滋阴，为补肾良药。

余用《内经》四乌贼骨一茹芦丸，恒用鱼肚加于其中，以代送丸药之鲍鱼汤。

入药时，可用蛤粉炒至发起，即易轧细。

若作食品，宜用香油炸至发起，再置凉水中，浸至柔软用之。

# 复汪景文书

凡癥瘕结于少腹，多妨生育。

令正癥瘕结于少腹，如此之大，而仍能生育，恐非血瘀之癥瘕，或是肠蕈证。西人割出人腹中之肠蕈，有重至十余斤者。

此证若系瘀血结为癥瘕，多服理冲汤，无不愈者。若系肠蕈证，非药饵所能消也。

# 答金履升问治吐血后咳嗽法

详观百五十三号病案，知系因吐血过多，下焦真阴亏损，以致肾气不敛，冲气上冲。

五更乃三阳升发之时，冲气上冲者必益甚。所以脑筋跳动，喘嗽加剧也。

欲治此证，当滋阴纳气，敛冲镇肝，方能有效。爰拟方于下以备酌用。

生山药一两　大熟地一两　净萸肉六钱　怀牛膝六钱　柏子仁六钱　生龙骨四钱　生牡蛎四钱　生赭石四钱　生内金二钱　玄参二钱　炙草二钱

日服一剂，煎渣重服。

# 答吴自雄问病

所问妇人血淋之证，因日久损其脾胃，饮食不化，大便滑泄。且血淋又兼砂淋，洵为难治之证。

今拟一方，用生山药一斤轧细末，每用八钱，加生车前子二钱，同煮作粥，送服三七细末、生内金细末各五分。每日两次，当点心用之，日久可愈。

方中之意，用山药、车前煮粥以治泄泻。而车前又善治淋疼，又送服三七以治血淋，内金以消砂淋。且鸡内金又善消食，与山药并用，又为健补脾胃之妙品也。

惟内金生用则力大，而稍有破气之副作用。若气分过虚时，宜先用生者轧细，焙熟用之。

若服药数日而血淋不见轻者，可用毕澄茄细末一分，加西药哥拜拔油一分同服。

又，此证大便不止，血淋亦无从愈。若服山药、车前粥而泻不止，可将熟鸡子黄二三枚捻碎，调在粥中，再煮一两开服之。

# 答高甘棠问病三则

一、答：系淋毒未净，故小便浑浊，阴茎之端微肿，似梅毒亦未净尽。

方用鲜小蓟根约二两，洗净切碎，丈菊子一两，煮数沸，取汤一大盅，候半温时，掺入西药骨拜波拔尔撒谟一分五厘，调和同服。日两次，半月后当痊愈。

二、答：孕至十三月不育，且腹不甚大，亦不甚动，当是鬼胎。

可用带皮尖生桃仁四钱，捣碎，煎汤服之。若服一次不效，再服可用生桃仁六钱，连服数剂，腹当消。

盖桃仁皮尖无毒，原宜带皮尖生用，皮色红能入血分，尖乃生发之机，善通气化。杏仁之毒在皮，故必去皮乃可用（中杏仁毒者，用杏树根皮，煎汤饮之即解，神效）。

用此方时，须仔细检点，慎勿误用生杏仁。

三、答：咳嗽四年，肺有伤损，原不易治。

方用西药佗氏散一钱，阿斯必林二钱和匀，分为十六包。再用生山药轧末过罗，每用一两煮作粥，当点心服时，送服前二味药末一包。日服二次，久当愈。

# 答王肖舫问小儿走马牙疳

王洪绪《外科证治全生集》有赤霜散，治走马牙疳甚效。

然此药有毒性，敷患处后，有唾须吐出。

小儿不知吐，宜以少许点患处，恐多则随津咽下。

再每日用黄连清胃丸一付，分三次服下。

# 答徐庄君问其夫人荡漾病治法

详观所述病案，谓脉象滑动，且得之服六味地黄丸之余。

其为热痰郁于中焦，以致胃气上逆，冲气上冲，浸成上盛下虚之证无疑。

为其上盛下虚，所以时时有荡漾之病也。

法当利痰清火，降胃敛冲。

处一小剂，久久服之，气化归根，荡漾自愈。

拟方如下：

**清半夏**三钱　　**柏子仁**三钱　　**生赭石**轧末三钱　　**生杭芍**三钱　　**生芡**

实一两　　生姜三片

磨生铁锈浓水煎药。

方中之意，用半夏、赭石以利痰坠痰，即以降胃安冲。用芡实以固下焦气化，使药之降者、坠者，有所底止；且以收敛冲气，而不使再上冲也。用芍药以清肝火，利小便，即以开痰之去路。用柏子仁以养肝血，滋肾水，即以调半夏之辛燥。用生姜以透窍络，通神明，即以为治痰药之佐使。至用铁锈水煎药者，诚以诸风掉眩晕，皆属于肝，荡漾即眩晕也。此中必有肝风萌动，以助胃气、冲气之上升不已。律以金能制木之理，可借铁锈之金气以镇肝木；更推以铁能重坠，引肝中所寄龙雷之火下降也。况铁锈为铁与氧气化合而成，最善补养人之血分，强健人之精神，即久久服之，于脏腑亦无不宜也。

# 答诸暨孟兴朕疑问二则

禽亦有肺。其肺内与脊肉相连。贴脊之内，中有青色之管二支，即其肺也。

至鱼类，其胎生者、若鲸鱼，懒妇鱼之类，皆显然有肺。故恒喙出水面，呼吸喷浪以舒其气。其卵生者，肺与禽同。

草木之生，分甲生乙生。甲生者，拆甲而出，其类属阳。乙生者，形屈似乙而出，其类属阴。诸豆皆乙生也（出时屈其顶先出土外）。为其禀阴柔之气化，力欠宣通，故诸豆多食皆能作胀。豆腐出于豆，是以其性与豆同也。

# 答月影女士问疼经治法

详观病案，知系血海虚寒，其中气化不宣通也。

夫血海者，冲脉也。居脐之两旁，微向下，男女皆有。

在女子则上承诸经之血，下应一月之信。

有任脉以为之担任，带脉以为之约束。阳维、阴维、阳跷、阴跷为之拥护，督脉为之督摄。

《内经》所谓"女子二七，太冲脉盛，月事以时下"者，此也。

有时其中气化虚损或兼寒凉，其宣通之力微，遂至凝滞而作疼也。而诸脉之担任、拥护、督摄者，亦遂连带而作疼也。

斯当温补其气化而宣通之，其疼自止。

爰拟方于下：

**全当归**一两　　**生乳香**一两　　**生没药**一两　　**小茴香**炒熟一两　　**鱼鳔胶**猪脂炸脆一两　　**川芎**五钱　　**甘松**五钱。此药原香郁，若陈腐者不用亦可

共为细末。每服二钱五分，用真鹿角胶钱半，煎汤送下，日服两次。

# 答刘希文问湿温治法之理由

行医之道，贵识病之本源，而为提纲挈领之治法。

故其疏方也，不过紧要之药数味，以直捣病之要冲而扫除之，则一切诸连带之病，不治自愈。

乃今者医学不讲，而恒著书立说以自矜奇异。一证之中，立方众多；一方之中，用药庞杂。必就其诸端论说，而皆深究其所以然之故。若遇说有不通之处，而曲为将顺，是浑俗同流也；显为指摘，是傲气凌人也，不如付之不论之为愈也。

今详观所论湿温病状，纯系湿热郁中，致经络闭塞。

故其外虽觉寒凉，而内则小便短涩赤黄也。

为小便难，水气必多归大肠，所以兼泄泻也。

其肢体酸痛者，湿而兼风也。

胸膈痞满者，湿气挟饮也。

欲治此证，甚属易易：用滑石两许煎汤，送服阿斯必林一片半，汗出即愈。

盖二药一发汗，一利水，可令内蕴之湿，由汗与小便而解。

且二药之性皆凉，其热亦可随之而解。

阿斯必林又善愈关节疼痛也。

余用此方，连治数人，皆一汗而愈。

若热剧者，滑石或多用，或加生石膏数钱与滑石同煎，亦莫不随手奏效也。

盖拙著中自拟之方凡百余，约皆历试有效而后笔之于书，非敢凭虚拟议以误人也。

# 答王兰远问时方生化汤

当归之味，甘胜于辛。性温虽能助热，而濡润多液，又实能滋阴退热，原不可但以助热论。故《本经》谓可治温疟，且谓煮汁饮之尤良。诚以煮汁则其液浓厚，濡润之功益胜也。其性虽流通活血，而用之得当亦能止血。

友人王鄂庭曾小便溺血，用黄酒煮当归一两饮之而愈。

后其证反复，再服原方不效，问治于仆，俾用鸦胆子去皮五十粒，白糖水送服而愈。

继其证又反复，用鸦胆子又不效，仍用酒煎当归法治愈。

又傅青主治老妇血崩，用黄芪、当归各一两，桑叶十四片，煎汤送服三七细末三钱，甚效。

又单用醋炒当归一两煎服，治血崩亦恒有效。

是当归可用以活血，亦可用以止血，故其药原名"文无"。为其能使气血各有所归，而又名当归也。产后血脉淆乱，且兼有瘀血，故可谓产后良药。

至川芎，其香窜之性，虽甚于当归，然善升清阳之气。凡清阳下陷作寒热者，用川芎治之甚效，而产后又恒有此证。

同邑赵姓之妇，因临盆用力过甚，产后得寒热证。其家人为购生化汤二剂。服之，病顿愈。

盖其临盆努力之时，致上焦清阳下陷，故产后遂发寒热。至服生化汤而愈者，全赖川芎升举清阳之力也。

旬余寒热又作，其叔父景山知医，往省视之，谓系产后瘀血为恙又兼受寒，于活血化瘀药中，重加干姜，数剂后，寒热益甚，连连饮水，不能解渴。当时仲夏，身热如炙，又复严裹厚被，略以展动即觉冷气侵肤。

后仆诊视：左脉沉细欲无，右脉沉紧皆有数象。

知其上焦清阳之气下陷，又为热药所伤也。从前服生化汤，借川芎升举之力而暂愈。然川芎能升举清阳，实不能补助清阳之气使之充盛，是以愈而又反复也。

为疏方：黄芪、玄参各六钱，知母八钱（时已弥月，故可重用凉药），柴胡、桔梗各钱半，升麻一钱，一剂而寒热已。又少为加减，服数剂全愈。

由是观之，川芎亦产后之要药也。吴鞠通、王士雄之言皆不可奉为定论。惟发热汗多者，不宜用耳。

至包氏所定生化汤，大致亦顺适。惟限于四点钟内服完三剂，未免服药过多。每次冲入绍酒一两，其性过热，又能醉人，必多有不能任受者。

仆于妇人产后用生化汤原方，加生怀山药数钱。其大便难者，加阿胶数钱。俾日服一剂，连服三日停止，亦必不至有产后病也。

## 答陈士成问异证治法

今阅病案，确为痫风无疑。

然自古治此证无必效之方。

愚遇此等证，有用熊胆治愈者，有用羚羊角治愈者，有用磨刀水治愈者，有用加味磁朱丸治愈者。而效于甲者，未必效于乙；效于乙者，未必效于丙。

至西人治此证，除麻醉脑筋暂收目前之功效外，亦无他方。

惟中西药并用，大约服之月余，可以除根。详录其方于下：

**生赭石末**三钱　　**于术**三钱　　**酒曲**三钱。用神曲则无效，且宜生用　**半夏**三钱　**龙胆草**三钱　**生没药**三钱

（以上系汤剂）

**白矾**焙枯一两　　**黄丹**炒紫色一钱　　**朱砂**二钱

共研细，掺熟麦面一两，猪心血和为丸，桐子大。

**西药臭剥**二钱　　**臭素安母纽谟**二钱　　**抱水过鲁拉尔**一钱

共研细，掺熟麦面四两，水和为丸，桐子大。

上药三种，早晚各服西药三十丸，午时服朱砂黄丹白矾丸四十丸。每日服药三次，皆煎汤药汁送服。每汤药一剂可煎三次，以递送三次所服丸药。如此服药月余，病可除根。

盖西药为麻醉脑筋之品，能强制脑筋使不发痛，治标之药也；中药为健脾、利痰、泻火、镇惊、养神之品，治本之药也。标本并治，所以能随手奏效。

此证若但用西药治标，固难拔除病根。久服且有减食量、昏神智之弊。今拟此方，中西并用，相助为理，不但病可除根，而于食量神智亦毫无所损也。

# 答庞履廷问大便脱肛治法

脱肛之证，用曼陀罗煎浓汤洗之甚效。

仆常用鲜曼陀罗四五斤，煎取浓汁两三大碗。再以其汁煎蕡肉二三两，取浓汁一大碗。再用党参二两，轧细末调汁中，晒干。每用四五钱，水煎融化洗之，数次可全愈。

# 答章景和君代友问病案治法

详观病案，知系胃阴亏损，胃气上逆。

当投以滋胃液、降胃气之品。然病久气虚，又当以补气之药佐之。

爰拟方于下，放胆服之，必能止呕吐、通大便。迨至饮食不吐，大便照常，然后再拟他方。

方用生赭石二两，生山药一两，潞党参五钱，天冬八钱，共煎汤两茶杯，分三次温服下。渣煎一杯半，再分两次温服下。一剂煎两次，共分五次服，日尽一剂。三剂后吐必止，便必顺。

用此方者，赭石千万不可减轻。

若此药服之觉凉者，可加生姜四五片，或初服时加生姜四五片亦可。

# 答章韶君问腹内动气证治法

观此证，陡有气自脐上冲至胸腔，集于左乳下跳动不休。

夫有气陡起于脐上冲者，此奇经八脉中冲脉发出之气也。

冲脉之原，上隶于胃。而胃之大络虚里，贯膈、络肺、出于左乳下为动脉。

然无病者其动也微，故不觉其动也。乃因此冲气上冲犯胃，且循虚里之大络贯膈、络肺，复出于左乳下，与动脉相并，以致动脉因之大动，人即自觉其动而不安矣。

当用降冲、敛冲、镇冲、补冲之药以治病源，则左乳下之动脉，自不觉其动矣。

爰拟两方于下：

生山药八钱　生牡蛎八钱　生赭石末四钱　生芡实四钱　清半夏中有矾，须用温水淘净晒干足四钱　柏子仁炒捣不去油四钱　寸麦冬三钱上药七味，磨取铁锈浓水煎药。

## 又方：

用净黑铅半斤，用铁勺屡次熔化之。

取其屡次熔化所余之铅灰若干，研细过罗。再将熔化所余之铅秤之，若余有四两，复用铁勺熔化之。化后，用硫黄细末两半，撒入勺中，急以铁铲炒拌之。铅经硫黄灼炼，皆成红色，因炒拌结成砂子。晾冷、轧细、过罗，中有轧之成饼者，系未化透之铅，务皆去净。二药各用一两，和以炒熟麦面为丸（不宜多掺，以仅可作成丸为度），如铜子大。每服六七丸或至十余丸（以服后觉药力下行，不至下坠为度），用生山药末五六钱，煮作稀粥送下，一日再服。以上二方单用、同用皆可。

# 答任伯和问治蛇咬法

《验方新编》治蛇咬法，用吸烟筒中油子，凉水冲出冷饮之。

**按：**此方甚验。设犹不效，可用其相畏之物治之。蛇之所畏者，蜈蚣、雄黄也。拟方：

**用全蜈蚣**三条　　**雄黄**二钱

共为末分三包。每用一包，甘草、蚤休各二钱，煎汤送下，日服二次，旬日当愈。若用西药过满俺酸加里 0.01 克、馏水 100.0 分作六次服，每日服三次，最能解蛇咬之毒。或用此水洗涤患处，亦大能解毒。若内服、外洗二方并用，则更佳。

## 答任伯和问治顽癣法及足底痒治法

大枫子去皮，将仁捣如泥，加白砒细末少许（少少的），和猪脂调膏敷之，此剧方也。

又，用鲜曼陀罗熬膏（梗叶花实皆可用），加鸦胆子细末（去皮研细），调和作膏药贴之，此为和平方。

足底痒可用蛇退三条，甘草二钱，煎水饮之。再将渣重煎熏洗，半月可愈。

## 答任伯和问喉证治法

初秋时，用大西瓜一个（重约七八斤），开一口，装入硼砂、火硝细末各一斤。仍将开下之皮堵上，将西瓜装于新出窑之瓦罐中（瓦罐须未经水湿者）。将罐口严封，悬于不动烟火不通空气之静室中。过旬日，视罐外透出白霜，扫下。每霜一两，调入薄荷冰二分，瓶贮，勿令泄气。遇红肿喉证，点之即消。

## 答黄雨岩问创伤及跌打损伤外敷内服止疼化瘀方

外敷用生赤石脂细末、旱三七细末等分，和匀敷之，立能止血、止疼。

内服用旱三七细末二钱，臭剥细末二分，同服下，立能化瘀止疼。

# 答胡剑华问拔漏管方

**按：**象牙可托疮管外出，而仆实未尝试用。

向在籍时，常由庄北中留舍村经过，见路旁沟边有宿根之草，每岁出生以护田畔。高五六尺，其叶如榆，结实如苍耳作扁形。

本地之人云，其子能为末敷疮，时仆未尝置意。后在奉天，乃知名为胡苍子（即胡苍耳）。为细末纳各种疮管中，其管即化，亦不疼楚，且速于生肌，亦良药也。

仆多年未在家，想中留舍村此物尚有，又想各山野或亦有此物，特人不识耳。

# 答萧介青书

示函，词意甚谦，弟不敢任受。

忆当日田君之病，实系瘀血积成臌胀，较水隧尤为难治。且病久身弱，又不敢用剧烈之药开破。

而勉用赭石、当归、丹参三药为方（当日似用赭石末、全当归各一两，丹参六钱），证竟服之病愈。

后又变通此方，去丹参加生山楂、生山药各一两，治邻村少年瘀血证，亦服后降下瘀血若干。用山药者，以其脉甚虚也。

至治痢，拙著中共有七方，于治痢之法可谓粗备，且与前人之法迥不同处，以治末期极险之证。再参以方后所附诸案，一切加减通变，用法治痢，自无束手之处。

近又新验出品治痢之方二则：

一治痢疾初得方，即拙著处方编中硝菔通结汤，服其药剂三分之一，或弱半即愈。无论痢之赤白皆可用，若凉者（痢之热者十有八九，间有凉者），可用此汤药，送服生硫黄末二三分许，或将药煎成，酌兑以生姜汁亦可。

一治受暑热痢疾方，即拙拟之卫生防疫宝丹，去细辛加椒红一两，薄荷冰改用五钱。若为丸，可每服二十粒，日服三四次；若作散剂，每次服三分，日服四次。此方又善治噤口痢，酌用之可也。

# 第一集三三医书评

（答《三三医报》社长裘吉生函）

## 《温热逢源》第一种评

仲圣《伤寒论》一书，详于论伤寒，略于论温病。遂使后世之治温热者，各执己见，鲜所折衷。

斯编上溯《内经》，凡《内经》之论温热者，逐节备载，详为注疏，于温热之证，已能探本穷源。而复即《伤寒论》中之未明言温病而实则温病者，复列若干条，亦复详为注疏。

所尤足贵者，《伤寒少阴》篇"两三日内，即有大热"数条，皆解为伏温发动。所谓独具卓识，戡破千古疑团。仆阅至此，不觉手舞足蹈，乐不可支。

或疑少阴疾病必脉象沉细，似与温热之脉不符。不知邪伏少阴，若能达于三阳，则脉洪大；不能达于三阳，虽中有大热，而仍沉细。

参透此理，不但能得温热治法，即伤寒一书，亦可豁然贯通矣。

## 《医事启源》第二种评

吾中华医学，创之四千年以前，博大精深，于医理医术，无所不包，无所不盖。乃自西学东渐，浅见者流，竟至厌故喜新，数典忘祖，真可叹也。

孰意日本亮祇卿医士，竟能笃信汉学，成《医事启源》一书。凡西人医学新奇之处，莫不于中医古籍得其源本，而特为表彰。

俾习医者，知自农轩迄汉唐诸书，皆可宝贵。吾中华医界览之，能无感愧交集而自奋勉也乎！

## 《医经秘旨》第三种评

治病贵究其原因。原因既得，则临证用药知所注重，不治其病而其病自愈。不然，则治标遗本。以治此人此病则效，以治彼人此病不惟不效，转有因之加剧者。

《医经秘旨》一书，持此宗旨，凡论病临证，莫不为隔二隔三之治法。且广引经文以相印证，又无不与经旨吻合。至其论人身之阴阳，深得《易经》阴阳互根之理，尤为精奥。

# 《医病简要》第四种评

医学之理，贵由博返要，尤贵以要赅博。

《医病简要》一书，所载病案无多，而分门别类，引申触长，实于医理无所不包，无所不彻。且又时出妙论，时用奇方。发前人所未发，治他人所不能治。且能逆料其将变何证，应如桴鼓，诚为医学中之善本也。

# 《医阶辨症》第五种评

病之为类多矣。而一病之中，其病因又分多类。使不能细为区别，诊病恒误于疑似之间，用药又何能吻合乎？

《医阶辨症》一书，证分三十九门，又于每门相类之证，细辨其同中之异。更于相异之处，各究其病因。俾人认定方针，不迷所向。

读斯编者，直如饮上池之水，洞见垣一方人也。

后附虚证用药之法，亦议论精确可喜。

# 《喉科秘诀》第六种评

咽喉之证，最为紧要。因其为地无多，食息皆由之经过，偶有阻塞，则食息俱困也。《喉科秘诀》一书，较之他喉科之书，独为详细精确。服药敷药之外，又辅以针法、灸法，则收效益捷。其喉证种种名目，亦他书所未备。又得时贤曹炳章之批评，可谓尽善尽美矣。

# 《疡科全书》第七种评

病证西人每用手术剖割，然割处愈后必有刀痕，且又不易除根。尝见有割至再三，其割时屡用麻醉药，致损伤元气，身形因之羸弱者。至中法服药内消，又必须以岁月收功，恒苦其过缓。

《疡科全书》之法，以点药治其标，以服药清其本。且其内服之药，又分别各种原因，辨证既精，制方更妙。真疡科之善本也！

# 《时行伏阴刍言》第八种评

伏阴之证，古书未载。偶遇其证，人或即以霍乱治之。然霍乱无论阴阳，必然腹痛；而伏阴虽至吐泻转筋，不觉腹痛。

盖因春夏偶受寒凉，伏于膜原，因感而发，阻塞气化，清不能升，浊不能降，以致先泻后吐。吐泻不已，遂至转筋。

治之宜扶阳抑阴，温中散寒，书中苏砂平胃一方，随症加减，投之皆效。诚无尚之妙方也。

至参用经方，若附子理中、旋覆代赭诸方，亦莫不与病机吻合。

至李贡三君批注此书，谓拙拟之卫生防疫宝丹，以治伏阴，亦屡试屡效。

斯又愚拟方时所未计及者也。

# 《村居救急方》第九种评

医书以普济生命为宗旨，然必待知医者始能用其书，则所济亦非普矣。

至《村居救急方》，多用乡村中寻常物产，知医者能用，不知医者亦能择用。用之得当，转能治大病。即不得当，亦无甚害。诚村居救急之良方也。

至于儿科、产科，备载无遗，尤为周密。

# 《殴蛊燃犀录》第十种评

阅《殴蛊》全书，真如温太真燃犀牛渚，洞彻深渊、物无遁形。奇态怪状，尽现目前。

向阅经史及方书所载，疾化竖子，疮中腹中有各样动物。心恒疑之。——今观斯编，觉四十余年疑团，豁然顿解。真快事也！

所又可取着，殴蛊不必珍贵之品。如败鼓皮、薄荷油，皆为殴蛊要品。盖鼓皮至败，必经鼓桴震动几千万遍。其震动之余威，直如雷霆；薄荷古原名苛，其苛辣之性，实禀秋金至刚之气。故用二物殴蛊，则蛊皆披靡。

至于防蛊、捉蛊、辨蛊，一切诸法，莫不详细精妙。道人岂仙佛化身也？不然，何仅以燃犀为号，不留姓氏于人间耶？

# 《外科方外奇方》第十一种评

此书第一卷分四部：

一曰升降部：升降诸丹无所不备。所异者升丹不但有红升，且有白升。至降丹则可降之再二再三，屡次另加药品。俾用此药者，化腐即以生肌，毫无痛楚。

二曰围药部：其锭药、散药诸方，围于外者。能束住疮根，不使散漫，即以防周身之热力贯注于疮。其敷于内者，能使疮毒暗消于无形，不留芥蒂。

三曰内消部：所载内服诸药，并皆精妙。

四曰内护部：能护卫心主，不使疮毒内攻。

此虽为第一卷之四部，实为全书提纲。

至二卷、三卷，疮科杂证俱备。

四卷论治疗毒之诸方，尤为精当。

# 《咳论经旨》第十二种评

统观《咳论经旨》全书，凡《内经》《难经》《金匮》《伤寒》《脉经》诸书之论咳者，莫不备载。且逐节逐句，诠解甚明。或引注疏，或参己见，务将经旨曲曲传出。俾咳证之病因，尽皆披露。是其书不但为治咳证法程，实亦解经之善本矣。

# 《临证经验舌法》第十三种评

从来望居四诊之首，较闻、问、切为尤要。然望其外，又不如望其内。至于临证验舌一法，则自外而内矣。

古者验舌无专书。至于《金镜录》《观舌心法》诸书，又专为伤寒而设，未及他证。今观杨君云峰所撰验舌一书，其法简而赅，圆机活泼，又示人以法外之法。诚于四诊之外，独树一帜。且于每一种舌下，又必缀明当用何方，或用何方加减。洵诊病之金鉴也。

## 《沈氏经验方》第十四种评

尝思天下事，非亲自实验中来，虽言之凿凿，犹不足信。

近阅《沈氏经验方》一书，历数所用诸方，效验彰彰可考。且其人好行其德，随身自带救急良药，到处济人。其人纯乎善人，其言必确然可信，其方必为救人之良方无疑也。且愚细审其方，实皆能出奇致胜。

至其后选杂证诸方，多有愚所喜用者。其奏效之处，亦诚如其书中所言也。

## 《痧疫指迷》第十五种评

痧证与霍乱，皆属暴病。然霍乱可以疫统之，因霍乱多遍境传染。痧证则偶有一二也。《痧疫指迷》能见及此，故命名则痧疫并列。至用方处，则痧与霍乱，亦恒浑同治之。其开卷"急救溯源"段，谓：霍乱痧胀诸病，最紧急者莫如闭痧。然有寒闭、热闭。寒闭开以热药，热闭开以寒药，可谓精论不磨。至其选用诸方，有开寒闭者，有开热闭者，有寒、热二闭皆能开者。更辅以刮法、灸法、刺法，则痧疫诸证，皆能随手奏效。

# 《灵兰要览》第十六种评

金坛王宇泰先生，有明一代之医宗也。所著《医统》《准绳》之外，又有《灵兰要览》两卷。细阅其书，是先生于各种病证独有会心之处，特为录出。而于喘证、腰痛两门，持论尤为精确，原可与《医统》《准绳》相辅而行。洵可宝贵也。

# 《凌临灵方》第十七种评

临证之道，不用古方，不能治病；拘守古方，亦不能治病。《凌临灵方》一书，其谈理透彻，仿佛香岩；其药玄妙，仿佛潜斋。折衷经义，而不尽用经方。即选用经方，亦必因证化裁，与病机息息相赴。名为《灵方》，可谓名实相符矣。

# 《推篷悟话》第十八种评

愚尝论：哲学通于医学。

今观李元荐先生《推篷悟话》，语语多从哲学中来。故其中论人身之气化，较他书为独精。不拘于谈医，而医理转因之透彻无遗。此所谓超以象外，得其寰中也。

医者执此，既能得养生之道，更能精救人之术矣。

# 《旧德堂医案》第十九种评

尝思医者喜阅医案，为其足以瀹我性灵，益我神智也。然必其人之性灵神智，迥异恒流。而后其治验之案，乃能神明变化，广被医林。

愚尝执此以衡近代医案，得三家焉：一为喻氏《寓意草》，二为徐氏《洄溪医案》，其三即为《旧德堂医》也。三家并峙，直如华岳三峰矣。

## 《内经辩言》第二十种评

《内经》之书最古。时当初造文字，字不足用，原有通用之法。有如四子书中人通于仁，谦通于惬者是也。且年湮代远，口授笔录，亥豕鲁鱼之讹，尤所不免。释经者不谙古训，惟知循文强解，致《内经》精义不明于世。诚于医学大有关系也。

前清俞由园先生，博通经史，深于汉学。其《内经辩言》一书，于注疏错误之处，皆本汉学解经之法正之。俾《内经》之精义复明于世。其表彰《内经》之功，何其伟哉！

## 《诊脉三十二辩》第二十一种评

医家四诊，以辩脉为最要。医者终身临证，而于诊脉之际，总觉游移而无确据。此固因脉法之难学，实亦脉学之书，不能简要详明，令人一目了然也。

今阅《诊脉三十二辩》一书，开端先论诊脉大法，提纲挈领，已于脉学探骊得珠。继则纳繁于简，令人易于领略。而又各详其脉形，各详其主病，则简而不陋，有如秦镜高悬，令人脏腑备见。继则将脉道经历之处，主生何病，又详细备载。继又论脉之胃气，脉之关格，脉之有无。凡脉学紧要之处，莫不推论尽致。

# 《专治麻疹初编》第二十二种评

麻疹之证，在小儿最为危险。诚以麻疹之毒，虽发于内，实多兼外感杂证。即天时人事之交，变化无穷，形迹各异。斯非博采群书，集其大成，不足尽麻疹之治法也。

近阅《专治麻疹初编》，分述古、征今、方论诸编。其述古也，名言鸿论，搜罗无遗；其征今也，辨证审机，洞彻不爽；其方论亦多采之名家，而兼参以心得。麻疹一科，无证无方不备。洵福幼之佳编也。

# 《产科心法》第二十三种评

产科之书，行世者非无善本，而法皆不备。

《产科心法》一书，于胎前产后诸证，莫不探本穷源，详载治法。其辨妊脉，辨所妊男女，皆极精确。至其所论种子之法，且必得男，尤为奥妙，发人梦醒。

# 《本草衍句》第二十四种评

赏观古圣作经，文多韵语，句多排偶，取其便于诵读也。至于医书，欲人便于诵读，则编述之时，句法亦宜斟酌。

是以《本草衍句》一书，其疏解药性，亦犹他种本草。惟属词比句，易于记诵，最便初学。而每药之下，又详载伍以何药，即能治何病，尤为详细周至。

# 《先哲医话》第二十五种评

《先哲医话》一书，成于东人。细阅一周，益叹吾中华古圣昔贤文教，广被流泽孔长也。

其书集东国汉学名医语录，共有十三家。莫不祖述农轩，私淑仲景。其卓识妙论，皆与经旨相发明。而其中田和东郭论药之精当，荻野台洲辨证之详悉，尤为其中翘楚。

吾中华医界对之，能无感愧交集，而深自愤勉也哉！

# 《陈氏幼科秘诀》第二十六种评

幼科为哑科，痛苦不能自言。而尤皮肤浅薄，脏腑娇嫩，饮食不知自检，易染疾病。加以痘疮、麻疹皆属幼科，是以幼科为难也。

陈氏幼科一书，凡于小儿易得之证，莫不详载治法。而于疳积、惊风诸证，论之尤精，治法尤备。名之曰秘诀，洵非溢美也。

# 《秋疟指南》第二十七种评

《内经》论疟，历举手足十二经。然但详刺法，而未言用药治法。至后世之论疟者，则又责重足少阳一经，而不赅不备。

详阅《秋疟指南》，综汇诸疟，皆详载治法。而其自拟两泽汤一方，尤为救颠扶危之妙药，是诚集疟科之大成。俾治疟者，无论所遇何疟，皆胸有定识，不迷所向。洵为疟科之指南矣。

# 《备急灸法》第二十八种评

针、灸皆治病之捷径，救急要着。然针法非素习者不能。至灸法，若知其当灸何处，则人人皆能，是灸法又便于针法也。

《备急灸法》一书，传至宋代，佚而复得。即非素习医者，按图各灸其处，亦可随手奏效。而于筋骨诸病，或沉痼之疾，灸之尤为得力。真济世活人之慈航哉！

# 《医源》第二十九种评

治病必探其源，此中医之特长也。然必于医理先穷其源，而后能临证深探其源。

《医源》一书，先由俯察仰观，以深究天地之气化；更因天地气化，以推及人身气化。人身之气化明，则医理自能得其源矣。所尤足贵者，河图生成之数理推之，莫不触处洞然，纤微备彻。学医得源，自能临证深探其源矣。

# 《马培之医案》第三十种评

外科之书，不乏善本。至外科医案，则专集罕觏。

马培之先生所评《证治全生集》，久为世所宝贵。今阅其外科医案专集，其审证之确，用药之妙，允足为外科法程。至其所论疬风治法，尤为精当。斯编原可与所论《证治全生集》相辅而行也。

## 《本事方集》第三十一种评

尝思医方非经名医选择，不足贵。诚以名医能识方，犹伯乐之能相马也。

宋名医许叔微先生，曾著《本事书》十卷，久为医界所宝贵。至其续集十卷，则得之日本。诚所谓"礼失求诸野"矣。

今观其书所载诸方，多离奇新异，令人乍视之，不得其解。及深思之，则确有精义。是诚所谓海上仙方，而不可以寻常方术视之者也。

## 《曹仁伯医案》第三十二种评

人之脏腑，各有体用，各有性情。不知脏腑之体用性情，不能穷病之根源。既知其体用性情，而不知其与气化相关之实际，亦不能穷病之根源。

今观曹仁伯先生医案，其于天地之气化，人身之脏腑，研究深矣。故其临证也，能洞达原因，视彻表明。调药疏方，自能息息与病机相赴。医案中之佳品也。

## 《南医别鉴》第三十三种评

《内经》论五方用药，各有所宜。至后世用药，则惟注重南北之分。诚以北多陆，南多水；北多寒，南多热。为南多热也，故温病多；为南方多热，且多水分，故湿温又多。

自叶香岩之《温热论》出，而温病之治法明。薛一瓢之

《湿热条辨》出,谓人中气实,则病在阳明;中气虚,则病入太阴。而湿温之治法亦明。二家之书,诚南医之金鉴也。

后公望薛氏著《伤寒辨症歌括》,实则伤寒温热并论。且论温热处,又实本源叶、薛二家,故可与叶、薛二家之书综汇为一编,而为南医之治温热、治湿热者不二法门。

究之,医皆可贯通,引而申之,触类而长之,即以治北方之病无难矣。

# 临证随笔

盐山西门里范文焕,年五十余,素有肺劳,发时咳嗽连连,微兼喘促。仲夏未旬,喘发甚剧。咳嗽昼夜不止,且呕血甚多。延医服药十余日,咳嗽呕血,似更加剧。愈莫能支。

适愚自沧回籍,求为诊治。其脉象洪而微数,右部又实而有力。视其舌苔,白厚欲黄。问其心中甚热,大便二三日一行。

诊毕断曰:此温病之热,盘踞阳明之府,逼迫胃气上逆,因并肺气上逆,所以咳喘连连,且屡次呕血也。

治病宜清其源。若将温病之热治愈,则咳喘、呕血不治自愈矣。

其家人谓:从前原不觉有外感。即屡次延医服药,亦未尝言有外感。何以先生独谓系温病乎?

答曰:此病脉象洪实,舌苔之白厚欲黄,及心中之发热,皆为温病之显征。其初不觉有外感者,因此乃伏气化热而为温病。其受病之原因,在冬令被寒,伏于三焦脂膜之中。因春令阳盛化热而发动,窜入各脏腑为温病。亦有迟至夏秋而发者,其证不必有新受之外感,亦间有薄受外感不觉,而伏气即因之发动者。《内经》所谓"冬伤于寒，春必病温"者，此也。

病家闻言悟会。遂为疏方：

**生地**二两　　**生石膏**一两　　**知母**八钱　　**甘草**一钱　　**广犀角**三钱另煎兑服　　**三七细末**二钱用水送服

煎汤两茶盅，分三次温饮下。一剂，而诸病皆愈。

又改用玄参、贝母、知母、花粉、甘草、白芍诸药，煎汤服。另用水送服三七末钱许。

服两剂后，俾用生山药末煮粥，少加白糖，每次送服赭石细末钱许，以治其从前之肺劳。若觉热时，则用鲜白茅根四五两，切碎煮两三沸，当茶饮之。如此调养月余，肺劳亦大见愈。

**按**：吐血之证，原忌骤用凉药。恐其离经之血得凉而凝，变为血痹虚劳也。而此证因有温病之壮热，不得不用凉药以清之。而有三七之善化瘀血者以辅之，所以服之而有益无弊也。

盐山南门里，王致祥，年近六旬，自孟夏患痢。延医服药五十余剂，痢已愈而病转加剧。卧床昏昏，有危在旦夕之虞。

此际适愚自沧回籍，求为诊治。其脉左右皆洪实，一息五至。表里俱觉发热，胁下连腹疼痛异常。其舌苔白厚，中心微黄。大便二三日一行。

愚曰：此伏气化热而为温病也。当其伏气化热之初，肠为热迫，酝酿成痢，与温俱来。然温为正病，痢为兼病。医者但知治其兼病，而不知治其正病，痢虽愈而温益重。绵延六十余日，病者何以堪乎？

其家人曰：先生之论诚然。特是既为温病，腹胁若是疼痛者何也？将勿腹中有郁积乎？

答曰：从前云大便两三日一行，未必腹有郁积。以脉言之：凡温病之壮热，大抵现于右脉。因壮热原属阳明，胃腑之脉诊于右关也。今左部之脉亦见洪实，肝胆之火必炽盛。而肝木之气，即乘火之炽盛而施其横恣。此腹胁所以作疼也。

遂为开大剂白虎加人参汤。方用生石膏四两，人参六钱以滋阴分。

为其腹胁疼痛，遵伤寒之例，加生杭芍六钱，更加川楝子六钱，疏通肝胆之郁热下行，以辅芍药之不逮。

令煎汤三茶盅，分三次温饮下。降下黏滞之物若干。持其便盆者，觉热透盆外，其病顿愈，可以进食。

隔二日，腹胁又微觉疼，俾用元明粉四钱，净蜜两半，开水调服，又降下黏滞之物若干。病自此全愈。

铭勋孙，年九岁，于正月下旬感冒风寒。两三日间，表里俱觉发热。诊其脉象洪实，舌苔白厚。问其大便，两日未行。小便色黄。

知其外感之实热，已入阳明之府。为疏方：

**生石膏**二两　　**知母**六钱　　**连翘**三钱　　**薄荷叶**钱半　　**甘草**二钱

晚六点时煎汤两茶盅，分两次服下。翌晨热退强半。

因有事他出，临行嘱煎渣与服。阅四日来信言，铭勋仍不愈。接原方又服一剂，亦不见轻。

斯时头面皆肿，愚遂进城往视，见其头面肿甚剧，脉象之热较前又盛，舌苔中心已黄，大便三日未行。为疏方：

**生石膏**四两　　**玄参**一两　　**连翘**三钱　　**银花**三钱　　**甘草**三钱

煎汤三茶盅，又将西药阿斯必林三分，融化汤中，分三次温服下。头面周身微汗，热退肿消，继服清火养阴之剂两剂，以善其后。

又邻村李边务，李姓少年，亦同时得大头瘟证，医治旬日，病益剧，亦求愚治。其头面连项皆肿，心中烦躁不能饮食，其脉象虽有热，而重按无力。

盖其旧有鸦片嗜好，下元素虚，且大便不实，不敢投以大凉之剂。为疏方：

**玄参**一两　　**花粉**五钱　　**银花**五钱　　**薄荷**钱半　　**甘草**钱半

煎汤一大盅，送服阿斯必林二分，头面周身皆出汗，病遂脱然痊愈。

邻村高边务孙连衡，年三十许，自初夏得喘证。动则作喘，即安居呼吸亦似迫促。服药五十余剂不愈。医者以为已成肺劳，诿为不治。闻愚回籍，求为诊治，其脉浮而滑，右寸关尤甚。

知其风与痰互相胶漆，滞塞肺窍也。为开麻杏甘石汤：

**麻黄**三钱　　**杏仁**三钱　　**生石膏**一两　　**甘草**钱半

煎汤送服苦葶苈子（炒熟）二钱。一剂而喘定。

继又服利痰润肺少加表散之剂。数服痊愈。

邻村刁马村刁志厚，年二十余，自孟冬得喘证。迁延百余日，喘益加剧。屡次延医服药，分毫无效。其脉浮而无力，数近六至。

知其肺为风袭，故作喘。病久阴虚，肝肾不能纳气，故其喘浸剧也。即其脉而论，此时肺中之风邪犹然存在。

欲以散风之药祛之，又恐脉数阴虚益耗其阴分。于是用麻黄三钱，而佐以生山药二两，临睡时煎服。夜间得微汗，喘愈强半。

为脉象虚数，不敢连用发表之剂，俾继用生山药末八钱煮粥，少调白糖，当点心用，日两次。若服之觉闷，可用粥送服鸡内金末五分，如此服药约半月，喘又见轻。

再诊其脉，不若从前之数。仍投以从前汤药方，又得微汗，喘又稍轻。又服山药粥月余痊愈。


沧县西河沿王媪，年七旬有一。于仲冬胁下作疼，恶心呕吐，大便燥结。服药月余，更医十余人，病浸加剧。

及愚诊视时，不食者已六七日，大便不行者已二十余日。其脉数五至余，弦而有力，左右皆然。舌苔满布，起芒刺，色微黄。其心中时觉发热，偶或作渴，仍非燥渴。胁下时时作疼，闻食味则欲呕吐，所以不能进食。小便赤涩短少。

此伤寒之势已至阳明之府，胃与大肠皆实，原是承气汤证。特其脉虽有力，然自弦硬中见其有力，非自洪滑中见其有力（此阴虚火实之脉）。且数近六至，又年过七旬，似不堪承气之推荡。

而愚有变通之法，加药数味于白虎汤中，则呕吐与胁疼皆止，大便亦可通下矣。

病家闻之，疑而问曰：先生之论诚善。然从前医者皆未言有外感。且此病初起，亦未有头疼恶寒外征，何以竟成伤寒传府之重证？

答曰：此乃伏气为病也。大约此外感受于秋冬之交。因所受甚轻，所以不觉有外感，亦未能即病。而其所受之邪，伏于膜原之间，阻塞气化，暗生内热，遂浸养成今日之病。观此舌苔微黄，且有芒刺，岂非有外感之显征乎？

病家似悟会。遂为疏方：

**生石膏**两半　　**生山药**一两　　**知母**五钱　　**赭石**五钱　　**川楝子**五钱
**生杭芍**四钱　　**甘草**二钱

煎汤两盅，分三次温服下。

因其胁疼甚剧，肝木不和，但理以芍药、川楝，仍恐不能奏效。又，俾用羚羊角一钱，另煎汤当茶饮之，以平肝泻热。

当日将药服完。次晨复诊，脉象已平，舌上芒刺已无，舌苔变白色已退强半，胁疼亦大见愈，略思饮食。食稀粥一中碗，亦未呕吐，惟大便仍未通下。

疏方再用天冬、玄参、沙参、赭石各五钱，甘草二钱，西药硫酸镁二钱（冲服），煎服后，大便遂通下，诸病皆愈。

为其年高病久，又俾服滋补之药数剂，以善其后。

**按：** 此证之脉，第一方原当服白虎加人参汤。为其胁下作疼，所以不敢加人参，而权用生山药一两以代白虎汤中之粳米，其养阴固气之力，又可以少代人参也。

又，赭石重坠下行，似不宜与石膏并用，以其能迫石膏寒凉之力下侵也。而此证因大肠甚实，故并用无妨。且不仅以之通燥结，亦以之镇呕逆也。

沧县东门里李氏妇，年近三旬，月事五月未行，目胀头疼甚剧。诊其脉，近五至，左右皆有力，而左脉又弦硬而长。心中时觉发热，周身亦有热时。

知其脑部充血过度，是以目胀头疼也。盖月事不行，由于血室，而血室为肾之副脏，实借肝气之疏泄以为流通，方书所谓肝行肾之气也。今因月事久瘀，肝气不能由下疏泄而专于上行，纫因心肝积有内热，气火相并，迫心中上输之血液迅速过甚，脑中遂受充血之病。

惟重用牛膝，佐以凉泻之品，化血室之瘀血以下应月事。此一举两得之法也。遂为疏方：

**怀牛膝**一两　　**生杭芍**六钱　　**玄参**六钱　　**龙胆草**二钱　　**丹皮**二钱
**生桃仁**二钱　　**红花**二钱

一剂，目胀头疼皆愈强半，心身之热已轻减。又按其方略为加减，连服数剂，诸病皆愈，月事亦通下。

天津东门里李氏妇，年过四旬，患痢三年不愈。即稍愈，旋又反复。其痢或赤、或白、或赤白参半，且痢而兼泻。其脉迟而无力。

平素所服之药，宜热不宜凉，其病偏于凉可知。

俾先用生山药细末，日日煮粥服之。

又，每日嚼服蒸熟龙眼肉两许。

如此旬日，其泻已愈，痢已见轻。

又俾于服山药粥时，送服生硫黄细末三分，日两次。

又兼用木贼一钱，淬水当茶饮之。如此旬日，其痢亦愈。

奉天商埠局旁吕姓童子，年五岁，于季夏初旬，周身发热，至下午三点钟时，忽又发凉。须臾凉已，其热愈烈。

此温而兼疟也。彼治于东人所设南满医院，东医治以金鸡纳霜。数日，病不少减。

盖彼但知治其间歇热，不知治其温热。其温热不愈，间歇热亦不愈。

及愚视之，羸弱已甚，饮水服药辄呕吐，大便数日未行，脉非洪大，而重按有力。

知其阳明之热已实。其呕吐者，阳明兼少阳也。为兼少阳，所以有疟疾。

为拟方：

**生石膏**三两　　**生赭石**六钱　　**生山药**六钱　　**碎竹茹**三钱　　**甘草**三钱

煎汤一盅半，分三次温饮下。将药饮完未吐，一剂大热已退，大便亦通。

至翌日，复作寒热，然较轻矣。投以硫酸规泥涅二分强，分三次用白糖水送下，寒热亦愈。

奉天南关马姓幼女，于端午节前得温病。医治旬日，病益增剧。周身灼热，精神恍惚，烦躁不安，形势危殆。其脉确有实热，而至数嫌其过数。

盖因久经外感灼热而阴分亏损也。

遂用生石膏两半，生山药一两（单用此二味取其易服），煮浓汁两茶盅，徐徐与之。连进两剂，灼热已退。从前两日未大便，至此大便亦通。

而仍有烦躁不安之意。遂用阿斯必林二分，同白糖钱许，开水冲化服之，周身微汗，透出白㾦满身而愈。

**或问**：外感之证，在表者当解其表，由表而传里者当清其里。今此证先清其里，后复解其表者何也？

**答曰**：子所论者，治伤寒则然也。而温病恒表里毗连，因此表里之界线不清。其证有当日得之者，有表未罢而即传于里者，有传里多日而表证仍未罢者。

究其所以然之故，多因此证内有伏气，又薄受外感，伏气因感而发。一则自内而外，一则自外而内，以致表里混淆。

后世治温者，恒不以六经立论，而以三焦立论，彼亦非尽无见也。

是以愚对于此证，有重在解表，而兼用清里之药者；有重在清里，而兼用解表之药者。有其证似犹可解表，因脉数烦躁，遂变通其方，先清其里而后解其表者。如此，则服药不至瞑眩，而其病亦易愈也。

上所治之案，盖准此义。试观解表于清里之后，而白㾦又可表出，是知临证者，原可变通因心，不必拘于一端也。

**病者**　刘问筹，年二十五岁，江苏人，寄居天津松岛街，电报局理事。

**原因**　其先偶患大便下血甚剧。西医于静脉管中注射以流动麦角膏，其血立止。而血止之后已月余矣，仍不能起床，但觉周身酸软无力。饮食不能恢复原量，仅如从前之半。大小便亦照常，而惟觉便时不顺利。其脉搏至数如常，芤而无力，重按甚涩，左右两部皆然。

**诊断** 此因下血之时，血不归经，行血之道路紊乱。遽用药止之，则离经之血，瘀于脏腑经络之间。

盖麦角止血之力甚大。愚尝嚼服其小者一枚，陡觉下部会阴穴处有抽掣之力。其最能收闭血管可知。

此证因其血管收闭之后，其瘀血留滞于脏腑之间，阻塞气化之流行，致瘀不去而新不生，是以周身酸软无力，饮食减少，不能起床也。

此证若不急治，其周身气化阻塞日久，必生灼热。灼热久之，必生咳嗽。或成肺病，或成劳瘵，即难为调治矣。

今幸为日未久，灼热咳嗽未作，则调治固易也。

**病名** 脏腑瘀血。

**疗法** 当以化其瘀血为目的。将瘀血化尽，身中气化还其流通之常，其饮食必然增加，身体自能复原矣。

**处方** 旱三七细末三钱

为一日之量，分两次服，空心时开水送下。

**效果** 服药数次后，自大便下瘀血若干，其色紫黑。后每大便时，必有瘀血若干。至第五日下血渐少，第七日便时不见瘀血矣。遂停服药。后未旬日，身体即健康如初矣。


**病者** 王竹荪，年四十九岁。

**病因** 丙寅仲春，避乱来津。其人素吸鸦片，立志蠲除，因致身弱。于仲夏晚间，乘凉稍过，遂得温病，且兼泄泻。

**病候** 表里俱壮热。舌苔边黄、中黑，甚干。精神昏愦，时作谵语。小便短涩，大便一日夜四五次，带有黏滞；其臭异常，且含有灼热之气。其脉左右皆洪长，重诊欠实，至数略数，两呼吸间可九至。

**诊断** 此纯系温病之热，阳明与少阳合病也。为其病在阳明，故脉象洪长；为其兼入少阳，故小便短少，致水归大便而滑泻；为其身形素弱，故脉中虽挟有外感之实热，而仍重按不实也。

**病名** 温病兼泄泻。

**疗法** 当泻热兼补其正，又大剂徐徐服之，方与滑泻无碍也。

**处方** 生石膏<small>细末三两</small> 生山药<small>一两</small> 大生地<small>两半</small> 生杭芍<small>八钱</small> 甘草<small>三钱</small> 野台参<small>五钱</small>

煎汤三大盅，徐徐温饮下。一次只饮一大口，时为早六点钟，限至晚八点时服完。此方即白虎加人参汤，以生山药代粳米，以生地代知母，而又加白芍也。

以白虎汤清阳明之热，为其脉不实故加人参；为其滑泻故以生山药代粳米，生地代知母；为其少阳之府有热，致小便不利而滑泻，所以又加白芍以清少阳之热，即以利小便也。

**效果** 所备之药，如法服完。翌晨，精神顿爽，大热已退，滑泻亦见愈，脉象已近平和。

因泻仍不止，又为疏方：用生山药一两，滑石一两，生杭芍五钱，玄参五钱，甘草三钱（此即拙拟之滋阴清燥汤加玄参也）。一剂泻止，脉静身凉，脱然痊愈。

**病者** 胡珍簠之幼子，年三岁。

**病因** 先因失乳，饮食失调，泄泻月余。甫愈，身体虚弱。后又薄受外感，遂成间歇热。病候或昼、或夜发灼无定时，热近两点钟，微似有汗，其热始解。如此循环不已，体益虚弱。

**诊断** 此乃内伤、外感相并而为间歇热。盖外感之证，在少阳可生间歇热；内伤之病，在厥阴亦生间歇热（肝虚者，恒寒热往来）。

**病名** 间歇热。

**疗法** 证虽兼内伤、外感，原宜内伤、外感并治，为治外感用西药，取孺子易服；治内伤用中药。先后分途施治，方为稳妥。

**处方** **安知歇貌林**一瓦

为一日之量，分作三次，开水化服。将此药服完后，其灼必减轻。

继用：**生地**八钱

煎汤一茶杯，分多次徐徐温饮下，灼热当痊愈。但用生地者，取其味甘易服也。

**效果** 先将歇貌林服下。每服一次，周身皆微有凉汗，其灼效果见轻减。

翌日，又将生地煎汤，如法服完，病即霍然愈矣。

盖生地虽非补肝虚正药，而能滋肾水以生肝，更能凉润肝血。则肝得其养，其肝之虚者，自然转虚为强矣。

**病者** 卢姓，盐山人，在天津包修房屋。

**原因** 孟秋天气犹热，开窗夜寝受风，初似觉凉，翌日，即大热成温病。

**病候** 初次延医服药，竟投以麻、桂、干姜、细辛大热之剂。服后心如火焚，知误服药。以箸探喉，不能吐。热极在床上乱滚，证甚危急。

急来迎愚。及至言才饮凉水若干，病热稍愈。然犹呻吟连声，不能安卧。诊其脉，近七至，洪大无伦，右部尤甚。舌苔黄厚，大便三日未行。

**诊断** 此乃阳明胃腑之热已实，又误服大热之剂，何异火上添油。若不急用药解救，有危在目前之虞。

幸所携药囊中有自制离中丹（系用生石膏一两、朱砂二分制成）。先与以五钱，俾用温开水送下。过半点钟，心中之热少解，可以安卧。俾再用五钱送服。须臾，呻吟亦止。再诊其脉，较前和平。

此时可容取药，宜再治以汤剂以期痊愈。

**处方** 生石膏三两 知母一两 生山药六钱 玄参一两 甘草三钱

煎汤三盅，分三次温饮下。

**效果** 当日将药服完。翌日，则脉静身凉，大便亦通下矣。

# 治愈笔记

盐山王瑞江，气虚水肿，两腿肿尤甚，方用生黄芪、威灵仙治愈。

天津铃当阁于氏少妇，头疼过剧，且心下发闷作疼，兼有行经过多证，以建瓴汤加减治愈。

津市钱姓小儿，四岁，灼热滑泻，重用滋阴清燥汤治愈。

李仟斋，山东银行执事，夏日得少阴伤寒，用麻黄附子细辛汤，加生山药、大熟地二味治愈。

杨德俊，疯狂温病愈后，变成脉弦硬，用：

生赭石两半 龙骨、牡蛎各八钱 杭芍、花粉各四钱 半夏、菖蒲各三钱 远志、甘草各二钱

服一剂而愈。

# 临证随笔

奉天大西关宫某，年三十余，胸中满闷，常作呃逆，连连不止。调治数年，病转加剧。其脉洪滑有力，关前尤甚。

知其心火炽盛，热痰凝郁上焦也。

遂用：

**朴硝**四两　　**白矾**一两

掺炒熟麦面四两，炼蜜为丸，三钱重。每服一丸，日两次。服尽一料痊愈。

盖朴硝味原咸寒，禀寒水之气。水能胜火，寒能治热，为心家对宫之药，为治心有实热者之要品。《内经》所谓"热淫于内，治以咸寒"也。

用白矾者，助朴硝以消热痰也。

调以炒熟麦面者，诚以麦为心谷，以防朴硝、白矾之过泻伤心，且炒之则气香归脾，又能防硝、矾之不宜于脾胃也。